促进正向分娩体验

WHO 产时保健指南

WHO Recommendations
Intrapartum Care for
a Positive Childbirth Experience

主　译　丁　焱　姜　梅

译　　者（以姓氏笔画为序）

丁　焱　复旦大学附属妇产科医院
王晓娇　复旦大学附属妇产科医院
方　璐　复旦大学附属妇产科医院
朱春香　复旦大学附属妇产科医院
闫　迪　复旦大学护理学院
孙航芸　复旦大学附属妇产科医院
闵　辉　复旦大学附属妇产科医院
陈怡琼　复旦大学附属妇产科医院
姜　梅　首都医科大学附属北京妇产医院
姚　莉　复旦大学附属妇产科医院
顾春怡　复旦大学附属妇产科医院
高广云　复旦大学附属妇产科医院
郭　琳　复旦大学附属妇产科医院
戚　芳　复旦大学附属妇产科医院
龚一谦　复旦大学护理学院
章孟星　复旦大学附属肿瘤医院
戴亚鸣　复旦大学附属妇产科医院

翻译秘书　戚　芳

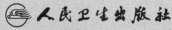

人民卫生出版社

WHO recommendations：Intrapartum care for a positive childbirth experience 英文版由世界卫生组织 2018 年出版

© 世界卫生组织 2018

世界卫生组织已经将本书的翻译和出版权授予人民卫生出版社，翻译仅对中文翻译的质量及与原英文的忠实度负责。如中文版与英文版有不一致的地方，以英文版本为准。

《WHO 产时保健指南》© 人民卫生出版社 2020

图书在版编目（CIP）数据

WHO 产时保健指南 / 世界卫生组织（WHO）原著；丁焱，姜梅主译 . —北京：人民卫生出版社，2020

ISBN 978-7-117-29153-8

Ⅰ.①W… Ⅱ.①世… ②丁… ③姜… Ⅲ.①分娩 - 指南 Ⅳ.①R714.3-62

中国版本图书馆 CIP 数据核字（2019）第 237097 号

人卫智网	www.ipmph.com	医学教育、学术、考试、健康，购书智慧智能综合服务平台
人卫官网	www.pmph.com	人卫官方资讯发布平台

WHO产时保健指南

主　　译：丁　焱　姜　梅
出版发行：人民卫生出版社（中继线 010-59780011）
地　　址：北京市朝阳区潘家园南里 19 号
邮　　编：100021
E - mail：pmph @ pmph.com
购书热线：010-59787592　010-59787584　010-65264830
印　　刷：三河市尚艺印装有限公司
经　　销：新华书店
开　　本：787×1092　1/32　印张：12.5
字　　数：336 千字
版　　次：2020 年 6 月第 1 版　2020 年 6 月第 1 版第 1 次印刷
标准书号：ISBN 978-7-117-29153-8
定　　价：69.00 元

打击盗版举报电话：010-59787491　E-mail：WQ @ pmph.com
质量问题联系电话：010-59787234　E-mail：zhiliang @ pmph.com

前言

20多年前,WHO发布了专门用于照护健康孕妇和新生儿的技术指南——正常分娩照护的实用指南。自从该指南发布以来,全球生育服务的格局发生了很大的变化,越来越多的产妇选择在当地医疗机构内分娩,但照护质量仍不甚理想,一直在阻碍实现我们所期望的健康结果。在一些医疗机构中,给产妇提供的干预太少且太晚;在另一些医疗机构中,产妇接受的干预太多,且一些她们并不需要立即使用的干预可能提供得太早。

WHO针对各个国家的需求发布了若干推荐,以期解决产时管理的具体问题和导致孕产妇和新生儿发病率和死亡率的主要原因。全球议程的焦点也逐渐扩大到孕产妇和新生儿生存之外的其他领域,确保在实现她们正常成长的同时,也能实现她们健康和幸福的全部潜力,这些努力已经被"全球妇女、儿童、青少年健康战略(2016—2030)"和"Every Woman Every Child"运动所催化。此外,《2030年可持续发展议程》的第三个目标肯定了一项全球承诺,即确保各年龄段的人都有健康生活,实现健康促进。

为实现可持续发展目标(Sustainable Development Goal, SDG),未来五年WHO的战略重点之一是支持世界各国加强本国的卫生系统,以快速实现全民健康覆盖(universal health coverage, UHC)的进程。WHO正在支持各国,确保所有人和社区都能接受他们需要的促进性、预防性和治疗性的卫生服务,并且保证质量和有效性,不让他们面对经济上的困难。这些工作的一部分是设计一套跨学科的基本服务,服务内容包含生殖医学、孕产妇、新生儿、儿童和青少年保健,从中可以确定一组基本服务指标用于监测该国全民健康服务的进程。

本指南整合了新推出的和既存的有关基础分娩和分娩实践的推荐意见,无论社会经济环境如何,这些推荐意见应提供给所有的孕产妇和新生儿。本指南促进了一系列产时干预措施的实施,这些干预措施不仅要确保分娩的安全性,也要确保分娩对于孕产妇及其家人来说是一次正向的体验。本指南强调了以孕产妇为中心的照护是如何通过整体的、基于人权的方式来实现的,以优化分娩照护的质量。通过总结一种适合于各个国家的产时照护新模式,该指南能减少分娩期间的不必要干预,节省大量的成本。

我们鼓励卫生保健人员采纳并适应这些推荐意见,为孕产妇及新生儿提供以人为中心、以证据为基础的照护。

Nothemba Simelela
总干事助理
家庭、妇女和儿童健康中心
世界卫生组织

致谢

WHO生殖健康研究部和母婴保健、儿童和青少年健康部感谢众多个人和组织对该指南的编撰做出的贡献。

该指南由Olufemi Oladapo、Mercedes Bonet和A. Metin Gülmezoglu（RHR，生殖健康研究部）发起，由Olufemi Oladapo协调编写，Ana Pilar Betrán、Mercedes Bonet、A. Metin Gülmezoglu、Olufemi Oladap、João Paulo Souza、Joshua Vogel（生殖健康研究部）、Maurice Bucagu和Anayda Portela（MCA，孕产妇、新生儿、儿童和青少年健康部）作为WHO指南编写小组成员，负责管理指南编写的全过程。以下WHO总部的成员在指南编写的不同阶段做出了贡献：Rajat Khosla、Frances McConville、Özge Tunçalp、Mavjuda Babamuradova、Karima Gholbzouri、Bremen De Mucio、Mari Nagai和Leopold Ouedraogo。

WHO向以下人员表示真诚的谢意：Hany Abdel-Aleem、Fernando Althabe、Melania Amorim、Michel Boulvain、Aparajita Gogoi、Tina Lavender、Silke Mader、Suellen Miller、Rintaro Mori、Hiromi Obara、Oladapo Olayemi、Robert Pattinson、Harshad Sanghvi、Mandisa Singata-Madliki、Jorge E. Tolosa和Hayfaa Wahabi，上述专家均是指南构建小组（GDG）的成员，Pisake Lumbiganon和James Neilson两位专家主导方法咨询。

我们感谢在指南范围确定过程中，各国利益相关人员提供的反馈，并特别感谢本指南使用的Cochrane系统评价的作者，感谢他们在本指南使用系统评价的过程中提供的更新和支持工作。

感谢下列技术工作组（TWG）成员提供的方法学支持：Edgardo Abalos、Debra Bick、Meghan Bohren、Monica Chamillard、Virginia Diaz、Soo Downe、Therese Dowswell、Kenneth Finlayson、Frances Kellie、Theresa Lawrie、Julia Pasquale、Elham Shakibazadeh、Gill Thomson。Therese Dowswell和Frances Kellie协调了相关Cochrane系统评价的

更新，Edgardo Abalos、Monica Chamillard、Virginia Diaz 和 Julia Pasquale 对这些系统评价中的证据进行了质量评价。Edgardo Abalos、Debra Bick、Meghan Bohren、Soo Downe、Kenneth Finlayson、Elham Shakibazadeh 和 Gill Thomson 领导的团队，撰写了额外的系统评价，为指南制定提供了新的证据。Theresa Lawrie 仔细检查了所有系统评价的证据概况，并与 TWG 和 WHO 指导小组的其他成员一起，准备了相应的证据摘要和证据—决策框架，Theresa Lawrie 和 Olufemi Oladapo 起草了最终的指南，之后由世界卫生组织指导小组和 GDG 的其他成员进行了审查。

在最后一次技术咨询中，我们感谢以下工作人员，他们分别代表了不同的组织：Diogo Ayres-de-Campos（FIGO，国际妇产科联合会）；Mechthild M. Gross（ICM，国际助产士联盟）；Petra ten Hoope-Bender（UNFPA，联合国人口基金会）；Mary Ellen Stanton（USAID，美国国际开发署）和 Alison Wright（RCOG，英国皇家妇产科学院）。Blami Dao、Justus Hofmeyr、Caroline Homer、Vanora Hundley 和 Ashraf Nabhan 作为外部审查小组（External Review Group，ERG）的成员，对指南进行了同行审阅。

本指南构建工作由美国国际开发署—联合国开发计划署—联合国人口基金会—联合国儿童基金会—世界卫生组织—世界银行特别研究计划—人类生殖研究研究训练计划（HRP）资助，由世界卫生组织执行，资助机构的意见并未影响本指南的内容。

编辑：Green Ink，英国

WHO 产时保健指南

缩略词表

缩写	英文全称	中文全称
ABO	adverse birth outcome	不良分娩结局
aOR	adjusted odds ratio	校正后比值比
CERQual	Confidence in the Evidence from Reviews of Qualitative research	定性研究证据的质量评价与分级
CI	confidence interval	可信区间
cRCT	cluster randomized controlled trial	整群随机对照研究
DOI	declaration of interest	利益关系声明
EB	evidence base	循证
EtD	evidence–to–decision	证据决策
FHR	fetal heart rate	胎心率
FIGO	International Federation of Gynecology and Obstetrics	国际妇产科学联盟
GBS	group B streptococcus	B 族链球菌
GDG	Guideline Development Group	指南构建小组
GRADE	Grading of Recommendations Assessment, Development and Evaluation	证据推荐分级的评估、制订与评价
GRC	Guidelines Review Committee	指南审查委员会
GREAT	Guideline–driven, Research priorities, Evidence synthesis, Application of evidence, and Transfer of knowledge	准则驱动、形成首优问题、证据合成、证据应用、知识转化
HIC	high–income country	高收入国家

缩写	英文全称	中文全称
HIE	hypoxic-ischaemic encephalopathy	缺氧缺血性脑病
HIV	human immunodeficiency virus	人类免疫缺陷病毒
HRP	UNDP-UNFPA-UNICEF-WHO-World Bank Special Programme of Research, Development and Research Training in Human Reproduction	联合国开发计划署－联合国人口基金会－联合国儿童基金会－世界卫生组织－世界银行特别研究计划、人类生殖研究训练计划
IA	intermittent auscultation	间歇性胎心听诊
ICM	International Confederation of Midwives	国际助产士联盟
IM	intramuscular	肌肉注射
IV	intravenous	静脉注射
LMIC	low-and middle-income country	中低收入国家
MCA	Department of Maternal, Newborn, Child and Adolescent Health(at WHO)	WHO 孕产妇、新生儿、儿童和青少年健康部
MD	mean difference	平均差
MLCC	midwife-led continuity of care	助产士主导的连续性照护
NGO	nongovernmental organization	非政府组织
OASI	obstetric anal sphincter injury	产科肛门括约肌损伤
OMBU	on-site midwife-led birthing unit	助产士主导的分娩单位

缩写	英文全称	中文全称
OR	odds ratio	比值比
PCA	patient-controlled analgesia	自控式镇痛泵
PCG	Pregnancy and Childbirth Group (of the Cochrane Collaboration)	Cochrane 妊娠与分娩组
PICO	population (P), intervention (I), comparator (C), outcome (O)	目标人群（P）、干预（I）、对照（C）和结局（O）
PMNCH	The Partnership for Maternal, Newborn & Child Health	孕产妇、新生儿和儿童健康合作组
PPH	postpartum haemorrhage	产后出血
RCOG	Royal College of Obstetricians and Gynaecologists	英国皇家妇产科医师学会
RCT	randomized controlled trial	随机对照研究
RHR	Department of Reproductive Health and Research (at WHO)	WHO 生殖健康研究部
RMC	respectful maternity care	以尊重孕产妇为基础的照护
RR	risk ratio	相对危险度
SMD	standardized mean difference	标准化均数差
TWG	Technical Working Group	技术工作小组
UNFPA	United Nations Population Fund	联合国人口基金会

缩写	英文全称	中文全称
UNICEF	United Nations Children's Fund	联合国儿童基金会
USA	United States of America	美国
USAID	United States Agency for International Development	美国国际开发署
WHO	World Health Organization	世界卫生组织

目录

综合摘要

指南介绍

全球每年约有 1.4 亿新生儿出生自没有并发症风险因素的孕产妇。产时保健对孕产妇和新生儿来说至关重要,因为产时并发症的发生会大大增加母婴发病率和死亡率。可持续发展的第三个目标为确保所有年龄段拥有健康生活。新的"全球妇女、儿童、青少年健康战略(2016—2030)"和全球议程也正在扩大其关注点,以确保妇女及婴儿不仅能从分娩并发症中存活,而且还能够茁壮成长,充分发挥她们的生命潜力。

尽管数年间已有相当多的争论和研究,但是分娩中"正常分娩"的概念现在并没有普遍或标准化。在过去的 20 年里,一系列分娩实践开始大量增加,以启动、加速、终止、调节或监控分娩的生理过程,目的是改善产妇和新生儿的分娩结局。但这种增加的分娩过程中的医疗干预往往会破坏产妇自身的生育能力,并会对她们的分娩体验产生负面影响。此外,在缺乏明确临床指征的情况下,越来越多地使用分娩干预手段只会继续扩大高、低资源医疗机构之间的公平性差距。

本指南希望确定分娩中最常见的做法,建立良好的实践规范,以便在正常分娩时可以执行这些规范。它不仅补充了常规临床实践,还增加了"照护体验"的概念作为重要指标,以保障高质量的产时照护,并落实以产妇为中心的照护。本指南与所有健康的孕产妇和婴儿有关,并考虑到了分娩是一个正常的生理过程,可以在没有并发症的情况下,由大多数孕产妇和新生儿自主完成。

该指南认为"正向的分娩体验"是所有孕产妇的终极关注点,它的定义是:正向的分娩体验指孕产妇实现或超越了先前个人和社会文化的信念和期望,在陪伴者和友好的、技术胜任的临床工作人员的持续照护和情感支持下,在一个生理和心理安全的环境中娩出健康的婴儿。实现这种正向分娩体验的前提是大部分孕产妇期望有一个正常的生理性分娩，并通过参与决策来实现个人成就感和分娩控制感，即使有时候需要进行医疗干预。

这一全新、全面和统一的基础分娩照护指南汇集了最新的和现有的世界卫生组织的推荐意见，当它作为一个产时指南传播到其他地区时，它能保证不论医疗机构的水平如何，都能确保产时照护具有良好的质量和循证依据。本指南提出的推荐意见既不是针对特定国家、也不是针对特定地区的，并且认可全球范围内存在卫生服务水平之间的差距。本指南强调了通过整体的、基于人权的方法来优化孕产妇的分娩体验；它引入了一个全球性的产时照护模式，并且考虑到了照护模式和当代实践的复杂性和多样性。

目标人群

本指南中的推荐意见旨在为制定国家和地方卫生政策和临床方案提供参考信息，因此，目标人群包括制定国家和地方卫生政策的卫生保健人员、妇幼保健项目的实施者和管理者、医疗机构管理者、非政府组织、参与妇幼保健服务规划和管理的专业团体、卫生保健人员（包括护士、助产士、全科医生和产科医生）和从事培训卫生保健人员的专业人员。

指南制定方法学

本指南中，"健康孕产妇"定义为自身和胎儿均无明确危险因素的孕产妇和青少年妈妈，以及表现健康的孕产妇群体。本指南根据《世界卫生组织指南制定手册》中描述的标准流程制定，简言之，这些程序包括：（ⅰ）确定优先问题和结局指标；（ⅱ）检索和综合证据；（ⅲ）评价证据；（ⅳ）形成推荐意见；（ⅴ）指南的实施，传播、评价和更新。

然后使用 GRADE 系统对量性研究进行质量分级，使用 CERQual 对定性研究证据进行质量分级，采用最新的系统评价为优先问题准备证据概要。指南制定小组（Guideline Development Group，GDG），这一为发展指南而成立的国际专家组，在 2017 年 5 月和 9 月举行了两次技术磋商会议，使用了 GRADE 证据决策框架来指导制定推荐意见，证据决策框架包括干预效果、价值、资源、公平性、可接受性和可行性六个方面。此外，GDG 系统整理了经指南审查委员会（Guidelines Review Committee，GRC）审核确认的 WHO 已有的相关指南，整合到本指南中，以便为指南使用者提供更加全面的推荐意见。

推荐意见

本指南包括产时照护的 56 条推荐意见，其中 26 条为新的推荐意见，另外 30 条整合自 WHO 原有的指南。所有的推荐意见均为与产时照护相关的内容，包括贯穿整个分娩期间的照护、第一产程照护、第二产程照护、第三产程照护、新生儿出生后即刻照护和胎儿娩出后产妇的即刻照护。GDG 根据 GRADE EtD 标准，以及在某些具体情境下推荐意见是否能够实施，将每项推荐意见定义为下列类别之一：

推荐：指建议实施相关的推荐或干预措施。

不推荐：指不建议实施相关的推荐或干预措施。

特定条件下推荐：指推荐或干预措施仅适用于指定的情境、机构或人群中。

仅限于严格设计的研究中推荐：指推荐或干预措施存在重要的不确定性。在这种情况下，若实施该推荐或干预措施时采用的是严格研究设计的形式，且能够解决干预的有效性、可行性和可接受性等问题，干预仍然可以大规模实施。

为了确保每项推荐意见被正确理解并在实践中应用，专家会提供每项推荐意见额外的备注信息。当 GDG 建议某推荐意见只能在特定的情境中应用，或只能在严格的研究背景下应用时，GDG 将会给出额外的细节，指南使用者应参考这些备注信息，这些信息都标注在完整版指南的每项推荐意见下面。产时保健促进正向分娩体验的推荐意见见下表。

关于开展产时保健促进正向分娩体验的推荐意见一览表

条目	推荐意见	推荐类别
贯穿分娩期间的照护		
以尊重孕产妇为基础的照护	1. 以尊重孕产妇为基础的照护——是指以维护孕产妇尊严、保护隐私和保密的方式为所有孕产妇提供照护,遵循无伤害原则,促进知情选择和产时连续支持	推荐
有效沟通	2. 建议照护者使用符合本土文化情境、简单易接受的方法与孕产妇进行沟通	推荐
分娩期间的陪伴	3. 对所有孕产妇,推荐其分娩期间选择一位陪伴者陪产	推荐
连续性照护	4. 在助产项目运作良好的机构,推荐助产士主导的连续照护模式,由一位(或一组)孕妇熟识的助产士在产前、产时和产后提供连续的支持 [a]	特定条件下推荐
第一产程		
第一产程潜伏期与活跃期的定义	5. 有关临床实践中第一产程潜伏期和活跃期的推荐意见如下: ● 第一产程潜伏期的主要特征是:伴有疼痛的子宫收缩和宫颈不同程度变化,包括宫颈容受和宫口缓慢扩张至 5cm ● 第一产程活跃期的主要特征是:频繁规律的宫缩痛、宫颈消退和宫口从 5cm 快速扩张到开全	推荐

条目	推荐意见	推荐类别
第一产程持续时间	6. 应告知产妇,目前第一产程潜伏期持续时间没有确定标准,产妇间个体差异很大。但是,初产妇活跃期(宫口从 5cm 至开全)一般不超过 12 小时,经产妇不应超过 10 小时	推荐
第一产程进展	7. 对于自然临产的产妇,因活跃期宫口扩张速度低于 1cm/h(即产程图上的警戒线)而判定其可能发生不良分娩结局是不准确的	不推荐
	8. 对于部分孕产妇而言,不建议将活跃期宫口扩张最低速度 1cm/h 作为产程进展正常的标准。仅仅是宫口扩张速度小于 1cm/h,不能作为产程干预的常规指征	不推荐
	9. 宫口扩张到 5cm 之前,产程一般不会自然进入加速期。因此,如果母胎状况良好,不建议在宫口扩张至 5cm 之前采用医疗干预加速产程进展(如使用缩宫素加速产程或剖宫产)	不推荐
进入产房的时间	10. 对于自然临产的健康产妇,应推迟至第一产程活跃期后再进入产房(只有在严格设计的研究背景下才能采用)	仅在严格设计的研究中推荐
入产房时骨盆测量	11. 已经临产的健康产妇,不推荐在进入产房时常规进行骨盆测量	不推荐
入产房时常规胎儿状态评估	12. 自然临产的健康产妇,入产房时不推荐常规胎心监护来评估胎儿状态	不推荐
	13. 入产房时,推荐采用多普勒超声仪或 Pinard 胎心听筒听诊胎心以评估胎儿状态	推荐

条目	推荐意见	推荐类别
会阴部备皮（剔除阴毛）	14. 不推荐阴道分娩前行常规耻骨或会阴部剃毛 [b]	不推荐
入产房后灌肠	15. 不推荐产时灌肠以减少催产药物使用 [c]	不推荐
阴道指诊检查	16. 推荐在第一产程活跃期每隔 4 小时为低危孕产妇进行阴道检查 [b]	推荐
产程中持续胎心监护	17. 对于自然临产的健康产妇,不推荐产程中进行持续的胎心监护	不推荐
产程中间歇性胎心听诊	18. 对于进入产程的健康产妇,推荐在产程中间断使用超声多普勒仪或 Pinard 胎心听筒听诊胎心	推荐
硬膜外麻醉分娩镇痛	19. 对于产程中要求镇痛的健康产妇,应根据其意愿使用硬膜外麻醉镇痛	推荐
阿片类药物镇痛	20. 对产程中要求镇痛的健康产妇,推荐根据其意愿使用注射用阿片类药物,如芬太尼、吗啡或哌替啶	推荐
疼痛管理的放松技巧	21. 对于产程中要求镇痛的健康产妇,推荐根据其意愿在产程中采用一些放松技巧缓解疼痛,如渐进式肌肉放松法、呼吸调节、音乐和正念等	推荐
疼痛管理手法	22. 对于产程中要求镇痛的健康产妇,推荐根据其意愿采用一些手法缓解疼痛,如按摩或热敷等	推荐

条目	推荐意见	推荐类别
为防止产程延长而镇痛	23. 不推荐为防止产程延长或减少催产药物应用而进行镇痛[c]	不推荐
摄入液体和进食	24. 对于低危孕产妇,推荐产程中摄入液体和进食[c]	推荐
产妇自由体位	25. 鼓励低危孕产妇在分娩过程中适当活动并采用直立体位[c]	推荐
阴道消毒	26. 不推荐产程中为预防感染使用氯己定消毒阴道[b]	不推荐
积极处理产程	27. 不推荐为防止产程延长而使用一系列干预措施促使产程进展[c]	不推荐
常规人工破膜	28. 不推荐为防止产程延长而单独使用人工破膜术[c]	不推荐
产程早期人工破膜和使用催产素	29. 不推荐为防止产程延长而在产程早期使用人工破膜术和催产素[c]	不推荐
硬膜外镇痛产妇的催产素使用	30. 对于采用硬膜外镇痛的产妇,不推荐为预防产程延长而使用催产素[c]	不推荐
抗痉挛药	31. 不推荐为防止产程延长而使用抗痉挛药[c]	不推荐
静脉输液预防产程延长	32. 不推荐以缩短产程为目的进行静脉输液[c]	不推荐

条目	推荐意见	推荐类别
第二产程		
第二产程定义和持续时间	33. 推荐采用以下定义和持续时间： ● 第二产程是指宫口开全到胎儿娩出的时间段，其间由于子宫收缩，产妇会不自主地向下用力 ● 应告知产妇第二产程持续时间因人而异。初产妇通常不超过 3 小时，经产妇通常不超过 2 小时	推荐
分娩体位（无硬膜外镇痛的产妇）	34. 对于未采用硬膜外镇痛的产妇，鼓励其自由选择分娩体位，包括直立位	推荐
分娩体位（有硬膜外镇痛的产妇）	35. 对于有硬膜外镇痛的产妇，鼓励其自由选择分娩体位，包括直立位	推荐
产妇向下用力的方法	36. 在第二产程用力的阶段，应鼓励和支持产妇在自己有想向下用力的感觉时再用力	推荐
产妇向下用力的方法（有硬膜外镇痛的产妇）	37. 对于有硬膜外镇痛的产妇，在机构内有足够的资源支持延长第二产程观察时间，并且能够及时评估和处理产程中胎儿缺氧的前提下，推荐宫口开全后延迟 1~2 小时或产妇有向下用力的感觉时再开始用力	特定条件下推荐
避免会阴损伤的措施	38. 推荐第二产程根据产妇意愿和实际条件，采取措施减少会阴损伤，促进自然分娩（包括会阴按摩、热敷和会阴保护）	推荐

条目	推荐意见	推荐类别
会阴切开术	39. 对于经阴道自然分娩的产妇,不推荐常规或无条件使用会阴切开术	不推荐
宫底加压	40. 不推荐第二产程中采用宫底加压加速胎儿娩出	不推荐
第三产程		
预防性使用宫缩剂	41. 推荐所有产妇在第三产程使用宫缩剂预防产后出血 [d]	推荐
	42. 催产素(10IU,肌肉或静脉注射)是预防产后出血的推荐用药 [d]	推荐
	43. 没有催产素的医疗机构,推荐使用其他注射用宫缩剂(麦角新碱/甲基麦角新碱,或固定剂型的催产素和麦角新碱合剂)或口服米索前列醇(600μg) [d]	推荐
延迟断脐	44. 为改善母婴健康和营养状态,推荐延迟断脐(不早于出生后 1 分钟) [e]	推荐
控制性脐带牵引	45. 在有熟练助产人员的机构,如果医护人员和产妇一致认为有必要在一定程度上减少阴道出血量和缩短第三产程,则推荐进行控制性脐带牵引(controlled cord traction, CCT) [d]	推荐
子宫按摩	46. 对已预防性使用催产素的产妇,不推荐为预防产后出血而采取持续子宫按摩 [d]	不推荐
新生儿照护		
常规口鼻吸引	47. 对于出生时羊水清亮且生后已建立自主呼吸的新生儿,不推荐常规口鼻吸引 [f]	不推荐

综合摘要

条目	推荐意见	推荐类别
母婴肌肤接触	48. 无并发症的新生儿应在生后1小时内与母亲进行肌肤接触（skin-to-skin contact, SSC），以预防低体温和促进母乳喂养 [g]	推荐
母乳喂养	49. 在母婴临床状况稳定且做好准备的情况下，所有新生儿，包括能够母乳喂养的低出生体重儿（low-birth-weight, LBW），出生后均应尽早放到母亲胸前启动早吸吮 [h]	推荐
使用维生素K预防出血性疾病	50. 所有新生儿出生后应肌肉注射1mg维生素K（即在新生儿完成肌肤接触和早吸吮的产后第一小时后）[g]	推荐
新生儿沐浴及其他产后早期照护	51. 沐浴应推迟至出生24小时后进行。如果由于文化习俗不能推迟至24小时后，至少也应推迟到6小时后。推荐根据环境温度给新生儿穿着适宜的衣物，即应比成年人多1~2层衣服，并戴上帽子。应24小时母婴同室，不能母婴分离 [f]	推荐
产妇的产后照护		
评估子宫收缩情况	52. 推荐对所有产妇进行产后子宫收缩情况的评估，以便尽早发现宫缩乏力 [g]	推荐
正常阴道分娩抗生素的使用	53. 对于正常阴道分娩的产妇，不推荐常规预防性使用抗生素 [h]	不推荐
会阴切开术后常规预防性使用抗生素	54. 对于行会阴切开术的产妇，不推荐常规预防性使用抗生素 [h]	不推荐

条目	推荐意见	推荐类别
常规产后评估	55. 自产后 1~24 小时期间,应常规对所有产妇定时进行产后评估,包括阴道出血、子宫收缩情况、宫底高度、体温和心率(脉搏)。胎儿娩出后应立即测量血压,如果血压正常,应在 6 小时内再次测量。分娩后 6 小时内还应记录尿量 [i]	推荐
正常阴道分娩后的出院时间	56. 在医疗保健机构的正常阴道分娩,如果母婴健康,应观察至少 24 小时后再出院 [i, j]	推荐

a WHO 关于开展产前保健促进正向妊娠体验的推荐意见

b WHO 关于预防和治疗孕产妇围产期感染的推荐意见

c WHO 关于加速产程的推荐意见

d WHO 关于预防和治疗产后出血的推荐意见

e WHO 指南:延迟断脐改善母儿健康和营养状况

f WHO 指南:基础新生儿复苏

g WHO 推荐:常见儿童疾病管理:口袋书的证据更新

h WHO 关于新生儿健康的推荐意见

i WHO 关于产后母婴保健的推荐意见

j 本条推荐还包括对新生儿娩出后的即刻评估,以及出生 1 小时左右和出院前的全面体检

在技术咨询中,GDG 讨论了个别推荐意见和整本指南应用时的注意事项,GDG 建议,为实现孕产妇和新生儿的正向分娩体验,本指南的推荐意见应推荐给所有医疗机构,即在必要物质资源充足的情况下,由友好、合格的卫生保健人员实施这些推荐意见。医疗系统应将实施 WHO 产时保健模式作为目标,让所有孕产妇均能得到她们所需要的以孕产妇为中心的照护,并牢记人权理念,为这种照护打好坚实的基础。

综合摘要

本指南的衍生品还包括在不同护理级别中使用的产程监测工具。按照 WHO 围产期健康指南更新的过程,本指南将采用一种系统和连续的过程来识别和弥合指南实施后的证据缺口,如果发现新证据(可能会影响当前推荐意见的证据基础),推荐意见将会被更新,WHO 欢迎对附加问题提出建议,以便后续对指南进行更新。

1. 背景

全球每年新生儿分娩量约为 1.4 亿[1],其中大部分新生儿经阴道分娩,临产时产妇及新生儿均无发生并发症的风险[2,3]。然而,一旦分娩期间发生并发症,则孕产妇和新生儿的发病和死亡风险将明显增加。1/3 以上的孕产妇死亡和一定比例的妊娠相关危重症是由于产时或产后即刻出现的并发症造成的,常导致出血、梗阻性难产或败血症[4,5]。同样,约 1/2 的死产和 1/4 的新生儿死亡起始于分娩期并发症[6]。与高收入国家相比,中低收入国家的孕产妇和围产儿死亡率更高。因此,相比于提供产前或产后照护策略,提供产时照护策略更为重要,尤其是在中低收入国家中,可以有效减少死产、产妇和新生儿死亡[7]。

过去的 20 年里,产妇被鼓励前往医疗机构中分娩,以确保获得专业卫生保健人员的照护,并在需要额外医疗的情况下能及时转诊。然而,在医疗机构中分娩却可能无法保证产妇获得优质照护服务。在全球诸多医疗机构中,不尊重产妇的行为普遍存在,特别是针对弱势产妇来说,这种行为尤其明显。这不仅侵犯了产妇的人权,也明显妨碍了产妇分娩期间寻求照护的主动性[8]。此外,如今在世界各地盛行的产时照护模式,使得卫生保健人员能够控制分娩进程,也可能使健康孕产妇接受不必要的医疗干预,干扰正常的分娩生理进程。

研究表明,多数健康孕妇在分娩期间至少接受过一次临床干预,如引产、应用外源性催产素催产、剖宫产、器械助产或会阴切开术[9,10]。此外,产妇分娩时还可能接受无效并有潜在危害的常规干预,如会阴备皮、灌肠、人工破膜、静脉输液或阴道分娩中常规应用抗痉挛药和抗生素[11]。此类干预并未充分尊重孕产妇(及其家庭)的个人需求、价值观和偏好,并可削弱其分娩期间的应对能力,对分娩体验造成负面影响[11]。此外,在临床效益不明确的情况下,很多技术也只能在高配置的医疗机构中使用,这也进一步扩大了与弱势群体之间的公平性差距。

正如 WHO 关于提高孕产妇产时照护质量的框架所强调的,为实现以人为本的照护,照护经验与提供临床照护同等重要[12]。然而,非临床操作的产时照护,如通过分娩时陪伴提供情感支持、有效的沟通和以尊重为基础的照护,尽管成本低廉,却被许多医疗机构所忽视。同样,在第一产程和第二产程,医疗机构也未持续提供尊重产妇价值的分娩选择。这些非临床干预层面的分娩照护是照护经验的重要组成部分,应和必要的临床干预相结合,以优化对孕产妇及其家属的照护。

在医疗机构资源匮乏、专业卫生保健人员短缺的情况下,低危分娩医疗化会加重一线卫生工作人员的负担,从而导致产时照护质量差,分娩结局不佳。因此,要保证实施的临床干预能够改善分娩结局并降低潜在危害,这是至关重要的[13]。

为安全地监测分娩进程,卫生保健人员应充分掌控产程的开始时间和进展。然而,关于“正常分娩”开始及各产程持续时间的定义仍缺乏共识[14]。WHO 推广了产程图的常规使用,但产程图中的分界线是基于 20 世纪 50 年代制定的,而部分研究表明,目前产妇分娩进程比 20 世纪 50 年代更慢,因此在过去十年间,产程图描记宫口扩张的警戒线和处理线的界定备受质疑[15-18]。目前绘制的宫口扩张线是否能够安全明确地识别有不良分娩结局的产妇,对分娩的临床指导至关重要,需要更多证据支持。

这一最新、全面和统一的健康孕产妇及新生儿产时照护指南汇集了 WHO 新的和现有的推荐意见,若将这些推荐意见进行推广,将保障所在国家的医疗机构拥有循证照护和优质照护服务。除了强调促进正向分娩体验的基本临床和非临床实践外,本指南还指出了一些不必要的、非循证的和有潜在危害的产时照护实践,这些实践会削弱产妇分娩能力,浪费资源,并减少公平性。

1.1 目标人群

本指南的主要目标人群是负责制定国家和地方卫生政策的卫生保健人员,以及在医疗机构中直接向孕产妇和新生儿提供照护的专业人员,包括助产士、护士、全科医生、产科医生和妇幼保健项目管理者。该指南也将涉及孕产妇保健的专业团体、促进以孕产妇为中心的非政府组织(NGO),以及实施妇幼保健项目的专业团体。

1.2 指南的范围

本指南聚焦于医疗机构要为所有健康孕产妇及其新生儿提供照护。基于"人人享有优质分娩服务"的前提下,本指南包含了对所有孕产妇(包括不同健康风险情况)的基础照护实践内容。本指南中,"健康孕产妇"定义为自身和胎儿均无明确危险因素的孕产妇和青少年妈妈,以及表现健康的孕产妇群体。有分娩并发症以及高危妊娠需要特殊产时照护的孕产妇不在本指南的适用人群内。因此,该指南是《WHO 妊娠与分娩并发症处理指南》(*Managing complications in pregnancy and childbirth: a guide for midwives and doctors*)的补充[19]。

本指南中,指导证据综合和决策制定的优先问题和结局指标均列在附录 1 中,它们涵盖了分娩过程中应提供的基本照护,以及针对第一、第二产程的干预措施。现行 WHO 指南中的推荐意见也被整合到本指南中,包括第三产程照护、分娩后产妇和新生儿照护的相关推荐意见,可在 WHO 各现行指南中找到。

2. 方法

本指南是 WHO 发布的规范性文件,以支持在所有国家使用以证据为基础的政策和实践。本指南根据《世界卫生组织指南制定手册》中描述的标准流程制定[20],包括:(ⅰ)确定优先问题和结局指标;(ⅱ)检索证据;(ⅲ)评价和综合证据;(ⅳ)形成推荐意见;(ⅴ)推荐意见的传播、实施,指南的评价和更新。

2.1 WHO 指导小组

WHO 指导小组(WHO Steering Group, WSG)由 WHO 生殖健康研究部(RHR)、WHO 家庭、妇女和儿童健康(Family, Women's and Children's Health, FWC)部和 WHO 孕产妇、新生儿、儿童和青少年健康部(MCA)的成员组成,监督指南的制定过程。指导小组起草了指南的初始范围,确定了优先问题和结果,准备了指南规划提案,并确定了系统评价团队、方法学专家和指南构建小组(GDG)成员。此外,指导小组还负责监督证据的检索、评价和综合,组织 GDG 会议(技术磋商)、为 GDG 审查提出推荐意见草案、编写最终指南文件,并出版发行。指导小组的成员名单列于附录 2。

2.2 指南制定小组

WHO 指导小组纳入了来自 WHO 六个地区的 18 名外部专家和利益相关者组成指南制定小组(Guideline Development Group, GDG)。除两名患者/消费者代表外,这是一组在科研、临床实践、政策和方案制定、产时照护实践指南制定方法学方面具有专业知识的不同个人。指南制定小组成员的选择也保证了地域代表性和性别平衡,且成员间均无重要的利益冲突(见 2.13)。在召开第一次 GDG 会议前,WHO RHR 部门网站上发布了 GDG 成员简介,供公众审阅和评论。小组指定成员参加了 2016 年 4 月举行的指南范围界定会议,并为证据审查的优先问题和结局指标的最终版本提供了意见。GDG 在 2017 年 5 月和 9 月举行了两次面对面会议，会议上对证据进行了审查和解释，并形成了最终的推荐意见。该小组还审查并批准了最终的指南文件。指南制定小组的成员名单列于附录 2。

2.3 外部评审小组

外部评审小组（External Review Group，ERG）包括了 5 位对产时循证护理感兴趣的技术专家和利益相关者，小组成员具有地域代表性且性别平衡，成员间均无重要的利益冲突（见 2.13）。ERG 对最终指南文件进行了同行评审，确定无原则性错误，并就语言的清晰性、情景问题以及指南实施的影响发表评论。ERG 确保指南决策过程考虑并纳入了利益相关人群的意愿和偏好，利益相关人群包括孕妇和青春期少女、卫生保健专业人员和政策制定者。ERG 的职权范围不包括修改 GDG 形成的推荐意见。附录 2 列出了 ERG 成员名单。

2.4 技术工作小组

技术工作小组（Technical Working Group，TWG）由指南方法学专家和系统评价团队组成。英国巴斯循证医学咨询公司的独立顾问和阿根廷罗萨里奥的 Centro Rosarino de Estudios Perinatales（CREP）的技术专家担任指南的方法学专家。关于不同优先干预效果的量性研究证据，Cochrane 妊娠与分娩组（PCG）就指南优先问题的确定提供了最新信息，并根据 Cochrane 协作组的标准流程监督相关系统评价的更新。CREP 的方法学专家使用 GRADE 系统来评价这些系统评价中的证据。

若无合适的针对优先问题的系统评价（Cochrane 或非 Cochrane），且缺乏 GRADE 系统由证据到决策的其他相关考虑，则由 CREP、阿根廷以及英国中央兰开夏大学（University of Central Lancashire）和英国伦敦国王学院（King's College London）的专家联合 WHO 指导小组形成新的量性或定性研究的系统评价。

指导小组与 TWG 成员密切合作，审查证据并准备 GRADE EtD 框架。TWG 成员名单列于附录 2。

2.5 外部合作者和观察员

国际妇产科学联盟（FIGO）、国际助产士联盟（ICM）、英国皇家妇产科医师学会（RCOG）、联合国人口基金会（UNFPA）和美国国际开发署（USAID）的代表于 2017 年 9 月应邀参加了 GDG 最终的面对面会议，担任会议观察员（见附录 2）。这些组织是该指南的潜在实施者，他们与 WHO RHR 和 MCA 部门在指南传播和落实方面开展合作。

2.6 确定优先问题和结局指标

WHO 指导小组与系统评价小组、指南方法学家和 GDG 选定成员进行协商，为本指南草拟了优先问题。为了完善这些问题，上述人员于 2016 年 1 月开始了一项严格的范围界定工作，以确定优先问题能够囊括产时照护的临床实践、健康干预和健康目标。首先，研究者基于 PubMed 和拉丁美洲 / 加勒比健康科学文献（LILACS）数据库的检索，进行了范畴综述，确定指南利益相关人群，并探讨各医疗机构临床实践中"正常"分娩的构成。随后，初步检索现有的产时干预临床指南及关键性的系统评价，检索了以下数据库：Cochrane 系统评价数据库，LILACS，NGC，PubMed 和包括 FIGO、欧洲委员会和妇产科学院（EBCOG）、美国妇产科学院（ACOG）、RCOG、澳大利亚 / 新西兰皇家妇产科学院（RANZCOG）和 ICM 在内的专业协会网站，以及包括英国国家健康与临床卓越研究所（NICE）、美国卫生及公共服务部医疗保健研究与质量局（AHRQ）和美国临床系统改进研究所（ICSI）在内的专业机构。

本次范围界定遴选了可应用于分娩期的潜在干预措施约 140 项，涉及范围从临产直至分娩后即刻。随后根据 WHO 的孕产妇和新生儿健康照护框架（图2.1）[12]，对干预措施进行分类，确保随后的推荐意见能够从服务提供和接受者体验两方面，为优化产时保健质量做出贡献。

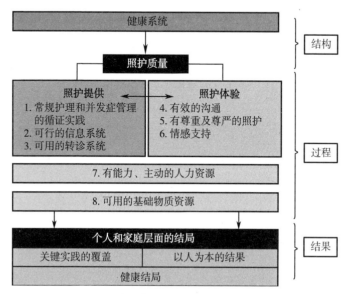

图 2.1 WHO 母婴保健质量框架

范围界定还为指南潜在结局指标的选择提供了信息，尤其是Cochrane系统评价中与产时干预有关的结局指标。为了确定结局指标的优先次序，研究者邀请了44位母婴健康领域的国际专家和利益相关方（包括之后参与指南范围界定会议的国际专家和利益相关方）利用电子问卷对潜在结局指标进行排序。被调查者对结局指标的相对重要性采用9分制进行评价，从1（不重要）到9（重要）进行排序。所有打分完成后，计算每一结局指标分数的中位数，以确定该结局指标是"极为重要"（中位分数≥7），或是"重要但不关键"（中位分数为4~6），得分将作为推荐意见决策的基础。

WHO 指导小组在此基础上制定了讨论框架,并于 2016 年 4 月在日内瓦举行了指南范围界定会议,其目的是将指南优先问题进行排序,并根据焦点问题、利益相关人群、干预措施和结局指标等因素界定指南范围。会议决定本指南应优先考虑基础干预措施,使得这些干预措施无论在低收入,中等收入还是高收入环境中都可以应用,同时保证无论孕产妇在分娩开始时风险状况如何(“低”或“高”),本指南都可以适用于所有孕产妇。对于有难产、胎儿窘迫和胎粪污染等并发症的孕产妇,因其干预措施高度专业化,不在本指南的考虑范围内。

基于 WHO 现有指南中已经涵盖的干预措施,指南指导小组讨论了产时照护的关键主题。考虑到资源的可及性,该小组同意将优先问题限定在 WHO 现有指南尚未解决的问题中,同时建议将现有的推荐意见(根据 WHO 标准流程制定的)整合纳入至最终的指南里。然而,由于分娩陪伴继 Cochrane 系统评价发表后,又出现了新的研究,建议在本指南中优先考虑该问题。

在确定本指南的重点时,范围界定过程强调了产时照护需以孕产妇需求为中心。为此,研究人员进行了定性研究的系统评价,以了解孕产妇在分娩期间的需求和价值观[23]。定性研究整合结果表明,所有孕产妇分娩时的首要需求是“正向的分娩体验”(框 2.1)。

框 2.1　正向的分娩经验

　　孕产妇希望获得正向的分娩体验,该体验要达到或超过其既往的个人 / 社会文化认知和期望,包括在安全的临床和心理环境中分娩健康的新生儿,并由陪产者和技能娴熟的临床工作人员为其提供持续照护和情感支持。即使孕产妇需要或希望进行医疗干预时,大多数孕产妇都希望进行自然分娩,并通过参与决策来获得个人成就感和分娩控制感。

经过上述的优先排序工作和范围界定会议，一系列对孕产妇（及其家属）来说关键和重要问题的结局指标被列为优先。然而，由于干预的类型和潜在结局之间存在差异，且考虑到孕产妇分娩时所关心的问题，这些检索结果也会根据特定的指南问题进行优先排序。通过对孕产妇观点进行定性整合，一些反映孕产妇"分娩体验"的结局（包括孕产妇对照护的满意度、孕产妇的精神和心理评估、分娩经历评分和分娩控制感）也会被列入结局清单中，对清单进行补充以反映孕产妇对所有优先干预措施照护质量的看法。对于产程的定义、产程时长、产程分期以及1cm/h宫口扩张阈值诊断相关的问题，结局指标包括了产程各阶段的特征和持续时间，以及各测试阈值的敏感性和特异性。

总之，对于各临床/非临床实践，根据其实现正向分娩体验的有效性，指南制定专家通过范围界定和咨询的过程确定了优先问题和结局指标。优先问题及结局指标列表见附录1。

2.7 整合已发表的 WHO 指南中的推荐意见

为了将与健康母婴照护有关的推荐意见整合为一份文件，本指南纳入并整合了现有 WHO 指南中关于产时照护的推荐意见。纳入推荐意见的限定标准为2012年以后由指南审查委员会（GRC）批准的其他 WHO 指南中发布的推荐意见。整合后的推荐意见涵盖了产时照护中没有被优先考虑的其他重要问题。包括分娩第三产程、新生儿出生后的即刻照护和分娩后产妇的照护。由于这些推荐意见的证据来源较新，因此推荐意见及相应的证据讨论都从现存的指南中整合而来，并未作出修改。

2.8 焦点和途径

本指南聚焦于所有孕产妇和青春期少女都应获得的最基本的产时照护措施，以促进正向的分娩体验。为了帮助决策者评估每一项干预措施相关的一系列因素，研究者采用了 GRADE EtD 框架工具，包括以下领域：效果（效益和危害）、价值、资源、公平性、可接受性和可行性[24]。指南的准备工作围绕 EtD 框架检索和综合证据分为五个工作流程（表 2.1）。

表 2.1　WHO 产时照护指南工作流程

工作流程	方法学	证据评估
第一、第二产程的定义和持续时间；正常分娩进展	观察性研究的系统评价	改良的 GRADE
1cm/h 宫口扩张阈值的诊断准确性试验（Diagnostic Test Accuracy, DTA）	DTA 评价	GRADE
从入产房待产到分娩的各临床或非临床实践措施的干预效果	有效性研究的系统评价	GRADE
以孕产妇和产时保健人员为中心的产时照护的价值、可接受性、可行性和公平性问题	定性证据综合；混合性研究方法综述	GRADE-CERQual；GRADE
每项干预所需的资源	系统评价或单一原始研究	根据具体情况选择

CERQual：定性研究证据的质量评价与分级[25]；GRADE：证据推荐分级的评估、制订与评价。

2.9　证据识别和检索

　　支持本指南的证据来源于多个部分，均由与 WHO 指导小组合作的系统评价小组和方法学家完成。有关干预措施效果的证据主要来源于随机对照试验（RCT）的 Cochrane 系统评价，指导小组与 Cochrane PCG 和 CREP 方法学专家合作，首先检索了所有相关的

Cochrane 系统评价,解决优先问题。上述 Cochrane 系统评价来源于 Cochrane PCG 试验注册库的研究 [1]。若发现 Cochrane 系统评价内容陈旧,评价者会在 Cochrane PCG 工作人员的支持下,根据 Cochrane PCG 的标准来更新系统评价。

当优先问题没有检索到系统评价时,则需要委托外部专家制定新的系统评价。在这种情况下,外部专家需要在审查前按标准准备一份项目计划书,内容包括:明确的 PICO〔目标人群(P)、干预(I)、对照(C)和结局(O)〕、研究的纳入和排除标准、不同数据库的检索策略、评估偏倚风险的方法和文献分析计划。计划书由指导小组和 GDG 专家审核并通过。整个系统评价的制定过程是迭代的,方法学家需要不断与指导小组沟通,讨论问题并最终达成一致。

定性系统评价聚焦于:在产时照护方面,什么对孕产妇和医疗保健提供者来说是重要的;从医疗保健专业人士的视角来看,采用这些产时保健干预措施的促进和阻碍因素有哪些;产妇和卫生保健人员对这些干预措施的接受性;实施这些干预措施的可行性;孕产妇和其他利益相关方如何评价这些干预措施产生的结果;大众或个人对这些优先干预措施的公平性有什么样的看法[26]。此外,两项定性研究系统评价还提供了有关产时陪伴和以尊重孕产妇为基础的照护(respectful maternity care,RMC)的证据[27, 28]。为了进一步了解医护人员的沟通问题,研究者进行了一项混合研究的系统评价,证据的检索和纳入策略详见已发表的系统评价。

为进行成本效益分析,研究者进行了相关的系统评价,通过检索 MEDLINE 电子数据库(检索时间从 1996 年 1 月 1 日至 2017 年 2 月

---

① Cochrane 妊娠与分娩组(PCG)试验登记由 Cochrane PCG 试验检索员负责维护,并包含以下活动:每月检索 Cochrane 对照试验中心登记的研究(CENTRAL)、每周检索 MEDLINE 和 Embase、手工检索 30 种期刊和主要会议的会议记录、向另外 44 种期刊发布近期通报;向 BioMed Central 发布每月电子邮件提醒。欲了解更多信息,请参阅网页 http://pregnancy.cochrane.org/pregnancy-andchildbirth-groups-trials-register

20 日），选取了有关产时照护的成本和成本效益以及特定产时干预措施成本效益（包括胎儿监护、骨盆测量、沟通、陪伴、分娩体位、会阴切开术和镇痛方法）的相关证据。PubMed 的"相关文章"功能被用于确定其他相关研究。

2.10 证据质量评估和质量分级

系统评价中纳入的原始研究的质量评估

本指南采用了一项具体而明确的偏倚风险评估方法，即采用 Cochrane 手册中列出的 6 项统一标准[29]对 Cochrane 系统评价中所包含的单项研究进行质量评估。评价者对每项纳入的研究进行评估和评级，以确定其在随机序列产生、分配隐藏、研究人员和参与者盲法、失访、选择性报告和其他偏倚来源（如发表偏倚）等方面的偏倚风险是低、高或不清楚。根据上述领域评估每项纳入研究的总体偏倚风险，表明偏倚可能的程度和方向以及对审查结果的影响。对于由 WHO 指导小组委托开展的有关干预有效性的新系统评价，也根据该方法评估纳入的每项研究的偏倚风险。

对于定性系统评价，其纳入的每项研究则使用经过验证的工具进行质量评估，根据预先定义的 11 项标准，评估等级 A~D，D 表示存在重大偏倚风险，极有可能影响研究的可信性、可转化性、可靠性和（或）可证实性。评分为 D 的研究因研究质量差而被排除[30]。

证据的质量评价

PICO 问题中确定的所有关键结局指标，均采用 GRADE 方法[21]评估量性研究证据的质量，且每一优先问题对应的量性证据以 GRADE 证据概要表呈现。因此，基于一系列标准，将每个结局的证据可信度评定为"高（high）""中（moderate）""低（low）"或"极低（very low）"。GRADE 方法中，RCT 一般被认为是高可信度证据，而非随机试验和观察性研究则为低可信度证据。对于 RCT，根据研究设计的局限性（偏倚风险）、不一致性、不精确性、间接性和发表偏倚的考虑,将证据质量进行降级。对于观察性研究,若无降级的因素,则根据效应量等其他因素进行证据质量的升级。系统评价小组和CREP的方法学家根据 WHO 指导小组批准的操作标准,对量性研究证据进行分级。

采用定性系统评价证据分级工具（GRADE-CERQual）[25]对定性研究系统评价的结局指标进行质量评价。从某种意义上来说,针对定性系统评价的 GRADE-CERQual 工具与其他 GRADE 工具具有相似性,采用透明的方法来评估定性系统评价中证据的可信度。系统评价小组使用 GRADE-CERQual 工具,基于四个方面评价证据的价值、可接受性和可行性,即纳入研究的方法学局限性、数据充分性、结果一致性和相关性,从而评估定性系统评价结果的可信性。

2.11 推荐意见的形成

WHO 指导小组与 TWG 合作,使用 GRADE EtD 框架,监督并最终确定了证据概要表和证据总结表。该工具对推荐意见的证据进行了明确而系统的考虑,主要从效果、价值、资源、公平性、可接受性和可行性等领域考虑。对于每一优先问题,其干预措施均基于各领域的评价而作出判断,从而为决策过程提供信息和指导。使用 EtD 框架模板,指导小组和 TWG 就每个优先问题的证据做了简要概述,具体如下。

效果:根据以下问题总结本领域关键指标的相关证据:"干预的理想效果和不良反应是什么"和"干预效果相关证据的确定性"。当干预效果明显利大于弊且孕产妇高度重视时,孕产妇更有可能持赞成态度;反之,孕产妇更可能反对干预。当干预利弊权衡不确定时,即使有微薄的利益,也不建议采纳该干预措施。结果中证据效益的确定性越高,则作出支持干预的判断的可能性就越高。在缺乏效益相关证据的情况下,若发现该干预潜在危害的证据,则推荐不采纳该项干预措施。若某一干预措施既有潜在危害,也有重要益处,则取决

2. 方法

于该证据危害的确定性和影响,一般做出基于情境判断使用的推荐意见(并将在推荐意见中明确陈述适用的情境)。

资源:该领域需解决以下问题:"与该干预相关的资源有哪些"以及"该干预是否符合成本效益原则"。实施产时照护干预措施所需的资源主要包括提供物资、培训、设备和专业的人力资源。在资源实施明显有利或不利的情况下,可能分别做出支持或反对该干预措施的判断。成本评估取决于证据检索过程中获得的报告估计;One Health 模型:干预治疗假设报告[31];WHO 关于资源匮乏环境的创新卫生技术汇编[32],以及 GDG 成员的经验和意见。若有可能,根据成本效益相关系统评价得到这一领域的直接证据。

可接受性:该领域将解决的问题是"孕产妇和卫生保健人员是否能接受该干预措施"。基于孕产妇和不同临床背景的卫生保健人员的观点和经验相关定性系统评价,为这一领域的判断提供依据。可接受性越低,做出支持该干预措施的判断的可能性越低。如果有必要推荐一个可接受性低的干预措施,则应同时提供提高该干预措施可接受性的策略。

可行性:实施干预的可行性取决于资源、基础设施和培训要求等因素。该领域需解决的问题为"实施该干预对利益相关方来说是否可行"。关于孕产妇和不同临床背景的卫生保健人员观点的定性研究系统评价为该领域的判断提供了信息。如果确定实施干预存在障碍,则不太可能做出支持该干预实施的判断。

公平性:该领域包含干预是否会减少健康不公平性的证据或考虑因素。因此,该领域提出的问题是"干预对公平性的预期影响是什么"。以下文件提供了该领域的证据:关于孕产妇和不同临床背景卫生保健人员观点的定性系统评价、2015 年 WHO 关于生殖健康、母婴健康和儿童健康的不平等报告、机构分娩促进和障碍因素[8]的回顾,以及 GDG 成员的经验和意见。若证据表明(或预期)该干预能够减少(或可能减少)不同产妇及其家庭的医疗卫生不平等情况,则可能建议采取该干预措施。

对于以上每一领域，"附加考量"部分描述了其潜在危害或意外后果的其他证据。这些附加考量来源于没有直接解决优先问题的单项研究、系统评价或其他相关资料，这些研究虽没有直接解决优先问题，但在缺乏直接证据的情况下也提供了相关信息。

WHO 指导小组在起草指南文件后，在面对面会议召开的前几周向 GDG 成员提供了 EtD 框架，该框架包括证据总结表、GRADE 证据概要表以及与每项推荐意见相关的其他文件。并要求 GDG 成员在 GDG 会议之前对文件进行审核并以电子版方式提供意见。2017 年 5 月和 9 月，在瑞士日内瓦举行了 WHO 面对面会议，每次会议均由 GDG 主席领导，GDG 成员集体审查框架，起草推荐意见草案、收集通过初步反馈获得的意见。会议的目的是在明确考虑每个 EtD 框架中提供的证据和 GDG 成员的判断的基础上，就每项推荐意见（包括其指导方针和某些特定背景）达成共识。为与最近发布的其他使用 EtD 框架的 WHO 指南[34-36]一致，GDG 将每条推荐意见分别归类为以下类别。

推荐：指建议实施相关的推荐或干预措施。

不推荐：指不建议实施相关的推荐或干预措施。

特定条件下推荐：指推荐或干预措施仅适用于指定的情境、机构或人群中。

仅限于严格设计的研究中推荐：指推荐或干预措施存在重要的不确定性。在这种情况下，若实施该推荐或干预措施时采用的是严格研究设计的形式，且能够解决干预的有效性、可行性和可接受性等问题，干预仍然可以大规模实施。

对于从现有指南整合而来的推荐意见，原始指南中相关证据强度和可信度的信息已在随附的备注中提供。为保证一致性，整合的推荐意见也按照上述类型进行了分类。

2.12 GDG 会议期间的决策

GDG 会议遵循以下标准：会议旨在让与会者讨论 WHO 指导小

组起草的每项推荐意见及支持推荐意见的证据,并就修订后的推荐意见达成共识。达成共识的标准是 3/4 及以上的 GDG 成员同意,且不同意的人未强烈反对。强烈的分歧将被记录在指南中(该 GDG 会议中未记录有任何此类分歧)。必要时,GDG 会权衡不同情境下干预措施效果的利弊,来确定适合推荐意见的情境。

如果参与者无法达成共识,则有争议的推荐意见或任何其他决定将被投票决定。投票由 GDG 成员举手表决,如果超过 2/3 的成员投票支持,则推荐意见或决定将有效。若分歧与干预的安全性有关,则 WHO 秘书处可选择不对此问题作出任何推荐。WHO 会议工作人员、参与证据收集和评价的外部技术专家以及观察员没有资格参加投票。如果投票者涉及在原始研究或系统评价中已宣布有学术利益冲突,则允许这些参与者参与讨论,但不允许对该问题进行投票。

2.13　外部参与者利益声明

根据 WHO 指南制定手册[20],所有 GDG,TWG 和 ERG 成员以及外部合作者在被邀请参与指南制定过程时,均需书面声明所有利益冲突关系(无论是学术、财务或其他)。各专家填写并签署 WHO 标准化的利益关系声明(declaration of interest, DOI),并以电子文件方式发送给技术负责人员。在最终确定是否邀请专家参与前,WHO 指导小组需审查所有 DOI 表格,并告知所有专家,若在过程中相关利益发生任何变化,都需通知负责人员,以便相应地审查和更新利益冲突声明。此外,还要求专家提交电子版简历和完整 DOI 表格,由指导小组整理并审查签署 DOI 表格和简历,并确定是否存在利益冲突。如果发现任何利益冲突,由指导小组确定其是否严重到足以影响个人对证据或推荐意见作出客观判断。为确保一致性,指导小组采用了 WHO 指南制定手册[20]中的评估利益冲突严重程度的标准。

根据 WHO DOI 指南,对收到的所有 DOI 报告逐个进行管理。

如果认为利益冲突不足以对指南制定过程构成任何风险或降低其可信度，则专家只需在 GDG 会议上声明利益冲突，并不需要采取进一步措施。若在专家进行初步研究或进行与任何指南推荐意见有关的系统评价时，出现了需要 WHO 采取行动的利益冲突，在这种情况下，专家们将被限制参与讨论和（或）制定任何与其利益冲突领域相关的推荐意见。在 GDG 面对面会议上，成员们需要再次向整个小组公开所有利益冲突，并提交其早期 DOI 声明的签名和更新版本。详细DOI 信息见附录 3。

2.14 指南草案编制和同行评议

GDG 最终会议后，一名独立顾问和 WHO 指导小组的技术负责人员编写了一份完整的指南文件草案，以准确反映 GDG 的审议和决定。在将指南草案以电子方式发送给 GDG 成员作进一步评议之前，指导小组的其他成员就指南草案提出评论意见。指南草案根据 GDG 的反馈意见进行修订，然后发送给 ERG 进行同行评议。要求 ERG 成员审查指南的修订草案，以确定是否存在任何事实错误，并评议语言的清晰性，提出与实施、应用和情境因素相关的任何问题。指导小组仔细评估同行评审员的意见，以便纳入最终指南，并根据需要对草案进行进一步修订。GDG 会议和外部同行评审之后，指导小组对指南进一步修改，修改仅限于纠正事实错误和完善语言表达。修订后的最终版本以电子方式返回给 GDG 审核。

2.15 指南内容呈现形式

本指南摘要部分介绍了指南推荐意见的汇总清单。对于每项推荐意见，在"证据和推荐意见"部分（见 3）可以找到两次 GDG 会议上关于证据有效性、价值、资源、公平性、可接受性、可行性和其他因素的证据摘要。解释证据有效性的语言表述与 Cochrane 所用的EPOC 方法一致[37]。

WHO 指导小组将一些现存指南的推荐意见纳入本指南，这些推荐意见来自 WHO 其他常规产时照护的最新指南。在任何情况下,这些推荐意见与原指南中发布的推荐意见相同。为确保整合信息的完整性,推荐意见的推荐强度和支持推荐意见的证据可信度已在备注部分进行了说明,如在附加备注部分直接提供原指南的网址。指南使用者可分别参阅 WHO 原指南,以了解关于这些整合推荐意见的更多细节。

3. 证据和推荐意见

本指南包括产时照护的 56 条推荐意见,其中 26 条新的推荐意见被 GDG 在 2017 年的会议上采纳,另外 30 条整合自 WHO 先前发布的指南。本指南的第 3.1~3.6 节罗列了相关摘要和推荐意见,罗列的顺序根据时间进展排序,即从分娩发动时到分娩后即刻。

推荐意见的相应证据质量分级表在本节中被称为"循证(evidence base,EB)表",并根据其所指的具体推荐意见进行编号,这些表格将在本指南的 Web 附件中单独列出①。以证据为基础的决策表、GDG 根据证据和对各领域考量而做出的判断将呈现在"证据总结表"中,详见每条推荐意见的第二部分。

3.1 贯穿分娩期间的照护

3.1.1 以尊重孕产妇为基础的照护

推荐意见 1

以尊重孕产妇为基础的照护——是指以维护孕产妇尊严、保护隐私和保密的方式为所有孕产妇提供照护,遵循无伤害原则,促进知情选择和产时连续支持。(推荐)

备注

■ 提供以尊重孕产妇为基础的照护(respectful maternity care,RMC)与以保障人权为基础降低孕产妇发病率和死亡率的理念一致,RMC 可以提升孕产妇的分娩体验,并解决医疗资源不平等的问题。

---

① 详见:www.who.int/reproductivehealth/publications/intrapartum-care-guidelines/en/index.Html。

- 促进 RMC 实施和减少孕产妇产时受苛待的相关证据较少,鉴于孕产妇分娩时受苛待的发生原因复杂,若想减少孕产妇产时不良事件、提高孕产妇的照护水平,需要在孕产妇和其照护者之间,乃至和卫生保健机构/系统之间做出有效干预。
- 卫生保健提供者、卫生服务管理者、妇女和妇女代表们之间的有效的沟通与参与,能有效确保照护响应了各类情形下产妇的需求和偏好。
- 干预措施同时也应该为照护者提供一个有尊重和尊严的工作环境,因为照护者也可能会在工作场所遭受不尊重和伤害事件、在家中或社区遭遇暴力。

证据总结及讨论

干预的效果(EB 表 3.1.1)

一项包括非洲地区五项原始研究[肯尼亚、南非(2 项)、苏丹和坦桑尼亚]的系统评价得出以尊重孕产妇为基础的照护对出生结局影响的证据[38],暂未检索出来自高收入国家(HIC)的研究证据。纳入的研究中,有两项是整群随机对照研究(1 项包括了 2 个机构,另 1 项包括了 10 个机构),三项为前后对照研究。对照组(或干预组)样本量的范围从 120~2 000 人不等,干预后的样本量为 105~1 680 人。大多数干预措施包括多个组成部分,重点是社区参与,以及部分工作人员的转变,如增加尊重孕产妇的照护和减少对孕产妇的不尊重和苛待。RMC 的干预措施包括:价值观和态度转变培训、人际沟通技巧培训、建立质量改进团队、监视不尊重或苛待孕产妇的行为、员工导师制、改善病房隐私(如床间增加床帘或隔断)、改善员工工作条件(如为值班人员提供茶点)、孕产妇开放日、社区讲习班、调解/解决纠纷、咨询有类似经历的社区人员、提供投诉的渠道和教育产妇认识自己的权利。一项干预措施关注分娩陪伴,重点强调以尊重孕产妇为基础的照护;另一项干预措施关注员工间的沟通交流。但上述研究并未提及对照组"常规实践"的具体内容。

这些研究均报道了孕产妇自述受到了不尊重/尊重的照护,两项研究中,孕产妇自述的数据和研究者观察到的数据一致。一项研究提供了会阴切开的数据,但其他研究并未提及可对临床提供指导的临床结局。由于研究设计的异质性,且研究结果并未合并,因此所有的研究都存在不明确或高偏移风险,因此,证据的可信度水平降低。

比较:RMC 干预与常规实践的比较(无 RMC 干预)
孕产妇结局
分娩体验

以尊重孕产妇为基础的照护:三项研究(1 项整群随机对照研究和 2 项前后对照研究)报告了以尊重孕产妇为基础的照护。中等可信度的证据表明,相比于没有 RMC 的干预,孕产妇可能更倾向于接受尊重自己的照护和干预[1 项整群随机对照研究,n=3 000,校正后比值比(aOR)为 3.44,95%CI:2.45~4.84]。这一证据得到了观察性研究的支持:一项前后对照研究表明,在产后随访中,22.8%(观察后)vs.0%(观察前)的产妇认为被尊重是"极好的",另一项观察性研究表明,94.7%(干预后)vs.89.7%(干预前)的孕产妇自述接受了受尊重的照护。

孕产妇满意度:一项来自整群随机对照研究的低可信度证据表明,接受或不接受 RMC 干预在孕产妇满意度方面的差异没有统计学意义(aOR=0.98,95%CI:0.91~1.06)。

照护质量:一项来自整群随机对照研究的中等可信度证据表明,尊重产妇的照护在总体上会形成更加优质的照护服务(n≈3 000,aOR=6.19,95%CI:4.29~8.94),观察得到的数据与该证据一致。

不良经历

不尊重或受苛待的经历:一项整群随机对照研究和两项前后

3. 证据和推荐意见

对照研究报道了这一结论。中等可信度的证据表明，RMC能减少2/3的不尊重或苛待孕产妇的行为（1项整群随机对照研究，$n \approx 3\,000$，$aOR=0.34$，$95\%CI$: $0.21\sim0.57$），观察性研究与cRCT的结论一致，可减少约40%的不尊重或苛待行为，另一项研究甚至减少了52%。

缺乏隐私保护：一项整群随机对照研究和两项前后对照研究都报道了这一结论。然而，基于各研究的措施不同，研究结果也不尽一致，导致证据的可信度非常低。

躯体苛待：来自四项研究（2项整群随机对照研究和2项前后对照研究）的中等可信度证据表明，RMC干预可减少躯体苛待，cRCT报告显示，干预组（RMC照护组）躯体苛待从基线水平的2%下降到1%，随访时对照组的基线水平从3%增加到4%。另一项cRCT（$n \approx 3\,000$）报告校正后比值比为0.22（$95\%CI$: $0.05\sim0.97$），一项前后对照研究发现，进行RMC干预后，观察到的躯体苛待率从3.5%（677例参与者）下降到0.4%（523例参与者），宫腔压力从3.4%（$n=208$）下降到0.2%（$n=459$），同时下降的还有"无麻醉的会阴切开术"，从4.3%下降到0%。

言语苛待：来自三项研究（1项cRCT和2项前后对照研究）的低可信度证据表明，是否进行RMC干预在言语苛待上的差异没有统计学意义，因为两项研究（1项cRCT和1项前后对照研究）言语苛待的可能性增加，而另一项研究中，言语苛待率却明显下降了49%。

忽略产妇需求/怠慢产妇：来自四项研究（2项cRCT和2项前后对照研究）的低可信度证据表明，RMC干预可以降低忽视/怠慢孕产妇的行为，一项cRCT发现可降低64%（$n \approx 3\,000$，$aOR=0.36$，$95\%CI$: $0.19\sim0.71$），其他cRCT报告可从12%增加到16%，观察研究没有发现显著差异。

无尊严的照护：来自一项cRCT的低可信度证据表明，RMC可以减少无尊严的照护（$n \approx 3\,000$，$aOR=0.58$，$95\%CI$: $0.30\sim1.12$），这一

证据也得到了一项前后对照研究的支持,在这项研究中,研究人员发现照护者在非尊严照护的各方面行为大幅减少(例如不向孕产妇进行自我介绍、没有为孕产妇提供干净的床或胎儿分娩后孕产妇未能得到适当的清洁)。

未经同意的照护或滞留:由于前后对照研究中存在的设计缺陷,来自这些研究结果的证据可信度水平非常低。

外阴/阴道创伤

会阴切开术:一项小样本研究结果表明,RMC干预可以降低会阴切开率(证据可信度低)。RMC干预组中,会阴切开率平均降低了13%(34%~21%),而对照组平均仅降低1%(40%~39%)。

分娩方式、分娩时长和镇痛方式应用情况

未发现包含此类研究结果的证据。

胎儿/新生儿结局

围生期缺氧缺血:未发现包含此类研究结果的证据。

附加考量

RMC系统评价中的研究证据仅来自于非洲地区,可能不能推广到其他地区。

价值

一项有关RMC的定性研究综述[28]整合了包括32个国家的67项定性研究,包括撒哈拉以南的非洲国家(6个国家)、亚洲(7)、大洋洲(1)、欧洲(8)、中东和北非(5)、北美洲(2)、拉丁美洲(3),这些研究报告了孕产妇、家庭成员、照护提供者和管理人员等的相关经历,整合的结论是:孕产妇高度重视以尊重为基础的照护,并且这一结论在各地一致(证据可信度高)。

调查结果表明,孕产妇一贯赞赏和重视 RMC,照护者也认为 RMC 是提供优质、安全照护的关键一步。从全球范围来看,孕产妇和照护者对 RMC 的看法也很一致,这些利益相关人员将 RMC 的关键部分定义为:遵循无伤害原则,有隐私和保密权,接受有尊严的照护,接受信息并在知情同意的过程中得到支持,持续获得家庭和社区的支持,能接触到高质量的环境和资源,获得公平的产科照护,有效的沟通,有自主决策的机会,有接受合格保健人员照护的机会,以及接受高效、有效和持续的照护。

证据表明,RMC 某些方面的重要性可以进行一定程度的调整。例如,高收入国家的孕产妇强调决策权,且强调本人需能积极自主地参与到分娩过程中来(证据可信度适中);而低收入国家的孕产妇在分娩过程中可能不太会要求个人进行选择和决策(证据可信度适中)。

资源

未发现包含 RMC 成本或成本效益的证据。

附加考量

若想发展促进 RMC 实施的相关政策,必须解决涉及 RMC 多个领域的问题,如孕产妇与照护者、孕产妇与卫生系统之间的相互作用。系统层面的变革可能需要增加资源来维持员工行为的改变,包括调整助产士、护士和医生的临床培训课程、增加医护人员的数量、提高员工薪酬、改善员工工作环境等。产房的设计可能会对 RMC 的实施(如产时陪伴)构成障碍,然而,促进 RMC 实施的其他方面,特别是在人际关系方面,解决这些问题需要较少的资源,如改善沟通、分娩过程中尊重孕产妇的选择、减少语言和行为暴力,保证孕产妇隐私等。

表 3.1　以尊重孕产妇为基础的照护的主要资源需求

资源	描述
人员	■ 拥有足够数量的合格、训练有素、有监督、有足够报酬的接生人员,有适当的技能,能在多学科团队中工作,能够为孕产妇提供有尊严和持续的照护
培训	■ 医疗保健机构管理:以 RMC 为导向和核心,培训和开发 RMC 相关政策 ■ 员工:为了有效满足孕产妇的社会、文化和语言需求,应定期开展 RMC 培训、职前培训和新员工定位培训 ■ 外派人员:为外派人员有效地加入社区进行培训,培训其关注产妇的需求,并提供管理层／工作人员与社区互动的机会,如机构开放日等 ■ 其他:为孕产妇及其陪伴者进行培训或健康教育
供给	■ 制定书面的最新标准,概述 RMC 的明确目标、操作计划和监督机制 ■ 向产房工作人员提供补给,如点心等 ■ 由医疗机构提供图文并茂、文字表达通俗易懂的健康教育材料 ■ 标准化的知情同意书 ■ 为孕产妇及其陪伴者提供信息(可以是书面或图片的形式,如传单) ■ 确保任何时候产房内分娩相关药物充足
设备	■ 确保任何时候产房内分娩设备充足
基础设施	■ 改善分娩环境 ● 母婴同室 ● 分娩室和新生儿室应清洁、光线适宜、通风良好,能够保证隐私,有充足的设备和适当的维护 ● 分娩室和新生儿室应有持续的能量供应 ● 配备产妇能使用的、清洁的浴室

资源	描述
基础设施	● 配备安全的饮用水、手消毒设施（有肥皂或酒精消毒液） ● 配备床帘、屏风、隔断和充足的床位容量 ● 为伴侣提供相应的设施，包括充足的私人空间
基础设施	■ 设置用药系统，由熟练的药剂师或分配师来管理药房、分发药物、清点库存
监督和管理	■ 产房 / 医疗机构领导需定期支持监督 ■ 召开员工会议，审查 RMC 实践 ■ 建立易于照护者和孕产妇使用的投诉渠道（如，意见箱） ■ 在苛待或违规行为中建立赔偿和责任追究的机制 ■ 建立知情同意程序

公平性

没有发现 RMC 对公平性直接影响的证据，然而，来自某项定性研究综述的间接证据表明，卫生工作者苛待孕产妇是中低收入国家建立机构分娩服务的重要障碍（证据可信度高），这表明，苛待易形成医疗资源分配不公，因为苛待可能会导致孕产妇不愿接受医疗机构提供的分娩服务。

另一来自 RMC 定性研究的间接证据也表明，尊重孕产妇和当地的文化、信仰和价值观对孕产妇而言是极为重要的（证据可信度高）。证据还表明，无论年龄、种族、宗教、性别、社会经济地位、是否携带人类免疫缺陷病毒（human immunodeficiency virus，HIV）、语言或其他条件如何，向所有人提供相同标准的产科照护也是极为重要的。

不平等可能来自于照护者的判断心理，保证孕产妇接受非判断性照护有助于提高公平性（证据可信度低）。

附加考量

RMC 政策与人权理事会 2012 年制定的技术指导原则一致，即以人权为基础,制定和实施可降低孕产妇发病率和死亡率的政策和方案[39](框3.1)。

框3.1　联合国人权理事会支持RMC的部分声明

- 以人权为基础的照护关注的是孕产妇的健康,而不是单独的疾病,它的前提是保障孕产妇的权利,而不仅仅是避免或降低孕产妇发病率或死亡率。
- 需要采取措施来解决影响妇女享有公民政治/经济/社会和文化权利的因素,包括种族、种姓和民族起源等带来的偏见。
- 保障人权,要求应特别关注弱势群体和边缘群体。
- 以人权为基础,建立公正有效的医疗系统,降低孕产妇的发病率和死亡率。
- 医疗系统各部分的组织和协调应以人权为指导,包括不歧视/平等、透明、参与和问责。
- 为保障孕产妇的生殖健康,需要医疗机构、设施和服务等达到一系列标准。
- 政府必须以"最大可用资源"来逐步保障孕产妇的经济、社会和文化权利,若因为资源限制,政府不能履行保障孕产妇生殖健康的权利,那么政府必须证明自己已将所有可支配的资源用于解决该问题。

资料来源:联合国,2012[39]。

可接受性

定性研究综述表明,无论哪一个地区的孕产妇,都倾向于接受有尊重的照护(证据可信度高)。利益相关人群,如孕产妇、照护者、管理者等,都强调确保所有孕产妇都接受尊重照护的重要性(证据可信度高),该综述还建议解决RMC问题或促进RMC应用的方式必须要被照护者所接受(证据可信度高)。然而,在资源有限的情境下,照护者认为 RMC 可能会增加她们的工作量,或降低她们为所有产妇提供优质照护的能力,例如,她们认为,RMC 可能会让她们花更多的时间在个别孕产妇身上,这可能会危及其他无人照护的孕产妇。因此,RMC 在照护者中的可接受性是因人而异的,取决于可用的时间和具体的 RMC 措施,综述发现,关于已实施的 RMC 措施的可接受性相关的证据极少。

附加考量

产妇在分娩时受到苛待往往是由于现有的社会观念,在某些情况下,这些苛待行为在照护者或其他利益相关者眼中是可接受的[40-42]。

可行性

定性审查的证据[28]表明,大多照护者愿意提供有尊重的、以孕产妇为中心的照护,但由于资源限制,可能很多时候做不到(证据可信度高)。一些措施可以促进 RMC 的实施,如改善员工的工作环境、确保有足够数量和资质的员工。但在资源匮乏的环境中,这些措施的可行性和可持续性相对较弱。因此,在资源充足的环境中实施 RMC 最具可行性。但是,最近有五项研究证实,RMC 在资源匮乏的环境中同样可以实施[38],因此在医疗系统中逐步实施 RMC 是可行的。

附加考量

虽然在一般情况下,利益相关者可以积极地看待以尊重孕产妇为基础的照护,但是在医疗系统中改变文化观念和既定行为通常具有挑战性,尤其是在一些环境中,分娩期间对孕产妇实施的某些苛待行为被认为是可接受的[40-42]。

表 3.2　判断总结: 有 RMC 干预和无 RMC 干预的比较

预期效果	— 不详	— 多变		— 微小	— 小	— 适中	✓ 大
不良效果	— 不详	— 多变		— 大	— 适中	— 小	✓ 微小
证据的可信度	— 未纳入研究			— 极低	✓ 低	— 适中	— 高
价值				— 存在严重的不确定性与多变性	— 可能存在严重的不确定性与多变性	✓ 可能不存在严重的不确定性与多变性	— 不存在严重的不确定性与多变性
效果的平衡性	— 不详	— 多变	— 支持常规照护	— 可能支持无 RMC 干预	— 既不支持 RMC 也不支持无 RMC	— 可能支持 RMC	✓ 支持 RMC
资源配置	✓ 不详	— 多变	— 大量耗费	— 适中耗费	— 收支可忽略不计	— 适中节省	— 大量节省
资源配置证据的可信度	✓ 未纳入研究			— 极低	— 低	— 适中	— 高

成本效益	✓ 不详	— 多变	— 支持常规照护	可能支持无RMC干预	既不支持RMC也不支持无RMC	可能支持RMC	支持RMC
公平性	— 不详	— 多变	降低	可能降低	可能无影响	✓ 可能增加	增加
可接受性	— 不详	✓ 多变		无	可能无	可能有	有
可行性	— 不详	✓ 多变		无	可能无	可能有	有

3.1.2 有效沟通

推荐意见 2

建议照护者使用符合本土文化情境、简单易接受的方法与孕产妇进行沟通。(推荐)

备注

■ 在缺乏"有效沟通"标准定义的情况下,GDG 认为在分娩期间,产科照护人员与孕产妇之间的有效沟通应至少包括以下内容:

● 在孕产妇和陪伴者面前进行自我介绍,并以孕产妇的名字称呼孕产妇;

● 以简洁明确的方式向孕产妇及家属提供她们所需的信息(用孕产妇及其家属所用的语言),避免使用医学术语,对医疗过程和程序的沟通可恰当地使用图像和图形材料;

● 以积极的态度尊重和回应孕产妇的需求、喜好,并解答她们的问题;

- 通过鼓励、表扬、安慰和倾听的方式，响应孕产妇的情感需求；
- 让孕产妇了解她们自己有选择权，并确保她们的选择能得到支持；
- 确保每项操作前都得到孕产妇的同意，在可以的情况下，妇科检查或其他检查等需要孕产妇签署知情同意书；
- 鼓励孕产妇表达自己的需求和偏好，及时告知目前产程的最新进展，并询问其是否有困惑；
- 保证孕产妇隐私；
- 确保孕产妇了解投诉途径；
- 与孕产妇选择的陪产者互动，确保他们知道在产程中如何为孕产妇提供更好的支持；

■ 在人际沟通和咨询等方面，医疗系统应确保医护人员能达到国际标准。

证据总结及讨论

干预的效果（EB 表 3.1.2）

一项来自混合研究的系统评价[43]中总结了有效沟通对分娩结局影响的证据，该系统评价的作者考虑到了可以促进产科照护者与孕产妇间沟通的举措，包括使用健康教育材料、工作援助、对照护者提供人际沟通与咨询的培训等，然后来看这些方式对分娩结局的影响。这项系统评价中包括两个 RCT：来自叙利亚的整群随机对照研究（cRCT）[44]和来自英国的随机对照研究[45]，叙利亚的研究评估了在孕产妇分娩期间，提高住院医师沟通技巧对孕产妇满意度的影响，英国的研究评估了在模拟产科急救期间，患者扮演者对医生和助产士照护的感受。

一项来自叙利亚的研究评估了一个为沟通技能专门设计的培训项目的培训效果，这项培训项目培训了来自四家医院的所有住院医生（137 名），培训内容包括有效沟通的特点和原则、如何克服沟通障碍，以及如何促进医患沟通。然后对 2 000 名产妇进行培训方案有效性的评估,主要结局指标为产后两周内产妇对分娩时人际关系和沟通技巧的满意度,测量工具为改良后的医学访谈满意度量表(MISS-21);次要结局指标为培训2~3周后观测表所记录的医生的沟通行为。

一项来自英国的研究中,140名助产士和医生被随机分为四个小组,接受产科急诊培训干预:一组在当地医院进行为期1天的课程,一组在模拟中心进行为期1天的课程,一组在当地医院进行为期2天的团队合作训练,一组在当地模拟中心进行为期2天的团队训练。培训内容包括讲座、视频剪辑等可以展示团队合作的活动。培训前和培训后,参与者都将在所在医院参加一个标准化的产科急救项目[急救疾病类别包括子痫、产后出血(postpartum haemorrhage,PPH)和肩难产],3周后评价结果,结局指标为与沟通、安全、尊重相关的照护质量,李克特量表(Likert scale)用来记录患者扮演者的陈述"良好的沟通让我感觉非常好",患者扮演者均是由经验丰富的助产士扮演,且服从盲法分配。

比较:照护者有效沟通和一般沟通的比较

第一项研究[44]来自叙利亚,研究发现两种干预之间的差异性没有统计学意义(证据可信度低),试验组中孕产妇对医生沟通的看法相似。具体的调查问题如:医生在给您进行操作前有自我介绍吗?医生在操作前有询问吗?医生在跟您谈话的时候会看着你们吗?同样,也有低可信度证据表明,观察评分(为了比较干预前后的临床医生的行为)中,干预前后临床医生的行为是相似的。

第二项研究[45]来自英国。研究发现,对于产后出血场景,极低可信度证据表明:照护者经过培训之后,不管患者是由多学科团队还是由个人照顾,患者对照护者的看法改善;且与在模拟培训中心的训练相比,在当地医院的团队培训会使得患者扮演者对医护沟通方面的满意度更高。对于子痫场景,极低可信度证据表明,患者扮演者对沟通方面的看法没有显著差异。对于肩难产场景,极低可信度证据表明,在当地医院的培训也没有改善患者扮演者对医患沟通的看法。

该研究也评估了 3 个产科急症模拟培训中的团队训练对医患沟通的影响,团队训练包括为期 1 天的课程,内容包括演讲、视频剪辑和其他非临床活动,主要为加强多学科团队成员间的有效沟通,极低可信度的证据表明,临床培训时是否加入团队合作,对患者沟通感知的差异没有统计学意义。

暂未发现该问题对其他母胎结局影响的证据。

价值

一项来自定性研究综述的证据表明,孕产妇尤其是初产妇,分娩时往往对分娩过程、不良妊娠结局、某些医疗干预感到担忧,所以她们非常希望得到来自助产人员的支持和鼓励[23](证据可信度高)。当干预必不可少时,大多数孕产妇希望得到来自足够胜任力的照护者提供的相关信息(证据可信度高)。另一项来自 RMC 定性研究综述[28]的证据也表明,有效沟通作为 RMC 的重要组成部分,一贯得到孕产妇的赞赏和重视。

资源

暂未发现有效沟通对成本或成本效益影响的相关证据。

如果能提高产科照护质量、减少医疗干预并改善分娩结局,有效沟通无疑是非常经济的,但是,目前缺乏有效沟通正面影响的证据。分娩时和产后即刻进行有效沟通的主要成本是产科工作人员的培训,这些培训需要付出资源,因为培训和维持医疗保健专业人员的行为改变可能需要多种方法,包括讲座、研讨会和一对一培训课程等。临床实践质量的持续改进也需要资源来维持持续的临床培训。但从孕产妇及其家庭的角度来看,有效沟通相关的资源需求是可以忽略不计的。

3. 证据和推荐意见

表 3.3　有效沟通的主要资源需求

资源	描述
人员	■ 有足够的技术熟练的接生人员,有适当的技能,能在多学科团队中工作;有训练有素的协调者
培训	■ 职前和在职阶段的核心教育课程:包括与分娩有关的能反映孕产妇社会、文化、语言需求的沟通培训 ■ 制定或调整培训策略,以促进、维持和评估在提供分娩照护期间照护人员的沟通技能 ■ 定期提供与分娩期间沟通相关的在职培训
供给	■ 健康教育材料或工具,用于向产妇及其在分娩期间选择的陪伴者清楚地传达分娩进度(如提供宫口扩张 0~10cm 的图形图)
设备	■ 无需特殊设备 ■ 一些决策支持工具可能会有所帮助(如含有屏幕的电子工具) ■ 多变,取决于培训设备的类型和内容
基础设施	■ 提供支持有效沟通技能和能力发展的培训设备
监督和管理	■ 支持为产妇提供照护的所有临床工作人员参加沟通培训 ■ 在临床医生的积极支持下,由产房/机构主管定期进行支持性监督及审查 ■ 定期举行多学科会议,讨论和审查与产妇在分娩期间的沟通方法

公平性

　　没有直接的证据表明沟通干预对公平性有影响。一项定性研究的间接证据表明,孕产妇感知自己接受了低质量的照护,导致其不愿选择机构分娩,从而使推广机构分娩存在障碍(证据可信度高)[8]。不良的沟通经历可能会影响孕产妇下次妊娠的分娩选择[8],并进一步破坏医疗的公平性,阻碍了边缘地区(特别是中低收入国家的边缘地区)的孕产妇前往医疗机构分娩。

医患间的有效沟通能帮助孕产妇及其家人感知到自己有知情同意的权利,并且弱势孕产妇也能合理地对自己受到的照护有发言权。

可接受性

从混合性研究的综述[43]中,我们无法获得提供给分娩产妇干预措施可接受的直接证据,然而,一项定性研究的系统评价[26]表明,孕产妇喜欢多种形式的沟通,包括缓解焦虑、积极的倾听技巧、聆听孕产妇的选择和关注点,建立理解和信任的共情能力等(证据可信度高)。

一项来自于叙利亚的研究[44]表明,卫生保健人员愿意参加培训以提高沟通能力和技能,并对此保持积极看法(证据可信度极低)。

可行性

同时,来自混合性研究综述[44]的一项研究表明,对于参加培训讲习班的卫生保健人员来说,实施沟通干预可能存在若干障碍,包括时间问题、工作量压力、医院常规等(证据可信度低),产妇的社会地位、医疗机构的类型、照护者对产妇的文化态度可能也会影响干预的可行性(证据可信度低)。一项来自定性研究综述[26]的证据表明,卫生保健人员提供分娩照护时,时间压力和工作量的要求有时会限制她们以一种产妇期待的方式跟产妇沟通(证据可信度高)。

附加考量

在混合性研究的系统评价[43]中,两项研究的实施和评估时间都比较短(3周左右),需进一步考虑如何准备、监测和维持培训干预的效果,以增强沟通干预的成效,了解将此项干预转化为实践需要多长时间。研究建议,如果医疗系统没有进行必要的整改,特别像一些医疗机构的患者数量多、医护人员数量少、缺乏团队合作,在孕产妇分娩期内实施有效沟通干预从长远来看可能是无法实施的。

对孕产妇,尤其是对偏远地区的孕产妇的文化态度,对是否能够有效沟通也有着重要的影响。

表 3.4　判断总结:沟通干预和无沟通干预的比较

预期效果	✓ 不详	— 多变		— 微小	— 小	— 适中	— 大
不良效果	✓ 不详	— 多变		— 大	— 适中	— 小	— 微小
证据的可信度	— 未纳入研究		✓ 极低	低	适中	高
价值				— 存在严重的不确定性与多变性	— 可能存在严重不确定性与多变性	✓ 可能不存在严重的不确定性与多变性	— 不存在严重的不确定性与多变性
效果的平衡性	— 不详	— 多变	— 倾向于无沟通干预	可能倾向无沟通干预	✓ 不倾向沟通干预/无沟通干预	可能倾向于沟通干预	— 倾向于沟通干预
资源配置	✓ 不详	— 多变	— 大量耗费	适中耗费	收支可忽略不计	适中节省	— 大量节省
资源配置证据的可信度	✓ 未纳入研究		— 极低	低	适中	高

成本效益	✓ 不详	— 多变	— 倾向于常规照护	— 可能倾向于无沟通干预	不倾向沟通干预/无沟通干预	可能倾向于沟通干预	倾向于沟通干预
公平性	— 不详	— 多变	降低	可能降低	可能无影响	✓ 可能增加	增加
可接受性	— 不详	— 多变		— 无	可能无	✓ 可能有	— 有
可行性	— 不详	✓ 多变		— 无	— 可能无	— 可能有	— 有

3.1.3 分娩期间的陪伴

推荐意见 3

对所有孕产妇,推荐其分娩期间选择一位陪伴者陪产。(推荐)

备注

- 孕产妇可以选择陪伴者为其分娩过程提供持续支持,陪伴者可以来自孕产妇的家庭或者是其社交圈里的人,如配偶、女性朋友或亲戚、社区成员(如女性社区负责人、卫生工作者或传统分娩照护者等)或导乐(受过训练可以为分娩提供支持的人,但不是医疗机构的助产专业人员)。

- GDG 讨论隐私、文化偏好和资源使用的问题,这一般都是实施陪伴分娩的障碍。若允许女性亲属陪产,可能在一定程度上能够解决成本高和文化敏感的问题。如果一个产房的病床数量不止一个,则应注意确保所有的孕产妇均能保证隐私和私密性(如通过屏风、床帘进行隔挡)。

- GDG 指出,尽管支持该干预措施的证据已存在多年,而且私立保健机构中已常规进行陪伴分娩,但政府和政策制定者往往并不情愿在临床实践中实施这一干预,因此,亟须加倍努力,鼓励各级医疗机构实施这一干预。
- 确保孕产妇的意愿受到尊重,包括那些不需要陪伴者陪伴分娩的意愿。
- 对于边远地区或弱势孕产妇而言,找到一个能陪伴并支持她们分娩的人是不容易的,因为孕产妇住处可能离医疗机构很远,或者是需要支付陪伴费用。医疗机构需要考虑到这一点,并采取措施确保所有产妇在分娩期间都能得到支持。
- WHO 的许多指南都建议在分娩期间对孕产妇进行持续陪伴,包括三本指南:①《WHO 推荐:通过优化照护者工作职责来增加母婴保健干预措施实施的机会》[34];②《WHO 关于加速产程的推荐意见》[46];③《WHO 关于产妇和新生儿健康促进干预措施的推荐意见》[47]。

证据总结及讨论

干预效果(EB 表 3.1.3)

该证据来自 Cochrane 的一项系统评价,其中涉及 26 项研究 15 858 例孕产妇[22]。这 26 项研究来源于澳大利亚、比利时、博茨瓦纳、巴西、加拿大、智利、芬兰、法国、希腊、危地马拉、伊朗、墨西哥、尼日利亚、南非、瑞典、泰国、土耳其和美国,大多数研究的[20]孕产妇在入院待产时被招募。其中,15 项研究中孕产妇分娩时医疗机构不允许家属陪产,另 11 项研究中允许家属陪产。分娩中的支持性干预是相似的,包括安抚、表扬和鼓励等,在分娩过程中会持续提供。有 14 项研究孕产妇有条件应用硬膜外镇痛、8 项研究中无条件应用硬膜外镇痛,4 项研究中可用性未知。

比较:分娩过程中有陪伴和无陪伴的比较

孕产妇结局

分娩方式: 低可信度证据表明,分娩陪伴可增加自然分娩率[21项研究,n=14 369,RR=1.08,95%CI:1.04~1.12;绝对效应:每1 000例平均增加54例(27~81)]或减少剖宫产率(24项研究,n=15 347例孕产妇,RR=0.75,95%CI:0.64~0.88;绝对效应:每1 000例平均减少36例(17~52))。陪产人员类型中,"非医院工作者或非产妇选择者"有着最好的陪伴效果(自然分娩率:RR=1.15,95%CI:1.05~1.26;剖宫产率:RR=0.61,95%CI:0.45~0.83)。

低可信度证据还表明,分娩期间的陪伴能减少器械助产率[19项研究,n=14 118,RR=0.90,95%CI:0.85~0.96;绝对效应:每1 000例平均减少20例(8~30)],但该研究未进行陪产人员类型的亚组分析。

会阴损伤: 中等可信度证据表明,分娩陪伴对会阴损伤(会阴切开术或会阴撕裂)影响的差异没有统计学意义(4项研究,n=8 120,RR=0.97,95%CI:0.92~1.01)。

分娩时长: 中等可信度的证据表明,分娩期间的陪伴可能会缩短分娩时长[13项研究,n=5 429,平均差(MD):缩短0.69小时,95%CI:0.34~1.04]。

镇痛方式应用: 低可信度证据表明,分娩陪伴可减少各类镇痛方式的应用[15项研究,n=12 433,RR=0.90,95%CI:0.84~0.96;绝对效应:每1 000例平均减少75例(30~120)]。亚组分析显示陪伴者类型对该研究结果几无影响。低可信度证据还表明,分娩陪伴可以减少硬膜外镇痛的使用[9项研究,n=11 444,RR=0.93,95%CI:0.88~0.99;绝对效应:每1 000例平均减少48例(7~83)]。

产程加速: 低可信度证据表明,分娩期间是否有人陪伴对催产素的应用无影响(17项研究,n=12 833,RR=0.97,95%CI:0.91~1.03)。亚组分析显示不同类型的陪伴者对该结果无影响。

分娩体验: 中等可信度的证据表明,分娩陪伴可降低孕产妇对分娩的负面评价［11 项研究，n=11 133，RR=0.69，95%CI：0.59~0.79；绝对效应：每 1 000 例平均减少 55 例（37~73）］。亚组分析表明，当陪伴者不是医院工作人员时，这种影响最大，不管该人员是否是孕产妇选中的人员。

中等可信度的证据表明，分娩陪伴对有严重宫缩痛孕产妇的产后报告几乎没有影响。（4 项研究，n=2 456，RR=1.00，95%CI：0.83~1.21）。

低可信度证据表明，当陪伴者为非医院工作人员或非孕产妇选择的人员时，分娩陪伴可以减少产后抑郁症的发生（1 项研究，n=159，RR=0.17，95%CI：0.09~0.33）。然而，中等可信度的证据表明，当陪伴的人是医院工作人员时，分娩陪伴可能对这一指标几乎没有或没有影响（1 项研究，n=5 571，RR=0.86，95%CI：0.73~1.02）。因为两项研究对产后抑郁影响的结果高度不一致，所以未对两项研究的结果进行合并。

胎儿和新生儿结局

围生期缺氧缺血：中等可信度的证据表明，分娩陪伴可能会减少 5 分钟 Apgar 低评分的发生例数［14 项研究，n=12 615 个新生儿，RR=0.62，95%CI：0.46~0.85，绝对效应：每 1 000 例平均减少 6 例（2~9）］。

远期母婴结局：低可信度证据表明，分娩陪伴对喂养的影响不大（4 项研究，n=5 584 位婴儿，RR=1.05，95%CI：0.96~1.16）。然而，亚组分析表明，当分娩陪伴的人不是医院工作人员且不是由产妇选择的时，分娩陪伴可能对母乳喂养有好处（3 项研究，n=1 025，RR=1.11，95%CI：0.98~1.26）。

附加考量

其他的亚组分析表明，分娩陪伴对若干分娩结局指标有有益影响，如降低剖宫产率、减少分娩不良体验等，相比于高收入国家，以上指标的改善可能在中等收入国家最明显,尤其是在一些没有硬膜外镇痛、没有常规胎心监护、没有常规分娩陪伴的医疗机构中。

尽管在多项研究中,孕产妇在进入产房之后都进行了分娩陪伴,但在分娩早期(如在家中或在进入产房之前)开始陪伴可能会更有效,因为此时很多孕产妇都会面临如何应对宫缩及何时去医院等问题,会让孕产妇产生焦虑。

价值

定性研究综述的结果发现,无论孕产妇来自高收入国家还是中低收入国家,都会非常重视分娩陪伴中陪伴者提供的非药物性分娩镇痛方式,如抚触(握手和按摩等)、呼吸和其他放松技巧。陪伴者也会帮助孕产妇采取不同的姿势来缓解疼痛,比如下蹲、坐在分娩球上和走路等,一些陪伴者也会为孕产妇阅读宗教书籍或祈祷,使孕产妇在精神上得到安慰(证据可信度高)[27]。

这篇综述还发现,无论孕产妇来自高收入国家还是中低收入国家,都会非常重视分娩过程中的控制感和分娩信心。研究结果表明,分娩陪伴能增强孕产妇的自信心,在分娩过程中对孕产妇的努力进行肯定也能提高其自尊心;分娩陪伴者也能鼓励和指导孕产妇,使其保持积极的状态,并能确保孕产妇知道自己做出了何种选择(证据可信度适中)[27]。

资源

暂未发现来自中低收入国家有关分娩陪伴经济学效应的研究。高收入国家如美国,导乐可以在医疗费用中报销,经济学研究显示其可减少平均每胎986美元的费用,同时可降低早产率和剖宫产率。但在英国的研究却相反,2015年英国进行了一项对贫弱孕产妇分娩志愿陪伴项目的经济学分析,发现志愿陪伴的成本显著较高(每例约增加1 862英镑)[48],剖宫产率和硬膜外镇痛率下降幅度较小,该项研究的主要成本在于服务所花的费用(如薪酬、房屋、设备和耗材等），其他如志愿者招募费用、培训费用（材料、餐饮和儿童保育）和交通费用等；作者建议，可以考虑按英国国家最低工资标准支付分娩陪伴志愿者薪酬（约8英镑每小时）。

由美国护生和社区成员建立的志愿陪伴计划的研究报告说，他们项目的运行成本是"最低的"[49]，2015年，该计划向每位志愿者收取35美元的培训费用，费用包括发放一个"导乐袋"，袋内有手册、分娩球、瑜伽块和各类一次性用品，如洗液和口香糖。

附加考量

上述证据表明，在高收入国家中提供志愿陪伴服务的成本花费具有很大的差异，成本的差异主要与提供的服务有关。从陪伴者的角度来看，家庭伴侣（如家庭成员或女性朋友）可能使陪伴成本相对较低，因为通常家人不会收取服务费或交通费，但用人成本（如家人交通费或家人其他工作的报酬）可能会是实施陪伴分娩的障碍。从陪伴分娩需求的角度来说，应当同时训练家人陪伴者和导乐，确保有足够的资源支持孕产妇。

量性研究综述结果表明，分娩陪伴可以减少25%的剖宫产、10%的器械助产和10%的镇痛应用，这可以在一定程度上削减分娩成本。

公平性

一项定性研究的系统综述探讨了来自少数民族孕产妇对分娩陪伴的看法，高收入国家中来自移民、难民和国外出生的孕产妇强调了当她们分娩时，如何将来自自己种族／宗教／文化的陪伴者培训成合格的分娩陪护，让她们接受来自相同文化陪伴者的照护，对她们来说是非常重要的。这些来自相同文化背景的分娩陪伴者，会确保她们的习俗和传统受到尊重。当孕产妇接受这种类型的照护时，会对自己的分娩更加有信心，减少在新国度里的"外来者"之感[27]。

来自障碍审查结果的证据表明,医疗机构中缺乏支持性政策可能是中低收入国家开展陪伴分娩的障碍(证据可信度适中)[8]。研究发现一些机构的政策限制家庭成员和传统接生员的参与,会使得孕产妇焦虑。研究还发现,中低收入国家的孕产妇,当前次分娩体验不佳时,将会影响到孕产妇下次选择该机构进行分娩(证据可信度高)[8]。

表 3.5　陪伴分娩的主要资源需求

资源	描述
员工薪酬	■ 为陪伴者提供培训,支持且管理好分娩陪伴服务
陪伴者培训	■ 分娩陪伴技术培训会(如家人或朋友培训 2 小时[50],志愿者、导乐等培训 1~2 天[49]甚至更长时间) ■ 复习课程 ■ 其他培训费用,包括参与者的交通费用和场地租金
供给	■ 陪伴技术所需的信息、教育或通信材料 ■ 奖励 ■ 隐私和保密措施,如隔断、床帘等
基础设施	■ 基本的住宿设施,包括椅子、换衣空间和洗手间 ■ 分娩时为孕产妇及其陪伴者提供的私人空间
时间	■ 产时支持所需的时间(8~12 小时轮班制[49],无论是有偿的还是无偿的)
监督和管理	■ 在医疗系统中,为志愿陪伴者和有偿陪伴者(非家庭成员、非朋友者)建立登记、整合、协调制度

附加考量

加强对产妇分娩的支持,促进产妇对分娩陪伴者的选择,是以尊重为基础的产科照护的重要组成部分,是符合人权的[28,39]。

有关陪伴分娩的定性研究综述结果表明[27],中低收入国家中的医疗机构,通过授权和宣传,如果能保证分娩陪伴者是孕产妇的家人、朋友或社区导乐,将会提高医疗公平性。若在资源丰富的医疗机构,陪伴分娩也可以减少分娩的医疗化(例如剖宫产、器械分娩率和硬膜外镇痛的使用),医疗公平性也会提高。

在许多国家,特别是高收入国家,孕产妇如果想申请导乐的话,需要私下支付其薪酬[51],在这种情况下,扩展孕产妇对陪伴者的选择权将会增加公平性。

可接受性

有关陪伴分娩的定性研究综述探讨了孕产妇对陪伴者的偏好,孕产妇更愿意拥有一个有爱心、同理心和值得信赖的陪伴者,对陪伴者的类型也有不同的偏好,可以是丈夫／男性伴侣、姐妹、母亲、婆婆、导乐或不同人群的组合。在高收入国家和中低收入国家的医疗机构中,赋予孕产妇选择陪伴者的权利是十分重要的[27]。

可行性

一项定性研究的系统评价总结了不同机构关于陪伴分娩的障碍因素。在一些医疗机构中,尤其是在一些中低收入国家的医疗机构中,医务工作者、孕产妇及其男性伴侣,都强调了产房的空间约束是分娩陪伴的一项关键障碍因素,因为分娩陪伴会使孕产妇隐私不能保证,且产房会变得过于拥挤。因为中低收入国家的产房经常在平面上是开放式的,可能只用床帘来分隔床位。在这种情况下,可能只允许女性亲友来陪伴孕产妇,从而保护其他孕产妇的隐私,因此就会限制孕产妇对陪伴者的选择(证据可信度高)[27]。

而且,在实施分娩陪伴的机构中,照护者常常并未教育陪伴者如何融入孕产妇的照护团队中,可能会导致照护者和陪伴者／孕产妇之间产生冲突,或视陪伴者／导乐为"妨碍"(证据可信度适中)[27]。

表 3.6 判断总结：分娩陪伴和常规实践的比较

预期效果	— 不详	— 多变		— 微小	— 小	— 适中	✓ 大
不良效果	— 不详	— 多变		— 大	— 适中	— 小	✓ 微小
证据的可信度	未纳入研究			— 极低	— 低	✓ 适中	— 高
价值				— 严重的不确定性与多变性	— 可能存在严重的不确定性与多变性	✓ 可能不存在严重的不确定性与多变性	— 不存在严重的不确定性与多变性
效果的平衡性	— 不详	— 多变	— 倾向于常规实践	— 可能倾向于常规实践	— 不倾向于分娩陪伴/常规实践	— 可能倾向于分娩陪伴	✓ 倾向于分娩陪伴
资源配置	— 不详	✓ 多变	— 大量耗费	— 适中耗费	— 收支可忽略不计	— 适中节省	— 大量节省
资源配置证据的可信度	未纳入研究			— 极低	✓ 低	— 适中	— 高

3. 证据和推荐意见

57

成本效益	— 不详	✓ 多变	— 倾向于常规实践	— 可能倾向于常规实践	— 不倾向于分娩陪伴/常规实践	— 可能倾向于分娩陪伴	— 倾向于分娩陪伴
公平性	— 不详	— 多变	降低	可能降低	可能无影响	可能增加	✓ 增加
可接受性	— 不详	— 多变		无	可能无	✓ 可能有	— 有
可行性	— 不详	✓ 多变		无	可能无	可能有	— 有

3.1.4 连续性照护

推荐意见 4

在助产项目运作良好的机构,推荐助产士主导的连续照护模式,由一位(或一组)孕妇熟识的助产士在产前、产时和产后提供连续的支持。(特定条件下推荐)

备注

- 该推荐意见根据 WHO 开展产前保健促进正向妊娠体验的推荐意见整合而来[35]。
- 助产士主导的连续照护(midwife-led continuity-of-care,MLCC)模式,是指孕产妇接受由一位熟悉的、值得信赖的助产士或一小组熟悉的助产团队提供的产前、产时和产后的连续性支持,以促进正向的妊娠结局,和健康的育儿实践。

- MLCC模式是一种复杂的干预措施,目前尚不清楚产生这些积极结果的影响路径是持续性助产照护本身、还是助产照护理念,或者两者兼而有之。MLCC模式中包含的助产照护理念是否能在其他助产实践模式中得到体现现在尚不明确,政策制定者在没有运作良好的助产项目存在的情况下,应该考虑在增加助产士数量(并提高质量)之后再实施这一模式。另外,考虑到孕产妇重视照护的连续性,利益相关者可能会考虑让除助产士以外的照护者为孕产妇提供连续性照护。

- 专家组指出,若在临床中应用该模式,则应监测资源的使用情况、照护者的工作量和工作倦怠情况,以确定在不同的医疗机构中,是个人照护模式还是团队照护模式更具持续性。

- MLCC模式要求配备训练有素、数量充足的助产士,使得孕产妇在整个妊娠及分娩期均能得到一位或一小组助产士的照护,但这种模式可能需要在助产士的人力资源分配上有所倾斜,以确保医疗系统能够有足够数量的助产士,并保证每位助产士承担合理的工作量。

- MLCC的引入可能会导致助产士的角色和职能发生转变,产前或产后照护的医务人员角色和职责可能也会发生转变,如果纳入了所有的利益相关者和人力资源部门,该模式可能会更有效地实施。在一些医疗机构中,政府层面和专业组织的加入也有助于模式的实施。

- 评估照护者是否需要接受一次性或连续性的培训和教育,并必须为其提供必要的培训。

- 支持该推荐意见的证据可以在如下指南文件中找到:http://apps.who.int/iris/bitstream/10665/250796/1/9789241549912-eng.pdf

3.2 第一产程

3.2.1 第一产程潜伏期与活跃期的定义

推荐意见 5

有关临床实践中第一产程潜伏期和活跃期的推荐意见如下：

—— 第一产程潜伏期的主要特征是：伴有疼痛的子宫收缩和宫颈不同程度变化，包括宫颈容受、宫颈缓慢扩张至5cm。（推荐）

—— 第一产程活跃期的主要特征是：频繁规律的宫缩痛、宫颈消退、宫口从5cm快速扩张到开全。（推荐）

备注

- GDG承认第一产程潜伏期某些时候会被描述成产程的起始阶段或被动阶段。潜伏期是一个使用最久且医务人员比较熟悉的专业术语，引用新的专业术语需要额外的费用进行培训，并且可能没有或仅有很小的实用价值，因此该组织仍倾向于使用第一产程潜伏期（或者是"潜伏期"）这种表达。同样的，使用第一产程活跃期（或者活跃期）来描述第一产程中产程快速进展的阶段，该阶段中我们更愿意使用活跃期而非其他术语例如"已建立的（established）"来描述产程。

证据总结及讨论

第一产程潜伏期与活跃期的定义

尚未检索到针对第一产程不同阶段定义对分娩结局影响的研究。与第一产程潜伏期/活跃期定义相关的3项综述如下：(ⅰ)一项系统综述描述了分娩自然发动的健康孕产妇，其第一产程潜伏期和活跃期的开始时间和特点，并描述了支持上述定义的科学基础[14]；(ⅱ)第二项系统综述描述了产程持续时间，并对产程中不同时期的定义进行了讨论[52]；(ⅲ)第三项系统综述描述了宫口扩张模式,并就研究结果表明:若活跃期起始阶段宫口扩张越来越快,则表明开始进入宫口快速扩张期[53]。

第一项综述[14]中纳入了 62 项研究,涵盖了 24 个高、中、低收入国家:包括澳大利亚(1 项)、奥地利(1 项)、巴林群岛(1 项)、加拿大(1 项)、法国(1 项)、德国(6 项)、印度(1 项)、伊朗(3 项)、爱尔兰(1 项)、以色列(1 项)、意大利(4 项)、约旦(1 项)、科威特(1 项)、新西兰(1 项)、尼日利亚(4 项)、挪威(3 项)、巴基斯坦(1 项)、菲律宾(1 项)、沙特阿拉伯(1 项)、南非(1 项)、韩国(2 项)、瑞典(1 项)、美国(22 项)。大部分研究在 2005—2013 年期间发表,研究类型包括:回顾性队列研究(29 项)、前瞻性队列研究(18 项)和随机对照研究(7 项),同时也包含其他研究类型(8 项)如:定性研究、案例对照研究、混合方法研究及其他相关方法的研究。

第二项综述[52]中纳入了 37 项研究,涵盖了 17 个高、中、低收入国家和地区(中国大陆地区、哥伦比亚、克罗地亚、埃及、芬兰、德国、以色列、日本、韩国、缅甸、尼日利亚、挪威、中国台湾地区、乌干达、英国、美国以及赞比亚),共纳入了 200 000 名不同种族、人种及社会经济地位的产妇。这些研究首先评价了低妊娠风险自然发动孕产妇不同产程分段及其持续时间,其次评价了纳入研究的产程分段及定义。

第三项综述[53]中纳入 7 项观察性研究,包括中国(2 例)、日本(1 例)、尼日利亚和乌干达(两国合作研究 1 例)、美国(3 例)。该研究纳入了 99 712 例自发进入产程的低危孕产妇,这些产妇均阴道分娩,且无围产期不良结局,该研究评估了第一产程中宫口每扩张 1cm 需要多长时间,以及从当前阶段到下一阶段的宫口扩张速率。

结果

潜伏期的起始时间及特征:第一项综述纳入的 13 项研究均认为第一产程潜伏期会出现有规律的痛性宫缩,有 11 项研究认为潜伏期的定义中还应包括宫口扩张。3 项研究（23%）指出潜伏期起始阶段至少每 8~10 分钟有一次痛性宫缩，1 项研究表明潜伏期起始阶段 10 分钟内至少应有 2 次痛性宫缩，但是这些研究都没有确切指出每次宫缩的持续时间。宫口扩张 <4cm 之前通常被定义为潜伏期的起始阶段（7 项研究），但是有 3 项研究分别将宫口扩张 <3cm 以及宫口扩张 ≤2cm 定义为潜伏期。有 1 项研究根据产次对潜伏期进行划分，初产妇宫口扩张 <3cm，经产妇宫口扩张 <4cm 定义为潜伏期。少数研究对潜伏期进行定义时纳入了其他的一些生理征兆（例如见红和破水等）。

　　第二项综述中，6 项研究对潜伏期中宫口大小的定义各不相同，不同研究对潜伏期的定义包括：宫口扩张 ≤2.5cm、<3cm 或者 <4cm。1 项研究将入院前的时间定义为潜伏期，另一项研究认为自规律宫缩开始直至宫口扩张速度 >1.2cm/h 之间的时间段定义为潜伏期。第三项综述未对潜伏期定义提供额外的信息。

　　活跃期的起始时间及特征： 在第一项综述中，33 项研究中的 20 项研究（60%）认为活跃期的特征包括规律的痛性宫缩，与此同时有 27 项（82%）研究认为活跃期的特点还包括宫口扩张。尽管活跃期的定义中包括宫缩，但是上述研究中多数并未具体提及痛性宫缩的频率，有 6 项研究的描述中活跃期的宫缩在 10 分钟内应至少有 2~3 次。1 项研究指出活跃期开始的标志是持续 20~25 秒的宫缩，但其他 2 项研究则认为活跃期宫缩持续时间应大于 40 秒。

　　一般认为宫口扩张 ≥4cm 后进入活跃期（14 项研究），然而第 2 项及第 10 项研究中分别将宫口扩张 ≥2cm、宫口扩张至 3~4cm 时定义为进入活跃期。4 项研究指出活跃期的特点是宫口扩张速度 >1cm/h。6 项研究中进入活跃期的特点还包括进行性的宫颈容受，宫颈容受程度至少 >75% 或完全容受。两项研究对活跃期的定义中还纳入了生理征兆（例如见红和破水）。

　　第二项综述中，所纳入的 11 项研究对活跃期宫口扩张程度的定义存在巨大差异,不同研究对活跃期宫口扩张大小的定义有:1.5cm(1项),2.5cm(1项),3cm(1项),4cm(6项)及5cm(1项),其中一项研究将产妇入院时至宫口开全定义为活跃期。所有研究均一致认为宫口扩张至10cm时活跃期结束。

第三项综述中,初产妇宫口每扩张1cm所需时间的中位数 >1 小时,直至其宫口扩张至5cm,此时宫口扩张速度的中位数为1.09cm/h(6项研究,n=42 684)。宫口由5cm扩张到6cm时宫口扩张速度变得更快,自此之后,宫口扩张速度较之前快1倍。同样的,在宫口扩张至5cm之前,经产妇(产次≥1)的宫口每扩张1cm所需时间的中位数也 >1 小时,自此之后,宫口扩张的速度为1.49cm/h(3项研究,n=56 823)。

附加考量

暂无证据表明潜伏期的不同定义会对分娩结局产生影响。然而,有一项综述的研究结果将宫口扩张≥5cm时定义为活跃期的开始,但该综述中纳入的研究对象均为自发进入产程且有正常围产结局的产妇[53]。

价值

一项关于产时照护期间孕产妇关注点的定性研究[23]结果表明,大多数孕产妇希望在分娩时拥有良好的母婴结局。

附加考量

一些其他的研究证据表明:在分娩期间孕产妇不可能像医务工作者那样去理解产程的定义及产程的时间范围[54],他们的应对能力可能主要取决于各种相关因素,包括所承受的疼痛程度、身处环境的性质,以及所获得的支持程度等[55]。

表 3.7　采纳第一产程潜伏期与活跃期新定义的主要资源需求

资源	说明
培训	■ 向医务人员提供基于临床实践的培训,以增加他们对住院或门诊第一产程潜伏期相关的支持性照护知识
供给	■ 为医务人员及岗前培训者修订培训方案及临床诊疗方案 ■ 向孕产妇提供健康教育资料,介绍潜伏期与活跃期的相关知识,以及何时需要去医疗机构进行分娩评估 ■ 绘制产程图,以显示活跃期的起点
基础设施	■ 若无论孕产妇处于何种产程分期均将其收入院的医院,产房/产前病房的床位应充足,并要在宫口扩张 <5cm 前为孕产妇提供必要的支持(如分娩镇痛措施)
监督和管理	■ 活跃期新定义应用后,应进行持续的监督和监测,定期审查和回顾使用新活跃期定义后的相关结局

资源

暂未发现第一产程不同阶段定义与所需资源相关的研究证据。

附加考量

将宫口扩张至 5cm 作为活跃期起点是最具成本效益的,因为这能够减少为了加速产程所进行的临床干预(如剖宫产和应用缩宫素催产),减少相关干预(如胎心监护、分娩镇痛、抗生素应用等)。观察性研究证据支持这一观点,该研究指出,与潜伏期相比,产程进入活跃期(基于活跃期起点定义为宫口扩张为 4cm 或更小的阈值时)后应当减少临床干预,这不会增加孕产妇围产期死亡率。虽然活跃期起点定义为宫口扩张至 5cm 可能会进一步减少临床干预的可能性,但由于需要重新购置产科病房的基础设施、修订产科入院条例以及需对医务人员进行专门的培训以帮助他们在临床实践中使用新定义,因此,可能会增加卫生保健的费用。

公平性

没有证据表明其对医疗公平性有影响。

附加考量

催产素催产、剖宫产是不必要且极不公平的干预,如果将宫口扩张≥5cm作为活跃期起点,则可以减少这种干预。

可接受性

尚未发现关于第一产程定义对产妇和卫生保健人员可接受性的直接证据。

附加考量

一些其他的研究证据表明:产妇不能像医务人员那样理解产程中的定义及分娩时限[54],她们的精力主要用于应对其他的各种相互关联的因素包括:所忍受的疼痛程度、环境的性质以及能够获得的支持程度[55]。考虑到宫口扩张至4cm被认为是潜伏期终点已经在实践中广泛沿用了数十年,因此,不要期望产科医生能够迅速接受新的临床界限。

可行性

未检索到产科病房采用/实施上述定义可行性的证据。

附加考量

对产妇无论处于产程哪一阶段只要分娩发动就会收治入院的医院来说,即使活跃期使用新的临界值,修改医院产程管理条例也相对简单,但对在产妇处于活跃期才收治入院的医疗机构来说,会产生挑战,因为医疗机构可能需要重新修订照护条例。

表 3.8 判断总结：第一产程新旧定义使用的比较

预期效果	— 不详	✓ 多变		— 微小	— 小	— 适中	— 大
不良效果	✓ 不详	— 多变		— 大	— 适中	— 小	— 微小
证据的可信度	— 未纳入研究			— 极低	✓ 低	— 适中	— 高
价值				— 严重的不确定性及多变性	— 可能存在严重不确定性或多变性	✓ 可能无严重不确定性或多变性	— 不存在严重不确定性或多变性
效果的平衡性	— 不详	— 多变	— 支持常规实践	— 可能支持常规实践	— 不支持现有定义也不支持新定义	✓ 可能支持新定义	— 支持新定义
资源配置	✓ 不详	— 多变	— 大量耗费	— 适中耗费	— 收支可忽略不计	— 适中节省	— 大量节省
资源配置证据的可信度	✓ 未纳入研究			— 极低	— 低	— 适中	— 可信

成本效益	✓ 不详	— 多变	— 支持常规实践	— 可能支持常规实践	— 不支持现有定义也不支持新定义	— 可能支持新定义	— 支持新定义
公平性	— 不详	— 多变	— 降低	— 可能降低	— 可能无影响	✓ 可能增加	— 增加
可接受性	— 不详	— 多变		— 无	— 可能无	✓ 可能有	— 有
可行性	— 不详	✓ 多变		— 无	— 可能无	— 可能有	— 有

3.2.2 第一产程持续时间

推荐意见 6

应告知产妇,目前第一产程潜伏期持续时间没有确定标准,产妇间个体差异很大。但是,初产妇活跃期(宫口从 5cm 至开全)一般不超过 12 小时,经产妇不应超过 10 小时。(推荐)

备注

■ GDG 承认关于第一产程潜伏期持续时间的证据可信度极低,部分是因为无法确定产程开始的具体时间,进而 GDG 选择不制定一个标准的第一产程潜伏期持续时间,以便在产程中做出相应的决策。

■ 第一产程活跃期持续时间应参照活跃期起始的阈值。现有证据中第一产程中活跃期的范围,其 95% 的可信区间为宫颈口由 5cm 扩张至 10cm 所用的时间。

3. 证据和推荐意见

- 若第一产程活跃期从宫口扩张 5cm 开始计算,初产妇活跃期一般持续 4 小时,经产妇持续 3 小时。
- GDG 强调,第一产程延长需进行临床干预时,不能仅仅只以时间的延长作为干预的依据。
- 卫生保健人员应遵循每位孕产妇的自然分娩过程,支持孕产妇自发进入产程,无需提供额外的临床干预以缩短产程时长,在产妇及胎儿状态良好的情况下,宫口扩张是一个渐进的过程,产程持续时间在推荐的范围内即可。
- 卫生保健人员应告知孕产妇产程持续时间是多变的,并且产程持续时间取决于其个人的生理进程及妊娠特点。

证据总结及讨论

第一产程持续时间

证据来源于一项综述,该综述中纳入了 37 项研究,每项研究的研究对象均无妊娠期并发症风险因素且自发临产[52]。上述研究发表于 1960—2016 年期间,涉及 17 个高、中、低收入国家及地区(中国大陆地区、哥伦比亚、克罗地亚、埃及、芬兰、德国、以色列、日本、韩国、缅甸、尼日利亚、挪威、中国台湾地区、乌干达、英国、美国和赞比亚),纳入了超过 200 000 名不同种族、人种及社会经济地位的孕产妇。所纳入的大多数研究(34 项)均在三级医院开展。不同研究对初产妇及经产妇在产程中的干预措施大不相同,包括人工破膜、缩宫素引产、硬膜外镇痛、器械助产等。对于第一产程中剖宫产率 <1% 的研究也予以纳入。由于在人口学特征、产程干预方式以及对产程起始时间定义方面存在差异,上述研究未进行合并。

结果

初产妇潜伏期: 表 3.9,来自两项研究的极低可信度证据报道了第一产程潜伏期持续时间,其中位数为 6.0~7.5 小时,无百分位数分布。其中一项研究认为第一产程潜伏期是从开始规律宫缩到产程图记录的斜率超过 1.2cm/h，另一项研究将入院前的一段时间定义为潜伏期。

表 3.9 初产妇与经产妇潜伏期持续时间

初产妇						
研究	N	入院时宫口扩张中位数（cm）	参考值的定义	持续时间中位数（h）	5%（h）	95%（h）
Peisner 1985[56]	1 544	0.5	开始宫缩至产程记录斜率>1.2cm/h	7.5	NR	NR
Ijaiya 2009[57]	75	5.0	入院前的时间	6.0	NR	NR
		入院时宫口扩张中位数（cm）	参考值的定义	持续时间中位数（h）	SD（h）	+2SD（h）
Juntunen 1994[58]	42	NR	未定义	5.1	3.2	11.5
Velasco 1985[59]	74	NR	入院时起至宫口扩张至 4cm	7.1	1.6	10.3
经产妇						
研究	N	入院时宫口扩张中位数（cm）	参考值的定义	持续时间中位数（h）	5%（h）	95%（h）
Peisner 1985（P=1）[56]	720	4.5	开始宫缩至产程记录斜率>1.5cm/h	5.5	NR	NR

经产妇						
研究	N	入院时宫口扩张中位数（cm）	参考值的定义	持续时间中位数（h）	5%（h）	95%（h）
Peisner 1985（P ≥ 1）[56]	581	4.5	开始宫缩至产程记录斜率>1.5cm/h	4.5	NR	NR
Ijaiya 2009[57]	163	6.0	入院前的时间	5.0	NR	NR
研究	人数	入院时宫口扩张中位数（cm）	参考值的定义	持续时间中位数（h）	SD（h）	+2SD（h）
Juntunen 1994（P=2/3）[58]	42	NR	未定义	3.2	2.3	7.8[a]
Juntunen 1994（GM）[58]	42	NR	未定义	2.2	1.6	5.4[a]
Velasco 1985[59]	37	NR	入院时起至宫口扩张至4cm	5.7	1.5	8.7[a]

GM（grand multiparity）：多产；h（hour）：小时；NR（not reported）：未报道；P（parity）：胎次；SD（standard deviation）：标准差；[a] 为系统评价作者估计的值。

资料来源：Abalos et al.，2018[52]

两项可信度极低的证据给出了潜伏期持续时间的均数与标准差，潜伏期持续时间的平均值为5.1小时和7.1小时，统计推算（最大值）分别为10.3小时和11.5小时。两项研究其中的一项潜伏期是指自入院时至宫口扩张至4cm之间的一段时间，另一项研究没有指明起止时间。

经产妇潜伏期：两项可信度极低的研究证据显示经产妇潜伏期

持续时间的中位数分别是 4.5 小时和 5.5 小时（表 3.9）。然而，没有给出可信区间的分布情况。其中一项研究认为第一产程潜伏期是从开始规律宫缩到产程图记录的斜率超过 1.2cm/h，另一项研究中将入院前的一段时间定义为潜伏期。

两项可信度极低的研究认为潜伏期的平均持续时间为 2.2~5.7 小时，统计推算（最大值）为 5.4~8.7 小时。另一项研究将潜伏期定义为从入院到宫口扩张至 4cm 之间的时间。

初产妇活跃期：表 3.10a 列出了活跃期持续时间的中位数，该数据是根据各研究第一产程活跃期所使用的起止时间参考值得出的。来自两项研究的中等可信度证据表明，若将宫口扩张 4cm 后定义为活跃期，其持续时间的中位数为 3.7~5.9 小时（第 95% 百分位时间 14.5~16.7 小时）。若将宫口扩张 5cm 后定义为活跃期，则活跃期持续时间的中位数为 3.8~4.3 小时（第 95% 百分位时间 11.3~12.7 小时）。仅有一项研究将宫口扩张 6cm 后定义为活跃期，此时活跃期持续时间的中位数为 2.9 小时，第 95% 百分位时间 9.5 小时。

中等可信度证据表明，宫口由 4cm 扩张至 10cm 平均需要 3.1~8.1 小时，统计范围是 7.1~19.4 小时。一项研究将宫口扩张至 3cm 定义为活跃期，其活跃期的平均持续时间为 4.7 小时，最大时限为 9.9 小时。然而，该综述并未纳入宫口扩张至 5cm 或 6cm 定义为活跃期的研究。

经产妇活跃期：表 3.10b，两项中等可信度研究证据显示：产次≥1 次的产妇宫口扩张至 4cm，活跃期持续时间的中位数为 2.2~4.7 小时，95% 可信区间的范围是 13.0~14.2 小时。一项研究比较了宫口扩张至 5cm 初产妇和经产妇活跃期持续时间的中位数，分别为 3.4 小时及 3.1 小时，第 95 百分位时间分别是 10.1 小时和 10.8 小时。同一类型的研究，宫口扩张至 6cm 后，活跃期持续时间的中位数分别为 2.2 小时和 2.4 小时，第 95 百分位时间分别是 7.5 小时和 7.4 小时。

表 3.10a 初产妇活跃期持续时间

研究	N	产程中干预			参照点（cm）	持续时间中位数（h）	第 5 百分位（h）	第 95 百分位（h）
		人工破膜	缩宫素	硬膜外镇痛				
Zhang 2010[17]	8 690	NR	20.0	8	4~10	3.7	NR	16.7
Zhang 2010[16]	5 550	NR	47[a]	8[a]	4（或 4.5）~10	5.3	NR	16.4
Oladapo 2018[62]	715	NR	40[a]	0	4~10	5.9	2.4	14.5
Zhang 2010[16]	2 764	NR	47[a]	84[a]	5（或 5.5）~10	3.8	NR	12.7
Oladapo 2018[62]	316	NR	40[a]	0	5~10	4.3	1.6	11.3
Oladapo 2018（P=1）[62]	322	NR	40[a]	0	6~10	2.9	0.9	9.3
						持续时间中位数（h）	SD（h）	+ 2SD（h）
Albers 1996[63]	347	NR	0	NR	4~10	7.7	5.9	19.4

						持续时间中位数（h）	SD（h）	+2SD（h）
Albers 1999[64]	806	0.0	0.0	NR	4~10	7.7	4.9	17.5
Jones 2003[65]	120	NR	0.0	0.0	4~10	6.2	3.6	13.4
Juntunen 1994（P=2/3）[58]	42	57.1	0.0	42.9	4~10	3.1	1.5	6.1[b]
Velasco 1985[59]	74	0.0	0.0	0.0	4~10	3.9	1.6	7.1[b]
Schiff 1998[66]	69	NR	NR	NR	4~10	4.7	2.6	9.9[b]
Kilpatrick 1989[67]	2 032	NR	0	0.0	NR	8.1	4.3	16.7[b]
Lee 2007[68]	66	NR	NR	0	NR	3.6	1.9	7.4[b]
Schorn 1993[69]	18	NR	18.0	NR	NR	15.4	6.6	28.6

NR（not reported）：未报道；SD（standard deviation）：标准差；a 为整个研究人群报告的值；b 为系统评价作者估计的值。

资料来源：Abalos et al.，2018[52]

3. 证据和推荐意见

表3.10b 经产妇活跃期持续时间

研究	N	产程中干预			参照点（cm）	持续时间中位数（h）	第5百分位（h）	第95百分位（h）
		人工破膜	缩宫素	硬膜外镇痛				
Zhang 2010（P=1）[17]	6373	NR	20.0	11	4~10	2.4	NR	13.8
Zhang 2010（P=2+）[17]	1176	NR	12.0	8	4~10	2.2	NR	14.2
Oladapo 2018（P=1）[62]	491	NR	29.8a	0.1	4~10	4.6	1.7	13.0
Oladapo 2018（P=2+）[62]	626	NR	26.7a	0.0	4~10	4.7	1.7	13.0
Oladapo 2018（P=1）[62]	292	NR	29.8a	0.1	5~10	3.4	1.2	10.1
Oladapo 2018（P=2+）[62]	358	NR	26.7a	0.0	5~10	3.1	0.9	10.8
Oladapo 2018（P=1）[62]	320	NR	29.8a	0.2	6~10	2.2	0.6	7.5
Oladapo 2018（P=2+）[62]	414	NR	26.7a	0.0	6~10	2.4	0.8	7.4

续表

						持续时间中位数（h）	SD（h）	+2SD（h）
Albers 1996[63]	602	NR	NR	NR	4~10	5.7	4.0	13.7
Albers 1999[64]	1070	0.0	0.0	0.0	4~10	5.6	4.1	13.8
Jones 2003[65]	120	NR	0.0	0.0	4~10	4.4	3.4	11.6
Juntunen 1994（P=2/3）[58]	42	69.0	0.0	2.4	4~10	2.4	1.7	5.5[b]
Juntunen 1994（GM）[58]	42	71.4	0.0	9.5	4~10	2.8	1.5	5.8[b]
Velasco 1985[59]	37	0.0	0.0	0.0	4~10	2.1	1.4	4.9[b]
Schiff 1998[66]	94	NR	NR	NR	NR	3.3	1.9	7.1[b]
Kilpatrick 1989[67]	3767	NR	NR	0.0	NR	5.7	3.4	12.5
Schorn 1993[69]	30	NR	18.0	NR	未定义	13.2	5.3	23.9

GM（grand multiparity）：多产；h（hour）：小时；NR（not reported）：未报道；P（parity）：胎次；SD（standard deviation）：标准差；
[a] 为整个研究人群报告的值；[b] 为系统评价作者估计的值。

资料来源：Abalos et al., 2018[52]

3. 证据和推荐意见

对于产程持续时间的研究,中等可信度的研究证据表明,若将活跃期的起始点定义为 4cm 时,活跃期的平均时长为 2.1~5.7 小时,统计学范围为 4.9~13.8 小时。该类别中有 2 项研究没有提及活跃期的起始点。

排除以下任何临床干预(人工破膜、阴道器械助产和"顺转剖")后,进行敏感性分析得出宫口扩张至 4cm 后活跃期的时长是相似的,该敏感性分析没有纳入其他已报道产程持续时间中位数的研究。

附加考量

在当前关于第一产程潜伏期持续时间中位数及其均数的研究中,潜伏期开始时间的定义是非常不确定的。尽管关于初产妇与经产妇潜伏期持续时间相关研究的证据可信度极低,但研究报告的数据与 Friedman 所倡导的正常产程持续时间相关数据比较起来毫不逊色[60,61],但是研究不满足综述的纳入标准。Friedman 产程中初产妇潜伏期平均时长为 8.6 小时,中位数为 7.5 小时,统计最大数值为 20.6 小时,经产妇潜伏期平均时长为 5.3 小时,中位数是 4.5 小时,统计最大值为 13.6 小时。

尽管将活跃期起始点定义为宫口扩张 ≥4cm 或 5cm 时,初产妇与经产妇活跃期持续时间的平均数及中位数与 Friedman 的研究报道相似,但 Friedman 研究中统计的上限比综述中的上限要小的多[53,60,61]。Friedman 早期的研究与综述中提供的研究在上限上存在显著差异,不能用 Friedman 报告的活跃期不包括"减速阶段"这一事实来解释。

价值

一项关于产时照护期间孕产妇关注点的定性综述[23]结果表明,大多数孕产妇希望正常分娩,并且母儿健康,同时也承认干预措施有时可能是必要的。

附加考量

孕产妇一般更加重视总产程的持续时间,尽管产程持续时间长与短彼此之间存在差异,产妇不会向医务工作者那样清楚地了解产程时长[54],她们的应对能力依赖于分娩疼痛、分娩环境性质、所获支持水平等多种相互关联的因素[55]。

资源

　　未发现产程持续时间与资源配置相关的证据。

附加考量

　　使用产程持续时间第 95 百分位数来定义第一产程延长可能是最具成本效益的,因为它能够减少为加速产程或尽快完成分娩而进行的临床干预(如剖宫产和应用缩宫素催产)。但是,它可能会增加支持性照护相关的费用,如镇痛和分娩陪伴。

　　某些情况下,医生需要参与产妇的产程管理,若产程管理中使用第 95 百分位时间作为产程持续时间的界线,对于产程时间较长的产妇来说可能会增加其医疗照护的费用。

表 3.11　使用新的产程持续时间的上限后所需的资源配置

资源	说明
培训	■ 向卫生保健人员提供基于临床实践的培训
供给	■ 为卫生保健人员和岗前培训者提供更新的培训手册和临床协议 ■ 产妇的教育材料包括正常产程的持续时间,预计何时能够分娩 ■ 修订产程图
基础设施	■ 当产妇产程持续时间超过其人均水平时,也能够提供充足的床位
监督和管理	■ 产程延长诊断时间的上限延长后,应持续监管和监测,即使孕产妇与新生儿状况良好,也应定期审核与回顾与其相关的分娩结局

推广使用产程持续时间的上限后,由于阴道分娩的产妇住院时间延长可能会导致床位费的增加。每个地区每天床位费的预估成本也存在巨大的差异,详见 WHO 评估报告(2007—2008)[70]。产程时间长和床位费增加对中等收入国家卫生保健费用的影响要小于高收入国家,后者床位费在分娩服务费用中占有比例较大。另一方面,产程持续时间的安全上限延长会带来使用缩宫素引产及剖宫产量降低,那么由于产后住院时间的缩短,总体的床位费及卫生保健资源的费用也会随之降低。

公平性

没有证据表明其对公平性有影响。

附加考量

基于第一产程活跃期(传统上认为宫口扩张至 4cm 进入活跃期)不应超过 12 小时[71],产程延长通常是首次剖宫产的常见原因。然而,剖宫产是一种极不公平的临床干预,因为资源匮乏地区的孕产妇可能无法及时接受剖宫产手术。应用安全时限上限来管理所有孕产妇的产程,可能能够减少分娩中过度医疗干预导致的不公。

可接受性

一项关于产时照护期间孕产妇关注点的定性研究综述[23]表明,大多数孕产妇更倾向于较短的分娩时间(证据的可信度低)。但是,产后再次询问这些产妇时,她们则表示,不管产程标准时间如何,如果她们能够根据自身具体情况量身定制最佳分娩时长,则她们更可能拥有一个正向的分娩经历(证据可信度中等)。

附加考量

有证据表明产妇对过短或过长的产程可能都有负面评价[26,72,73]。

可行性

在一项医务人员对分娩照护观点和经历的定性研究综述中,人力资源短缺和时间管理压力大是延长产程时间的限制(证据可信度高),地方条例及一些不成文的规定也可能会是阻碍医务人员提供个体化照护的因素[26]。

附加考量

产程时间延长不一定会延长住院时间或增加医务人员的工作量,尤其是在减少不必要的干预(干预后可能会延长住院时间)后。

表 3.12　判断总结:采用新旧产程持续时间的比较

预期效果	— 不详	— 多变		微小	小	✓ 适中	— 大
不良效果	— 不详	— 多变		— 大	— 适中	✓ 小	— 微小
证据的可信度	— 未纳入研究			— 极低	✓ 低	— 适中	— 高
价值				— 严重的不确定性与多变性	— 可能存在严重的不确定性与多变性	✓ 可能不存在严重的不确定性与多变性	— 不存在严重的不确定性与多变性

效果的平衡性	— 不详	— 多变	— 支持当下的时限	— 可能支持当下的时限	— 既不支持当下的时限也不支持新的时限	✓ 可能支持使用新的时限	— 支持增加时限
资源配置	✓ 不详	— 多变	— 大量耗费	— 适中耗费	— 收支可忽略不计	— 适中节省	— 大量节省
资源配置证据的可信度	— 未纳入研究			✓ 极低	— 低	— 适中	— 高
成本效益	✓ 不详	— 多变	— 支持当下的时限	— 可能支持当下的时限	— 既不支持当下的时限也支持于新的时限	— 可能支持使用新的时限	— 支持增加时限
公平性	— 不详	— 多变	— 降低	— 可能降低	— 可能无影响	✓ 可能增加	— 增加
可接受性	— 不详	— 多变		— 无	— 可能无	✓ 可能有	— 有
可行性	— 不详	✓ 多变			— 可能不	— 可能有	— 有

3.2.3　第一产程进展

推荐意见7

　　对于自然临产的产妇,因活跃期宫口扩张速度低于1cm/h(即产程图上的警戒线)而判定其可能发生不良分娩结局是不准确的。(不推荐)

备注

■ 没有足够证据能够证明使用产程警戒线作为一种识别手段能够预测产妇存在不良分娩结局的发生风险。

■ GDG认为,由于医疗机构认为病理性分娩进展是缓慢的,因此使用警戒线,并试图维持宫口扩张速度为1cm//h,会导致不必要的临床干预。

■ GDG同时也建议不要把宫口扩张速度为1cm/h定为宫口扩张速度阈值,不必要使用警戒线来判断宫口扩张速度是否令人满意,该组织认为当前的研究重点是开发和使用合适的监测工具来监测产程的进展(特别是宫口扩张模型)。

■ 应详细评估疑似产程进展缓慢的产妇是否存在潜在的并发症(头盆不称),判断她们的情感、心理和生理需求是否得到满足。

■ 宫口扩张曲线只是WHO目前使用产程图上的一个元素。医务人员应持续记录产程中宫口扩张情况及宫口扩张时间,还有产程图中的其他参数(包括胎心、产瘤大小、胎头塑型、羊水性状、胎头下降、产妇体温、血压和尿量),监测产妇及胎儿状况是否良好,并识别可能影响分娩结局的危险因素。在无法实施引产或剖宫产的医疗机构中,仍然可以对需要额外照护的产妇使用产程图警界线。出现上述情况时,多数应在宫口扩张至5cm时开始绘制产程图,这时大多数产妇已经进入活跃期。

■ 该推荐意见取代了WHO活跃期超过4小时应加速产程的推荐意见[46]。

证据总结及讨论

a. 宫口扩张速率阈值为 1cm/h 的诊断准确性试验

将宫口扩张速率 1cm/h 作为阈值是否会导致不良分娩结局（adverse birth outcome, ABO）诊断准确性试验（diagnostic test accuracy, DTA）的证据源于一项系统评价，该系统评价纳入了包括巴西、厄瓜多尔、印度、印尼、伊朗、马来西亚、马里、尼日利亚、塞内加尔、南非、泰国和乌干达等国[74]涉及 17 000 名孕产妇的 11 项观察性研究，上述研究均在二级及三级医疗机构中实施。

上述研究中关于不良分娩结局（adverse birth outcome, ABO）的参照标准存在巨大差异：1 分钟 Apgar 评分小于 7 分，5 分钟 Apgar 评分小于 7 分，新生儿窒息，复合型不良结局包括死产和新生儿复苏，死产且 1 分钟 Apgar 评分≤7 分，死产且 5 分钟 Apgar 评分≤7 分，死产和新生儿窒息，以及严重的 ABO（出现以下任何状况：死产、新生儿早期死亡、新生儿使用了抗惊厥药物、新生儿进行了心肺复苏或 5 分钟 Apgar 评分≤6 分、产妇死亡或出现有难产相关的脏器功能障碍或子宫破裂都定义为后者）。上述研究中并未排除有危险因素的产妇，由于对结局指标的定义、基线发病率和研究结果之间存在异质性，荟萃分析后证据的可信度评级较差。

诊断准确性试验（DTA）结果： 表 3.13 列出了每个研究的 DTA 结果。研究结果显示：宫口扩张速度的阈值为 1cm/h（警戒线）的灵敏度为 28% 到 100% 不等，根据不同研究的参考标准其特异性分别为 22.8%~93.1% 不等。一项大样本研究的研究结果显示 ABO 的发生率为 2.3%，其敏感性为 56.7%（95%*CI*：49.7%~63.5%），特异性为 51.1%（95%*CI*：50.1%~52.2%），表 3.14 显示了不同 ABO 的发生率对研究结局的影响。

表 3.13 将宫口扩张速度 1cm/h 作为宫口扩张阈值（警戒线）判断不良分娩结局风险准确性的诊断性研究，共纳入 11 项研究

参考文献所属的国家（出版年份）[研究中 ABO 的定义]	警戒线形式	ABO 有	ABO 无	超出警戒线的百分比	ABO 发病率	敏感性（95%CI）	特异性（95%CI）	阳性率（95%CI）	阴性率（95%CI）	诊断优势比（95%CI）	J 统计（95%CI）
塞内加尔（1992）[78][死产、新生儿窒息复苏]	交叉	19	62	8.4%	6.8%	28.8%（19.3~40.6）	93.1%（91.3~94.6）	4.18（2.67~6.56）	0.76（0.66~0.89）	5.47（3.03~9.89）	21.9%（10.9~33.0）
	不交叉	47	839								
印度尼西亚、马来西亚和泰国（1994）[79][死产、1 分钟 Apgar 评分 ≤7 分]	交叉	65	585	16.6%	3.8%	44.2%（36.4~52.3）	84.4%（83.2~85.6）	2.84（2.34~3.46）	0.66（0.57~0.76）	4.30（3.07~6.03）	28.7%（20.5~36.8）
	不交叉	82	3 175								
南非 2006[80][死产，5 分钟 Apgar 评分 <7 分]	交叉	30	433	75.9%	8.0%	61.2%（47.3~73.6）	22.8%（19.5~26.5）	0.79（63.2~99.6）	1.70（1.16~2.49）	0.47（0.25~0.86）	−16.0%（−30.0~−1.9）
	不交叉	19	128								

参考文献所属的国家(出版年份)[研究中ABO的定义]	警戒线形式	ABO		超出警戒线的百分比	ABO发病率	敏感性(95%CI)	特异性(95%CI)	阳性率(95%CI)	阴性率(95%CI)	诊断优势比(95%CI)	J统计(95%CI)
		有	无								
厄瓜多尔2008[81] [5分钟Apgar评分<7分]	交叉	3	289	58.4%	0.6%	100.0%(43.9~100.0)	41.9%(37.6~46.2)	1.72(1.60~1.85)	NA	NA	41.9%(37.6~46.2)
	不交叉	0	208								
尼日利亚(2008)[82][死产,新生儿窒息]	交叉	27	186	46.0%	11.2%	51.9%(38.7~64.9)	54.7%(49.9~59.5)	1.15(0.87~1.52)	0.88(0.65~1.18)	1.31(0.73~2.33)	6.7%(−7.7~21.1)
	不交叉	25	225								
巴西(2009)[83][5分钟Apgar评分<7分]	交叉	441	107	36.0%	90.4%	32.0%(29.64~34.56)	26.7%(20.2~34.42)	0.44(0.39~0.50)	2.54(1.94~3.34)	0.17(0.12~0.25)	−41.2%(−48.8~−33.6)
	不交叉	935	39								
马里[84][1分钟Apgar评分<7分]	交叉	2	98	42.9%	1.3%	66.7%(20.8~93.9)	57.4%(50.9~63.6)	1.56(0.69~3.53)	0.58(0.12~2.89)	2.69(0.24~30.13)	24.1%(−29.7~77.8)
	不交叉	1	132								

参考文献所属的国家（出版年份）[研究中ABO的定义]	警戒线形式	ABO 有	ABO 无	超出警戒线的百分比	ABO发病率	敏感性（95%CI）	特异性（95%CI）	阳性率（95%CI）	阴性率（95%CI）	诊断优势比（95%CI）	J统计（95%CI）
印度（2014）[85] [5分钟Apgar评分<7分]	交叉	43	53	19.2%	17.2%	50.0% （39.7~60.3)	87.2% （83.6~90.0)	3.91 （2.81~5.42)	0.57 （0.46~0.71)	6.81 （4.08~11.36)	37.2% （26.2~48.2%)
	不交叉	43	361								
伊朗（2006）[86] （1分钟Apgar评分<7分]	交叉	10	30	29.4%	9.6%	76.9% （49.7~91.8)	75.6% （67.3~82.4)	3.15 （2.05~4.85)	0.31 （0.11~0.83)	10.33 （2.67~40.0)	52.5% （28.4~76.7)
	不交叉	3	93								
印度（2016）[87] [新生儿窒息]	交叉	7	106	56.5%	4.5%	77.8% （45.3~93.7)	44.5% （37.6~51.6)	1.4 （0.97~2.03)	0.5 （0.15~1.71)	2.8 （0.57~13.86)	22.3% （−5.8%~50.3%)
	不交叉	2	85								

3. 证据和推荐意见

南指健康保可产 OHM

续表

参考文献所属的国家（出版年份）[研究中ABO的定义]	警戒线形式	ABO 有	ABO 无	超出警戒线的百分比	ABO发病率	敏感性（95%CI）	特异性（95%CI）	阳性率（95%CI）	阴性率（95%CI）	诊断优势比（95%CI）	J统计（95%CI）
尼日利亚和乌干达（2018）[88] [死产，5分钟Apgar评分<7分、住院期间进行了新生儿复苏]	交叉	152	4 011	49.0%	3.0%	59.8%（53.7~65.7）	51.3%（50.2~52.4）	1.23（1.11~1.36）	0.78（0.67~0.91）	1.57（1.22~2.02）	11.1%（5.0~17.3）
	不交叉	102	4 224								
尼日利亚和乌干达（2018）[88] [发生了严重的不良分娩结局]ª	交叉	110	4 053	49.0%	2.3%	56.7%（49.7~63.5）	51.1%（50.1~52.2）	1.16（1.02~1.32）	0.85（0.72~100）	1.37（1.03~1.83）	7.8%（0.80~14.9）
	不交叉	84	4 224								

当以下情况发生时，会被定义为严重的不良分娩结局（ABO）：死产、新生儿早期死亡、新生儿使用抗惊厥药、新生儿心肺复苏、5分钟Apgar评分<6。ª与难产有关的孕产妇死亡或器官功能障碍和子宫破裂。

资料来源：Souza et al., 2018[74]

表 3.14 显示：将宫口扩张速度为 1cm/h 作为宫口扩张速度的阈值，当人群中 ABO 的发生率为 1% 时（每 1 000 次分娩出现 10 次），10 名产妇中有 6 名产妇能够正确的判断出其发生 ABO（真阳性），或人群中 ABO 的发生率为 5% 时（每 1 000 次分娩出现 50 次），50 名产妇中有 28 名产妇发生 ABO（证据的可信度低）。该表中还显示：当人群中 ABO 的发生率为 1% 时，每 10 名产妇中可能有 4 名产妇会出现 ABO 但是该测试方案未能检测出（假阴性），或人群中 ABO 的发生率为 5% 时，每 55 名产妇中可能有 22 名产妇出现 ABO 但是该阈值未能检测出（证据的可信度低）。

表 3.14　基于大样本诊断准确性试验下不同 ABO 发生率的阐释性研究结果

敏感性：56.7%（95%*CI*：49.7%~63.5%）

特异性：51.1%（95%*CI*：50.1%~52.2%）

研究结果（跨越警戒线）	根据 ABO 的流行病学特点每 1 000 名产妇的测试结果（95%*CI*）		
	ABO 发病率为 1%	ABO 发病率为 2.5%	ABO 发病率为 5%
真阳性（正确识别有 ABO 的产妇）	6/10（5~6）	14/25（12~16）	28/50（25~32）
假阴性（有 ABO 的产妇被错误地认为无 ABO）	4/10（4~5）	11/25（9~13）	22/50（18~25）
真阴性（正确识别无 ABO 的产妇）	506/990（496~517）	498/975（488~509）	485/950（476~496）
假阳性（无 ABO 产妇被识别为有 ABO）	484/990（473~494）	477/975（466~487）	465/950（454~474）

资料来源：Souza et al.，2018[88]

此外，当人群中ABO的发生率为1%时，每990名产妇中可能有484名没有ABO风险但该方法测试后却认为其有ABO风险（假阳性），当人群中ABO的发生率为5%时，每950名产妇中有465名无ABO风险的产妇将错误被认为是有风险的（证据的可信度低）。由于上述错误的分类，很大一部分没有ABO风险的产妇被给予不恰当的、不必要的及有潜在危害的产程干预措施。

DTA证据的可信度：DTA证据总体的可信度低，因为其证据大多源于观察性研究，而且不同研究中DTA的结果都是不一致的，这可能是与不同的研究中对ABO的定义不一致有关。

DTA试验效果相关证据的可信度：尚未发现使用诊断试验的直接益处及风险的相关证据综述。诊断试验的使用在产程中并不会对产妇产生实质性的伤害，因为它的使用实际上是将产妇的宫口扩张曲线与产程中预先设定的警戒线之间进行比较。然而，专家认为进行这种比较产妇可能还需进行额外的妇科检查，这会让产妇感觉不舒适并且可能会增加围产期感染的风险。

管理效果证据的可信度：尚未发现产程中宫口扩张速度为1cm/h时产妇ABO的风险与产程管理效果之间的相关证据。间接的证据来源于Cochrane的一篇综述，该综述比较了产程延长的产妇，进行人工破膜、使用缩宫素加速产程与继续常规诊疗及护理之间的差别（3项研究，n=280）[75]。一项可信度极低的综述证据显示：尽管人工破膜及使用缩宫素加速产程可能会降低剖宫产率，但是并没有证据表明其能够降低ABO的发生率。

DTA试验结果及其后续管理证据的可信度：有关试验结果及其后续管理决策之间的联系，暂未检索到直接的相关证据。也就是说，若具有给定的试验结果（无论产程是否超出或未超出警戒线），其他产妇是否根据该结果进行管理，以及该管理是否具有确定性，在现阶段都是没有直接证据的。

除了研究机构外，新的产程管理条例的实施是依据产程中产妇宫口扩张速度为1cm/h，这个并不是最佳的产程管理方法。现有的横断面研究以及定性研究的结果表明:很多机构中产程图的使用方法是错误的,即使能够正确的使用,但是由于资源的缺乏,医务人员在使用初期也面临着巨大的挑战[76,77]。

价值

一项产时照护期间孕产妇关注点的定性研究[23]综述表明,大多数产妇希望在分娩时母婴均能有一个良好的分娩结局,不愿在分娩的过程中进行不必要的临床干预,包括一些额外的阴道检查(证据可信度高)。大多数孕产妇,特别是第一次分娩的孕产妇,对分娩会感到焦虑(证据可信度高),对某些特殊的产程干预方式如剖宫产也会让其感到焦虑(证据可信度高)。

资源

没有发现将宫口扩张速度1cm/h定为宫口扩张阈值时资源使用及成本效益间的直接相关证据。

附加考量

宫口扩张速度1cm/h作为宫口扩张的阈值可能会产生巨大的花费(而且可能不具有成本效益),因为将有很大比例的产妇被错误的判断为其有ABO的风险(假阳性率较高),为了加速产程或尽快结束分娩,接下来她们可能要接受强化的监护及其他的临床干预(特别是催产及剖宫产),随之可能会带来医源性并发症。

关于分娩费用的文献综述显示:在高收入国家的医疗机构中,剖宫产大约需要花费3 909~7 354欧元,与之相比阴道分娩仅仅需要1 274~5 343欧元[89]。该综述中一项低收入国家的研究数据显示:剖宫产的住院花费(162美元)是阴道分娩(40美元)的4倍,与阴道分娩的产妇相比,选择剖宫产的产妇的花费(204美元)是阴道分娩产妇(79美元)的3倍[90]。

较高的假阳性率还增加了初级医疗机构向高级医疗机构转诊的

工作量,导致无论是转诊还是转诊的机构,都需要耗费大量的卫生保健资源。

公平性

未发现关于诊断准确性试验对公平性的影响的证据。

附加考量

"产程进展异常"是缩宫素引产和剖宫产的常见指征[71]。然而不必要的催产及剖宫产是极其不公平的干预措施,因为许多弱势的产妇无法及时的接受上述干预措施。

可接受性

一项定性研究综述探索了医务人员对产时保健的看法,该研究使用了逐步分析的方法探索医务人员对产程图使用的看法[26],综述所纳入研究主要是在中低收入国家中进行的。研究的结果表明,大多数医务人员认为产程图是监测产程进展的有效工具(特别是作为转诊的指标时),但是对其益处的接受并不意味着一定能够转化成为实际的应用。

附加考量

上述研究结果和中低收入国家医务人员使用产程图的障碍和激励因素的审查结果一致[77],并与最近各机构使用产程图的反馈结果一致[76]。

可行性

一项医务人员对产程照护观点的定性研究综述中,通过对医务人员的观点进行逐步分析后得出[26]:使用前培训不足,产程图记录混乱、资源限制(起初及其持续性花费)均潜在限制了产程图在低资源医疗机构中实施的可行性。医务人员表示,由于相关培训不足,他们在使用产程图时信心不足。他们认为产程图使用起来较难,或由于工作负荷原因,导致回顾性记录或记录结果不一致,特别是某些入院前已经提前进入产程的产妇。某些情况下,医务人员表示,他们使用产程图是为了减少潜在的法律诉讼带来的恐惧。

附加考量

一项产程图实际使用情况的综述发现,在资源配置较差的医疗机构中,较为突出的产程图使用障碍有:可行性差、医务人员配备不足、缺乏明确的实施规范、知识欠缺和缺乏培训[76]。

表 3.15 判断总结: 将宫口扩张速度 1cm/h 作为宫口扩张速度阈值的诊断性试验的准确性

测试准确性	— 不详	— 多变	✓ 非常不准确	✓ 不准确	— 准确	— 非常准确
预期效果	— 不详	— 多变	✓ 微小	— 小	— 适中	— 大
不良效果	— 不详	— 多变	✓ 大	— 适中	— 小	— 微小
试验准确的可信度	— 未纳入研究		— 极低	✓ 低	— 适中	— 高
诊断试验效果证据的可信度	✓ 未纳入研究		— 极低	— 低	— 适中	— 高
管理效果证据的可信度	— 未纳入研究		✓ 极低	— 低	— 适中	— 高
试验结果/结果证据的可信度	✓ 未纳入研究		— 极低	— 低	— 适中	— 高

	A	B	C	D	E	F	G
整体效果的可信度	— 未纳入研究			— 极低	✓ 低	适中	— 高
价值				— 明显的不确定性和多变性	— 可能有明显的不确定性和多变性	✓ 可能无明显的不确定性和多变性	— 无明显的不确定性和多变性
效果的平衡性	— 不详	— 多变		✓ 不支持试验策略	— 可能不支持试验策略	— 可能支持试验策略	支持试验策略
资源配置	— 不详	— 多变	✓ 大量耗费	— 适中耗费	— 收支可忽略不计	— 适中节省	— 大量节省
资源配置证据的可信度	✓ 未纳入研究			— 极低	— 低	— 适中	— 高
成本效益	— 不详	— 多变		— 不支持试验策略	✓ 可能不支持试验策略	— 可能支持试验策略	— 支持试验策略
公平性	— 不详	— 多变	— 降低	✓ 可能降低	— 可能不影响	— 可能提升	— 提升
可接受性	— 不详	✓ 多变		— 无	— 可能无	— 可能有	— 有
可行性	— 不详	— 多变		✓ 无	— 可能无	— 可能有	— 有

对于部分孕产妇而言,不建议将活跃期宫口扩张最低速度1cm/h 作为产程进展正常的标准。仅仅是宫口扩张速度小于 1cm/h,不能作为产程干预的常规指征。(不推荐)

推荐意见 9

宫口扩张到 5cm 之前,产程一般不会自然进入加速期。因此,如果母胎状况良好,不建议在宫口扩张至 5cm 之前采用医疗干预加速产程进展(如使用缩宫素加速产程或剖宫产)。(不推荐)

备注

- 这些推荐意见旨在预防医源性不良分娩结局和围产期结局,尽量减少不必要的医疗干预,并改善产妇的分娩体验。
- 证据显示:无并发症风险的产妇,其宫口扩张模式是多变的,虽然许多产妇在产程中宫口扩张速度小于 1cm/h,但是她们仍旧能成功的阴道分娩并且拥有正常的分娩结局。
- 尽管该指南向医务人员提供了产程进展评估准则,但这并不代表该评估准则不会导致不良的分娩结局,其他已知的或未知的因素仍可能会诱发不良的分娩结局。
- 对可疑产程延长的产妇进行临床干预前,应仔细评估其当下是否存在影响产程进展的并发症(例如头盆不称),并确定他们的情感、心理和生理需求是否得到满足。

证据总结及讨论

b. 围产期结局正常孕产妇的宫口扩张模式(EB 表 3.2.3)

证据来源于一项系统评价,该系统评价包括来自美国(3 项研究)、中国、日本、尼日利亚和乌干达的 7 项观察性研究(各 1 项研究),所有这些研究均发表于 2002—2017 年[53]。这些研究共报告了

99 971例自然临产的"低风险"孕产妇的数据,这些孕产妇在没有不良围产期结局的情况下,经历了第一产程并完成分娩,这些研究均在二级或三级卫生保健机构进行的。研究人群的国籍通常与研究地点相对应,美国研究包括白人、非洲裔、西班牙裔和亚裔孕产妇的多种族混合。所有研究都提供了初产妇的数据(*n*=43 148),有三项研究也提供了经产妇的数据(*n*=56 823)。

对入院时分娩产妇的基线调查显示,初产妇宫口扩张中位数在3~4cm之间,伴有不同程度的宫颈管消退;经产妇宫口扩张在3.5~5cm之间,宫颈消退程度较好。就分娩期间接受的干预而言,在催产素使用方面初产妇为0%(来自中国的一项研究)至50%(来自美国的一项研究),经产妇为12%~45%(来自美国的两项研究)。有关硬膜外镇痛药使用的数据,很大程度上来源于美国的研究,涵盖了经产妇和初产妇两类人群。

七项有关初产妇的研究中,四项为低偏移风险,两项处于中等偏移风险,另一项为高偏移风险。三项经产妇的研究都被评估为低偏移风险。六项研究报告了中位数和第5和(或)第95百分位数的数据,而另一项研究报告了数据的平均数和标准差。

结果

初产妇宫口每扩张1cm所需的时间(EB表3.2.3[i]):来自6项研究汇总的中位时间显示了初产妇宫口扩张从2cm至完全扩张需要的时长(表3.16)。它也显示了相应的第95百分位数时长,有助于集中中位数的范围。该证据表明,从2cm到3cm的进展中位时间为5.28小时,而从3cm到4cm为2个小时,并且从4cm到5cm为1.46小时,此后,宫口扩张到下一个宫口大小之间的时间间隔迅速缩短,直到9cm到10cm只需半个小时。然而,这些研究的第95百分位数分布的范围表明,一些产妇在第一产程分娩进展很慢,但宫口仍可以完全扩张。个别研究报告的第95百分位时间提示,有些产妇宫口扩张从2cm到3cm需要7个小时,从3cm到4cm需要4个小时,从 4cm 到 5cm 需要 4 个小时，9cm 到 10cm 至少需要 1 个小时。除了 2cm 至 3cm 扩张时间的证据外，其他阶段宫口扩张所需时间证据的可信度高。

表 3.16　初产妇宫口每扩张 1cm 所需的时间

宫口扩张程度	纳入研究的数量	中位数时间（小时）	第 95 百分位数（时间范围，小时）	平均扩张率（cm/h）	证据的可信度
2~3cm	3	5.28	7.20~15.00	0.19	低
3~4cm	6	2.00	4.20~17.70	0.50	高
4~5cm	6	1.46	4.00~15.70	0.68	高
5~6cm	6	0.92	2.50~10.70	1.09	高
6~7cm	6	0.70	1.80~9.30	1.43	高
7~8cm	6	0.55	1.40~6.80	1.82	高
8~9cm	5	0.52	1.30~4.40	1.92	高
9~10cm	5	0.49	1.00~2.60	2.04	高

一项研究报道了宫口每扩张 1cm 所需的平均时间（而不是中位数），与报告宫口每扩张 1cm 所需的中位时间相似。

初产妇宫口扩张每厘米的变化率（斜率）: 根据上述汇总的中位时间，宫口扩张小于 5cm 时宫口扩张速率小于 1cm/h，直到 5cm 变为 1.09cm/h。虽然从 5cm 到 6cm 之间开始进入更快的进展，但仅在 6cm 后，扩张速率加倍。基于所有研究第 95 百分位数据中最低的数据，总会有产妇宫口扩张速率未达到 1cm/h 的阈值，直至宫口扩张到 9cm。数据显示，尽管产妇宫口扩张速率小于 1cm/h，但并不妨碍宫口能完全扩张，宫口缓慢扩张至开全的现象并不少见。这些证据的整体可信度被评估为很高，除了 2cm 和 3cm 之间的证据可信度低。

仅一项研究报告了宫口每扩张 1cm 所需的平均时间,该研究显示的平均时间扩张速率和其他研究报告的中位时间扩张速率相似。

经产妇(产次 =1+)宫口每扩张 1cm 所需的时间(EB 表 3.2.3 [ⅱ]): 三项研究的合并中位数显示了经产妇从宫口扩张 3cm 至完全扩张所需的时长(表 3.17)。证据表明,经产妇宫口扩张从 3cm 到 4cm 的中位时间是 2.38 小时,而从 4cm 到 5cm 是 1.17 小时,随着宫口扩张进展到 10cm,间隔时间迅速缩短。与初产妇相似,这些研究的第 95 百分位分布范围表明,一些经产妇在第一产程分娩过程中,进展缓慢,直至宫口完全扩张。个别研究报告的第 95 百分位数表明,一些经产妇从 3cm 增加到 4cm 长达 14 小时,从 4cm 到 5cm 需要 3 小时的并不少见,只有 8cm 以后进展 1cm 时长是少于 1 小时的。除了从 3cm 扩张至 4cm 扩张的时间之外,每 1cm 宫口扩张时间的证据可信度都高。

表 3.17　经产妇宫口扩张所用时长,以厘米(cm)为单位

宫口扩张程度	纳入研究数量	中位数时间(小时)	第 95 百分位数(时间范围)	平均扩张率(cm/h)	证据的可信度
3~4cm	1	2.38	14.18~17.85	0.42	低
4~5cm	3	1.17	3.30~8.05	0.85	高
5~6cm	3	0.67	1.60~6.24	1.49	高
6~7cm	3	0.44	1.20~3.67	2.27	高
7~8cm	3	0.35	0.70~2.69	2.86	高
8~9cm	2	0.28	0.60~1.00	3.57	高
9~10cm	2	0.27	0.50~0.90	3.70	高

经产妇（产次 =1+）宫口扩张每 cm 的变化率（斜率）：根据上述汇总的中位数时间，宫口扩张 5cm 前，其扩张率小于 1cm/h，直到 5cm 时变化率变为 1.49cm/h。与 4cm 和 5cm 之间的扩张速率相比，其后的宫口扩张速率急剧加快并且在 5cm 和 6cm 之间几乎增加一倍，随着宫口扩张进展到 10cm 而迅速升高。基于所有研究中第 95 百分位数据中最低的数据，总会有产妇的扩张速率未达到 1cm/h 阈值，直至宫口扩张至 7cm。除了 3cm 至 4cm 之间证据的可信度被评估为低以外，证据的整体可信度被评估为高。

附加考量

基于数据结果，对于初产妇和经产妇来说，分娩加速的转折点（与"活跃期"的发生相关联）可以认为是宫口扩张至 5cm 的时候。初产妇和经产妇宫口最大扩张速率在 7cm 和 10cm 之间，但在经产妇中更快（即更陡峭的斜率）。转折点之前的宫口扩张模式，无论对经产妇还是初产妇，其个体差异都是很大的，有非常大的可变性。分娩进展表现为双曲线而非线性曲线，在传统活跃期开始时（例如在 4cm 扩张时）较慢，而在第一产程后期进展较快。

价值

一项有关孕产妇对产时照护关注点[23]的定性研究综述结果表明，大多数孕产妇希望有正常分娩和良好的母婴结局，但承认有时可能需要进行医疗干预。大多数孕产妇，尤其是第一次分娩的孕产妇，对分娩（证据可信度高）和某些干预措施感到担忧，尽管在某些情况和（或）环境下，孕产妇是希望医疗干预来缩短分娩时长的（证据可信度低）。

3. 证据和推荐意见

表 3.18 促进缓慢但正常宫口扩张模式应用的主要资源要求

资源	描述
培训	■ 为医务人员提供基于实践的培训
供给	■ 为医务人员及岗前受训者提供修订的培训手册和临床诊疗方案 ■ 为孕产妇提供健康教育材料,介绍"正常"分娩及何时应去医疗机构进行分娩评估 ■ 修订纸质版产程图
基础设施	■ 产房配备足够的产床以支持长时间的分娩
监督和管理	■ 持续的监督和管理,定期审查和回顾应用缓慢宫口扩张模式后的分娩结局

附加考量

来自其他研究的证据表明,产妇可能不能像医务人员那样理解产程定义及分娩时长[54],她们的精力主要用于应对其他各种相互关联的因素包括:所忍受的疼痛程度、环境的性质以及能够获得的支持程度[55]。

资源

没有找到关于资源需求的相关证据。

附加考量

应用缓慢但正常的宫口扩张模式作为管理分娩第一产程的基准可能具有成本效益,因为它可以减少为加速分娩而使用的干预措施(如剖宫产和应用催产素催产)和相关干预措施(例如连续电子胎监、分娩镇痛和抗生素)的应用。

在某些中等收入和高收入国家的医疗机构中,医生需要参与所有产妇的产程管理,若在产程管理中使用缓慢而正常的宫口扩张模式,可能会导致医疗资源使用的增加。

由于产妇在产房停留时间较长,应用缓慢而正常的分娩模式可能会导致阴道分娩的床位成本增加。WHO–CHOICE 案例报告显示(2007—2008)[70],不同地区每天床位费用的差别很大。较长时间的分娩导致相关床位费用的增加,对中低收入国家医疗费用的影响可能小于高收入国家,因为高收入国家床位费用占分娩服务费用的比例较高。另一方面,如果产程管理中应用了缓慢而正常的宫口扩张模式,可能会减少催产素的使用并降低剖宫产率,由于产后停留时间短,床位整体成本和卫生资源的使用可能会减少。

公平性

没有证据表明该模式对公平性的影响。

附加考量

催产素使用和剖宫产最常见的指征是“产程停滞”,这是基于期望正常的产程进展在活跃期至少 1cm/h,一般从 4cm 开始[71]。然而,不必要的加速产程和剖宫产是极其不公平的干预措施,因为一些弱势产妇,即使有指征也享受不到这种干预。对所有产妇采用缓慢而正常的扩张模式来进行分娩管理有可能减少相关的过度医疗,减少医疗不平等现象。

可接受性

一项有关孕产妇对产时照护关注点[23]的定性研究综述结果表明,大多数孕产妇会期望较短的分娩时长(证据的可信度低)。然而,当产妇分娩后被问及时,她们表示,不管产程标准时间如何,如果她们能够根据自身具体情况量身定制最佳分娩时长,则她们更有可能拥有一个正向的分娩经历(证据可信度适中)。

附加考量

有证据表明产妇对过短或过长的产程可能都有负面评价[26,72,73,91]。

可行性

有关照护者产时照护经验的定性研究证据表明[26]，容纳更长时间的分娩可能会导致医疗人员短缺和机构时间的压力（证据可信度高）。地区政策和不成文规定也可能限制医护人员提供个性化照护的能力[26]。

附加考量

在对产程图使用的回顾中，研究显示产程图使用的潜在障碍有：设备不足、人员配置不足、缺乏明确的使用政策、知识有限和培训不足，尤其是在资源匮乏的机构中，这种障碍尤为明显[76]。

表 3.19　判断总结：缓慢但正常的宫口扩张模式在分娩管理中的应用

预期效果	— 不详	— 多变		— 微小	— 小	✓ 适中	— 大
不良效果	— 不详	— 多变		— 大	— 适中	✓ 小	— 微小
证据的可信度	— 未纳入研究			— 极低	— 低	✓ 适中	— 高
价值				— 严重的不确定性与多变性	✓ 可能存在严重的不确定性与多变性	— 可能不存在严重的不确定性与多变性	— 不存在严重的不确定性与多变性

效果的平衡性	— 不详	— 多变	— 支持其他选择	— 可能支持其他选择	— 既不支持缓慢而正常的宫口扩张模式也不支持其他选择	✓ 可能支持缓慢而正常的宫口扩张模式	— 支持缓慢而正常的宫口扩张模式
资源配置	— 不详	✓ 多变	— 大量耗费	— 适中耗费	— 收支可忽略不计	— 适中节省	— 大量节省
资源配置证据的可信度	— 研究未涉及			✓ 极低	— 低	— 适中	— 高
成本效益	不详	✓ 多变	— 支持其他选择	— 可能支持其他选择	— 既不支持缓慢而正常的宫口扩张模式也不支持其他选择	— 可能支持缓慢而正常的宫口扩张模式	— 支持缓慢而正常的宫口扩张模式
公平性	— 不详	— 多变	— 降低	— 可能降低	— 可能没影响	✓ 可能增加	— 增加
可接受性	— 不详	— 多变		— 无	— 可能无	✓ 可能有	— 有
可行性	— 不详	✓ 多变		— 无	— 可能无	— 可能有	— 有

3.2.4 进入产房的时间

推荐意见 10

对于自然临产的健康产妇,应推迟至第一产程活跃期后再进入产房(只有在严格设计的研究背景下才能采用)。(仅在严格设计的研究中推荐)

备注

- 在有进一步的证据证明之前,即使在产程早期,也应让产妇入产房并予以适当支持,除非她更倾向于在家等待活跃期到来。
- 对于在第一产程潜伏期入产房的产妇,如果母亲和胎儿的状况良好,应避免进行加速分娩的医疗干预。
- GDG 将此作为一个基于"严格研究设计"的推荐意见,是因为担心证据有限,它可能只适用于第一产程活跃期起始于宫口扩张 4cm 或更小的情况,而不适用于活跃期起始于宫口扩张 5cm 或更大的情形。指南制定小组称这是一项研究重点。
- 应该清楚的是,这项推荐意见指的是延迟进入产房(即分娩区),而不是延迟进入待产区(待产区是孕产妇从产程潜伏期等待至进入活跃期的地方)、或延迟入院。此外,延迟进入产房并不意味着延迟首次接触卫生保健人员或延迟入院评估。由医务人员进行全面的母婴评估对于确保排除未诊断出的或发展中的并发症至关重要。
- 目前实施延迟入产房政策的医疗机构,应考虑修订后的活跃期定义,来实施基于这一研究背景下的推荐意见。
- 所有等待进入产房的孕产妇都应按照常规进行观察,评估孕妇和胎儿的健康状况。
- 分娩计划需要根据孕产妇的需求和偏好进行个性化处理。
- 对于第一产程潜伏期的孕产妇及其陪伴者来说,应该为其提供干净、舒适的待产室，为孕产妇提供行走的空间，有食物和饮用水，可以方便她们使用干净的厕所。
- 将医疗资源进行重组，例如增加助产士主导的分娩单位（on-site midwife-led birthing unit，OMBU）和助产单位（alongside midwifery units，AMU），可以满足分娩早期孕产妇的需求，而不是故意延迟孕产妇进入产房的时间。

证据总结及讨论

干预效果（EB 表 3.2.4）

证据来源于一项 Cochrane 系统评价，该系统评价纳入了产程早期没有并发症风险的孕产妇[92]。在加拿大进行的研究涉及了 209 名初产妇，该研究与本指南的该问题直接相关，下面将描述这项研究的相关证据[93]。这项研究中，在确定该组孕产妇没有进入活跃期后（该研究活跃期定义为有规律的宫缩和宫口扩张 >3cm），干预组的孕产妇给予支持、鼓励和建议，并指导她们在外走动或返回家中，直到产程进展变得更加活跃，并告知何时返回。如果不清楚孕产妇是否处于活跃期的，就邀请孕产妇留在评估区内数小时，在那里她和她的伴侣可以使用扶手椅或浏览杂志，等待重新评估是否进入活跃期。将干预组与初次评估后直接进入产房的对照组进行比较。

比较：延迟入产房与直接入产房的比较
孕产妇结局

分娩方式：延迟入产房与直接入产房对剖宫产和器械助产影响的证据可信度极低，主要是由于样本量小且发生率低。

分娩时长：低可信度证据表明，延迟入产房的产妇产程时间（从入院算起）可能更短［1 项研究，$n=209$；$MD=-5.20$ 小时（或更短），$95\%CI$：$-7.06 \sim -3.34$ 小时（或更短）］。

分娩镇痛的应用：低可信度证据表明，延迟入产房政策可能会减少硬膜外镇痛的使用（1 项研究，$n=209$，$RR=0.87$，$95\%CI$：$0.78\sim0.98$）。在该研究中，对照组的硬膜外镇痛率约为 90%，延迟入产房政策使得硬膜外镇痛的绝对差异估计为每 1 000 例硬膜外镇痛的次数减少 118 次（从 18 次到 199 次）。

加速产程：低可信度证据表明，与直接入产房相比，延迟入产房可能会降低催产素的使用率（1 项研究，$n=209$，$RR=0.57$，$95\%CI$：$0.37\sim0.86$）。在这项研究中，对照组的催产素使用率为 40%，采取延迟入产房政策后，催产素应用的明显减少，估计为每 1 000 人中可减少 174 人使用（从 57 人到 271 人）。

分娩体验：低可信度证据表明，延迟入产房的满意度评分可能高于直接入产房（1 项研究，$n=201$，$MD=16$ 分，$95\%CI$：$7.53\sim24.47$）。

胎儿和新生儿结局

围生期缺氧缺血：5 分钟 Apgar 评分小于 7 分的证据可信度极低，主要是由于样本量小且发生率低。

院前分娩：由于这个小型研究没有发生此类事件，因此证据可信度非常不确定。

围产儿死亡率：研究没有报告这一结果。

该研究没有报道其他围产期结果。

附加考量

该研究报道了其他相关结果[93]，但 Cochrane 系统评价中没有报道[92]。

第二产程持续时间：与直接入产房组相比，延迟入产房的孕产妇第二产程时间更短。

人工破膜术：两组发生率相似（49/105 及 56/104；$P=0.368$）。

延迟进入产房的影响与 Cochrane 系统综述中提出的一样，取决于健康孕产妇产时照护的卫生系统模式。它可能不适用于在初级保健机构(例如诊所)实现简单分娩的国家,例如助产士主导的分娩单位,这些初级保健机构往往比医院提供更少的医疗照护[94]。

一些观察性研究(样本量在 120~6 121 之间)评估了产妇入产房时宫口扩张程度与随后医疗干预之间的关系,包括剖宫产和加速产程等[95-99],这些研究的结果是一致的。研究表明,潜伏期入产房的产妇更有可能进行剖宫产,各研究潜伏期和活跃期入产房组的剖宫产率分别为 14.2% 和 6.2%(n=6 121)[96],18% 与 4%(n=1 202)[97],34.8% 与 18.6%(n=354)[98],15.8% 与 6.9%(n=216),10.3% 与 4.2%(n=3 220)[99]。这些观察性研究的结果也一致表明,与活跃期再进入产房的孕产妇相比,在分娩早期进入产房的孕产妇催产素使用率较高,其他各种医学干预措施(例如胎儿头皮 pH 值测试、胎儿头皮电极监测胎心率、人工破膜术和硬膜外麻醉)的使用也较多。

Cochrane 系统评价[92]还评估了产程早期“家庭评估与支持”和电话分诊(孕产妇和卫生保健人员通话以确定产妇是否需要入产房)各自的效果。在英国和加拿大进行的三项研究(n=6 096)为这一比较提供了数据。“家庭评估和支持小组”中的孕产妇由助产士或其他经过培训的卫生保健人员在家中给予支持和建议,包括关于疼痛管理的建议以及何时前往医院。电话分诊小组中的孕产妇通过与护士或其他卫生保健人员进行电话交流,自己决定何时去医院。该系统评价的证据(大多证据的可信度低)表明,这些干预措施对分娩结局影响很小或没有影响,分娩结局包括剖宫产、器械助产、催产素应用、硬膜外镇痛、危重孕产妇发病率、5 分钟 Apgar 评分低于 7 分和围产儿死亡。然而,该系统评价中低可信度证据表明,家庭评估和支持可能会提高产妇的满意度。

价值

一项有关孕产妇对产时照护关注点[23]的定性研究综述结果表明,大多数孕产妇,特别是第一次分娩的孕产妇,对分娩和分娩中的特殊干预措施感到担忧(高可信度的证据)。

该综述还显示,虽然大多数产妇希望正常分娩,但她们知道为了促进胎儿安全娩出,医学干预有时是有必要的(证据可信度高)。此外在某些情况下,产妇可能会更愿采用干预措施来缩短产程或减轻疼痛(证据可信度低)。

附加考量

考虑到上述情况,对分娩感到担忧的孕产妇可能不会重视延迟入产房的效果,并可能更愿意直接进入产房,特别是那些如果不进入产房就会被送回家等待分娩的人。孕产妇也愿意接受与延迟入产房相关的较低的硬膜外镇痛率和催产率,这也是合理的。

来自其他研究的证据表明,在分娩期间产妇不可能像医务工作者那样去理解产程的定义及产程的时间范围[54],她们的应对能力可能主要取决于各种相关因素,包括所承受的疼痛程度、身处环境的性质,以及所获得的支持程度等[55]。

资源

美国2015年的一项成本效益分析表明,与潜伏期入产房相比,延迟入产房可能使得高收入国家每年节省6.94亿美元的成本[100]。这些研究结果是基于模型估计的,在产妇进入活跃期再入产房的政策下,将会减少672 000例硬膜外镇痛,67 232例剖宫产分娩和9.6例孕产妇死亡。

附加考量

暂无证据对比中低收入国家延迟入产房与直接入产房的成本效益。成本效益取决于产时照护的卫生系统模式。在中低收入国家中,经常采用初级保健模式,这些模式比医院模式更具成本效益[94],因为初级保健模式比医院模式提供更少的产时医疗照护(例如没有硬膜外镇痛)。

在延迟入产房的政策下,如果产程早期孕产妇被送回家等待分娩发动,那么该政策的成本增加可能与孕产妇来回的交通费用增加有关。

表 3.20 延迟入产房推迟至第一产程活跃期的主要资源需求

资源	描述
人员	■ 将现有人员分拨一名至多名到"延迟入产房"待产室工作
培训	■ 在职培训中纳入新的方案,为延迟入产房提供必要的支持
供给	■ 由于阴道检查(手套)和加速产程药物(催产素滴注和静脉注射)的使用减少,延迟入产房政策需要的补给更少
设备	■ 扶手椅和其他支持性设备,如收音机、音乐、电视机和杂志等,为孕产妇在等待期间提供支持 ■ 医疗设备的使用几无差别,例如血压计
基础设施	■ 为孕产妇及其同伴提供清洁、舒适的待产室,为产妇提供来回走动的空间 ■ 设置清洁的厕所和饮用水
监督和管理	■ 建立良好的医疗监管机制 ■ 审查并回顾孕产妇在入产房前胎儿的检查的及其他关键结果

公平性

没有研究证据表明延迟入产房对公平性的影响。

附加考量

在高收入国家和众多优势孕产妇群体中,一些加速产程且不必要的干预措施,如剖宫产和催产素应用,在产科干预中非常普遍。因此,如果按照美国成本效益分析[100]的建议,延迟入产房可以减少这些不必要的和昂贵的干预措施,那么它可能更合理地增加公平性。

在中低收入国家,由于交通和财政障碍,处境不利的产妇往往较晚到达到医疗保健机构,或在入院前分娩,或最终导致无计划家庭分娩的发生[101-104];因此,延迟入产房在这些环境中可能会降低公平性。

运送到医疗机构的交通费用是所有环境中弱势孕产妇主要考虑的因素[102, 105, 106]。如果要求产妇返回家中等待分娩发动，那么向弱势的孕产妇提供交通费用将是必要的，以确保这种干预的公平性。

可接受度

作为孕产妇对产时照护体验质性综述的一部分[26]，作者也对孕产妇入产房体验的看法进行了亚组分析。仅来自高收入国家的调查结果表明，孕产妇认同并普遍接受留在家中待产尽可能长时间的观点，但她们的早期分娩体验往往比预期的更强烈（特别是对于初产妇），这促使她们通过电话或访问的形式接触医务人员，寻求理解和安慰（证据可信度高）。当她们认为医疗支持对她们的安全很重要（证据可信度高）时，孕产妇会觉得很难接受留在家里待产这件事情。孕产妇倾向于将医院视为安全的地方，并且敏锐地意识到，如果她们没有进入分娩"活跃期"，她们可能会被送回家，必须等待"时机正确"的想法给孕产妇带来额外的压力，并可能让她们感到焦虑和无助（证据可信度高）。去医院或分娩机构的决定通常取决于她们具备的分娩经验（通常与疼痛程度相关）而不是临床评估，如果在评估时被告知要回家待产，她们可能会感到失望、气馁、沮丧和尴尬。

类似的有关照护者对入产房政策体验的亚组分析表明，医务人员认识到孕产妇对了解产程进展和确保产程安全的需求，他们试图通过电话或亲自接待的方式（证据可信度适中），始终保持以孕产妇为中心。然而，机构的压力和时间限制往往使他们扮演"看门人"的角色，这可能导致孕产妇入产房的准入方式不一致（证据可信度适中）。

附加考量

以上所有证据均源自高收入国家的研究。中低收入国家的一些证据表明，这些地区的产妇更有可能在进入产程时就已到达医疗保健机构[107]。

可行性

作为孕产妇产时照护体验质性综述的一部分[26]，作者对孕产妇入产房体验进行了亚组分析。调查结果仅来自高收入国家，表明孕产妇"在家中待产"的观点得到普遍认可。然而，出于安全和放心的考虑，许多产妇在自觉分娩发动后，不管临产评估结果如何，她们更倾向于住在产房或其附近的地方（证据可信度高）。若医务人员要求产妇返回家中待产，她们希望得到明确的建议和指导，并告知她们分娩发动的迹象和症状以及何时应返回产房（证据可信度高）。

对提供入产房实践经验的其他类似亚组分析表明，工作人员倾向于支持延迟入产房的策略，因为这使他们能够灵活地管理床位，缓解人力资源的压力（证据可信度适中）。然而，研究结果还表明，如果采用这种方法，医务人员可能难以提供孕产妇所希望的那种以产妇为中心的照护（这是产妇关注的）（证据可信度适中）。

附加考量

以上所有证据均源自高收入国家的研究。

表 3.21　判断总结：延迟入产房与直接入产房政策的比较

预期效果	— 不详	— 多变		微小	小	✓ 适中	大
不良效果	✓ 不详	— 多变		大	适中	小	微小
证据的可信度	— 未纳入研究			✓ 极低	低	适中	高
价值				— 严重的不确定性与多变性	— 可能存在严重的不确定性与多变性	✓ 可能不存在严重的不确定性与多变性	— 不存在严重的不确定性与多变性

效果的平衡性	— 不详	— 多变	— 支持直接入产房	— 可能支持直接入产房	— 不支持直接入产房或延迟入产房	✓ 可能支持延迟入产房	— 支持延迟入产房
资源配置	— 不详	— 多变	— 大量耗费	— 适中耗费	— 收支可忽略不计	✓ 适中节省	— 大量的节省
资源配置证据的可信度	— 未纳入研究			— 极低	✓ 低	— 适中	— 高
成本效益	— 不详	— 多变	— 支持直接入产房	— 可能支持直接入产房	— 不支持直接入产房或延迟入产房	✓ 可能支持延迟入产房	— 支持延迟入产房
公平性	— 不详	✓ 多变	— 降低	— 可能降低	— 可能不影响	— 可能增加	— 增加
可接受性	— 不详	✓ 多变		— 无	— 可能无	— 可能有	— 有
可行性	— 不详	✓ 多变		— 无	— 可能无	— 可能有	— 有

3.2.5 入产房时骨盆测量

推荐意见 11

已经临产的健康产妇,不推荐在进入产房时常规进行骨盆测量。(不推荐)

备注

- 来自 X 线骨盆测量研究的间接证据表明,健康孕妇在入产房时进行的常规骨盆测量可能会增加剖宫产率,并且对出生结局没有明显的益处。
- 骨盆测量是通过内部骨盆检查的方法,评估阴道分娩时产妇的骨盆形状和大小(入口、中骨盆和出口)是否充分,不要与临床上的标准妇科检查、评估宫颈状况、羊水、胎位和分娩状况相混淆。
- 骨盆测量可以对居住在农村和偏远地区的具有头盆不称高风险的产妇进行分类;然而,目前没有证据表明这种做法可以改善分娩结局。
- 对分娩入院的健康孕妇进行骨盆测量时,医务人员应意识到没有足够的证据支持这种做法。
- 产科照护人员根据推荐的临床实践对产妇进行临床评估,包括在产妇知情同意的情况下进行阴道检查,以评估分娩状况(产程开始和进展)。

证据总结及讨论

干预效果(EB 表 3.2.5)

证据来源于一项 Cochrane 系统评价,该系统评价包括五项随机对照试验[108],但是其中没有涉及直接有关骨盆测量的研究,因此并无直接证据表明 X 射线骨盆测量对出生结局的影响。在南非、西班牙和美国进行了三项临床研究,共涉及 769 名头位单胎妊娠的产妇,

3. 证据和推荐意见

111

一项在 1962 年开展,涉及 305 名分娩妇女;另外两项涉及了 464 名接受引产或催产的初产妇。所有三项研究都评估了有 / 无放射性(特别是 X 线)骨盆测量的区别。有两项研究是在有剖宫产史的孕产妇中进行的;该指南中不包括这两项研究的数据。

比较:常规骨盆测量与无骨盆测量的比较

由于证据来源于 X 线骨盆测量的研究,属于间接性数据,因此证据的质量被降级。

孕产妇结局

分娩方式:低可信度证据表明,相比于没有进行骨盆测量的孕产妇,接受了骨盆测量的孕产妇剖宫产数量可能更多(3 项研究,n=769,RR=1.34,95%CI:1.19~1.52)。骨盆测量的绝对效应可能是每 1 000 人增加剖宫产 73 人次(从 6 到 157 次或以上)。

孕产妇发病率:三项研究没有提供孕产妇发病率的数据。

分娩时长:综述中未报告此结果。

分娩体验:综述中未评估产妇满意度和骨盆测量的其他体验。

胎儿和新生儿结局

围生期缺氧缺血:骨盆测量对"围产期窒息"影响的证据是非常不确定的,因为它来源于一项小样本研究,并且在研究设计方面也有局限性。其他研究未报告胎儿和新生儿发病率结果(如 5 分钟时 Apgar 评分 <7)。

围产儿死亡率:由于样本量小、研究存在局限性和间接性,来源于此结果的证据可信度非常低。

附加考量

骨盆测量涉及骨盆内部检查,这对孕产妇来说可能非常不舒服,特别是当她正在经历分娩时[108]。然而,该综述没有评估任何与此有关的产妇体验。

考虑到剖宫产相关并发症发病率和医疗费用的增加,在不存在其他结局获益的情况下,较高的剖宫产率是不可取的。

骨盆测量结果的准确性是未知的;然而,一些观察性研究结果表明,骨盆测量可能有助于预测一些资源匮乏环境中初产妇的头盆比例问题,以便于根据需要及时转诊至较高水平的医疗机构[109,110]。

价值

一项有关孕产妇产时照护关注点[23]的定性研究综述结果表明,大多数孕产妇希望有正常分娩和良好的母婴结局,但承认有时可能需要进行医疗干预。大多数孕产妇,尤其是第一次生育的孕产妇,对分娩和某些干预措施感到担忧(高可信度证据)。在采取干预措施的情况下,产妇希望从技术合格的卫生保健人员那里获得相关信息,这些信息提供者需要能很好地感知她们的需求(高可信度证据)。

附加考量

根据上述综述结果,如果骨盆测量会增加剖宫产率而不改善分娩结局,孕产妇可能不会喜欢这种医疗干预。

资源

没有发现关于资源需求或成本效益的相关证据。

附加考量

骨盆测量需要的主要成本是工作人员的时间,虽然测量本身可能只需要几分钟,但还需要花费时间向产妇解释检查的原因,获得她的同意,并在事后解释结果。由于骨盆测量可能导致剖宫产风险增加而未改善实质性围产期结局,因此不太可能具有成本效益。

3. 证据和推荐意见

公平性

没有发现骨盆测量对公平性影响的直接证据。然而,回顾机构分娩障碍/促进因素的间接证据表明,中低收入国家医务人员进行的阴道检查,可能是阻碍边远地区产妇选择机构分娩的重要障碍,因为产妇认为这种检查是不舒服和非人性化的[8]。

附加考量

基于上述间接证据,在评估分娩进展方面,骨盆测量可能比标准化的妇科检查更不舒服,可能会阻碍弱势产妇前往医疗机构接受分娩服务,并进一步降低公平性。此外,鉴于骨盆测量可能会增加被评估为骨盆狭窄孕产妇的剖宫产率,但弱势产妇即使有医学指征可能也没有办法接受相同水平的照护,这也会降低公平性。

可接受度

没有来源于产妇和照护者骨盆测量定性研究系统评价的证据。

表 3.22 骨盆测量的主要资源需求

资源	描述
培训	■ 提供骨盆测量的实践培训
供给	■ 提供骨盆测量的相关工具
设备	■ 无
员工时间	■ 为孕产妇提供咨询、获得孕产妇同意并执行测量所需的时间
监督和管理	■ 作为常规护理质量检查/评审的一部分,由分娩室/诊所/机构进行监督

然而,关于产妇体验的其他研究结果表明,除非胎儿处于危险之中,否则产妇期望避免接受医疗干预(证据可信度高)[26]。此外,在需要干预的情况下,产妇希望了解干预的过程,并由敏捷的、和蔼的、技术合格的工作人员进行(证据可信度高)。

附加考量

产妇可能会欢迎医务人员进行骨盆检查,以确保她们有阴道分娩的机会。然而,如果发现这有可能妨碍她们接受阴道试产,或者增加她们对分娩过程中不良事件的担忧,她们可能不会愿意接受骨盆测量。

可行性

没有关于产妇和照护者骨盆测量定性研究的具体证据[26]。然而,关于照护者体验的大部分研究结果表明,在某些情况下(特别是在中低收入国家),照护者可能缺乏时间、培训和资源来为所有分娩妇女进行骨盆测量(证据可信度高)。

附加考量

骨盆测量需要具体的经验和专业知识,确定胎儿头部大小和母体骨盆内径,以评估分娩期间头盆不称的可能性。这种专业知识通常仅存于高级医院,那里有经验丰富的助产士和产科医生,这种专业知识可能无法在低级别医院和资源有限的环境中随时获得。

表 3.23 判断总结:有骨盆测量与无骨盆测量的比较

预期效果	✓ 不详	— 多变	— 微小	— 小	— 适中	— 大
不良效果	— 不详	— 多变	— 大	— 适中	✓ 小	— 微小
证据的可信度	— 未纳入研究		✓ 极低	— 低	— 适中	— 高
价值			— 严重的不确定性与多变性	✓ 可能存在严重的不确定性与多变性	— 可能不存在严重的不确定性与多变性	— 不存在严重的不确定性与多变性

效果的平衡性	— 不详	— 多变	— 支持不要骨盆测量	✓ 可能支持不要骨盆测量	— 既不支持不要骨盆测量也不支持骨盆测量	— 可能支持骨盆测量	— 支持骨盆测量
资源配置	— 不详	— 多变	— 大量耗费	— 适中耗费	✓ 收支可忽略不计	— 适中节省	— 大量节省
资源配置证据的可信度	✓ 未纳入研究			— 极低	— 低	— 适中	— 高
成本效益	— 不详	— 多变	— 支持不要骨盆测量	✓ 可能支持不要骨盆测量	— 既不支持不要骨盆测量也不支持骨盆测量	— 可能支持骨盆测量	— 支持骨盆测量
公平性	— 不详	— 多变	— 降低	✓ 可能降低	— 可能没影响	— 可能增加	— 增加
可接受性	— 不详	✓ 多变		— 无	— 可能无	— 可能有	— 有
可行性	— 不详	✓ 多变		— 无	— 可能无	— 可能有	— 有

3.2.6　入产房时胎心监护

推荐意见 12

自然临产的健康产妇,入产房时不推荐常规胎心监护来评估胎儿状态。(不推荐)

推荐意见 13

入产房时,推荐采用多普勒超声仪或 Pinard 胎心听筒听诊胎心以评估胎儿状态。(推荐)

备注

- 有证据表明,入产房时进行电子胎心宫缩监护(cardiotocography,CTG;简称"胎心监护")可能会增加剖宫产的风险,但不会改善分娩结局。此外,它还增加了母胎接受一系列其他干预措施的可能性,包括连续 CTG 和新生儿采血,这增加了分娩费用,并可能对产妇的分娩经历产生负面影响。
- 所有利益相关人员应该意识到,通过听诊胎心评估入院和整个分娩期间的胎儿状况,是提供优质分娩照护的重要组成部分。在第一产程,听诊通常每 15~30 分钟进行一次,而第二产程通常每 5 分钟进行一次。
- GDG 意识到,临床和法律界高度关注不进行 CTG 的行为,因为一些临床医生认为 CTG 比胎心听诊更能识别高风险胎儿,因此它的使用是合情合理的,即使在没有明显危险因素的产妇中也是如此。然而,GDG 自信暂时没有证据支持这一观点,并且认为与其依靠入产房 CTG 描记来为临床实践辩护,不如通过保留良好医疗记录(这些记录清楚地表明听诊结果)的方式,从而更好地保护临床医生免受诉讼。

证据总结及讨论

干预效果(EB 表 3.2.6)

证据来源于一项 Cochrane 系统评价,该系统评价纳入了来自爱尔兰（1 项研究）和联合国（3 项研究）[111]的 4 项随机对照研究,研究共包括 13 000 名低分娩并发症风险的孕产妇,被随机分配到 CTG 组［持续 15 分钟（1 项研究）或 20 分钟（3 项研究）］和常规胎心听诊组,一项研究中常规胎心听诊是使用手持式多普勒超声设备进行的,另一项研究使用的是 Pinard 胎心听筒或多普勒超声设备,还有两项研究未明确说明用何种方式听诊胎心。所有研究都被认为是低偏移风险的。

比较：入产房胎心监护（CTG）与胎心听诊的比较

孕产妇结局

分娩方式：来自四项研究（$n=11\ 338$）的中等可信度证据表明,入产房 CTG 可能与剖宫产增加有关（$RR=1.20, 95\%CI: 1.00\sim1.44$）,但不增加器械阴道分娩率（$RR=1.10, 95\%CI: 0.95\sim1.27$）。入产房 CTG 在剖宫产方面的绝对差异估计为每 1 000 人中增加 7 人（从 0 到 16 人）。

分娩体验：研究中没有报告孕产妇对 CTG 或其他分娩干预措施的满意度。

胎儿和新生儿结局

围生期缺氧缺血：中等可信度证据表明,CTG 对低 Apgar 评分（5 分钟 Apgar 评分 <7 分）（4 项研究,$n=11\ 324, RR=1.00, 95\%CI: 0.54\sim1.85$）或新生儿癫痫发作（1 项研究,$n=8\ 056, RR=0.72, 95\%CI: 0.32\sim1.61$）的发生率几乎没有影响。低可信度证据表明它对缺氧缺血性脑病（hypoxic–ischaemic encephalopathy, HIE）也几乎没有影响（1 项研究,$n=2\ 367, RR=1.19, 95\%CI: 0.37\sim3.90$）。高可信度证据表明,与听诊相比,入产房 CTG 可增加新生儿采血的发生（3 项研究,$n=10\ 757, RR=1.28, 95\%CI: 1.13\sim1.45$）,效果的绝对差异估计为每 1 000 人多出 21 个需要采集血样的新生儿（从 10 到 34 个）。

胎儿窘迫：没有报告这一结果。

围产儿死亡率：中等可信度证据表明,入产房 CTG 对围产儿死亡的影响可能很小或没有影响（4项研究，n=11 339，RR=1.01，95%CI：0.30~3.47）。

新生儿远期结局： 暂未有研究报告严重神经发育残疾的数据。

附加考量

该综述还报告了入产房 CTG 对其他医疗干预措施的影响。高可信度证据表明，入产房 CTG 对人工破膜术（2项研究，n=2 694，RR=1.04，95%CI：0.97~1.12）、催产素使用（2项研究，n=11 324，RR=1.05，95%CI：0.95~1.17）、硬膜外镇痛应用（3项研究，n=10 757，RR=1.11，95%CI：0.87~1.41）几乎没有影响。然而，一些确凿的证据表明，入产房 CTG 可能会增加分娩过程中持续 CTG 监测的可能性（3项研究，n=10 753，RR=1.30，95%CI：1.14~1.48）。效果的绝对差异估计为每 1 000 名孕产妇中多出 125 人需要连续 CTG 监护（从 58 至 200 多）。

由于所有研究均在高收入国家中进行，因此该综述的证据可能不适用于低收入国家。

价值

一项有关孕产妇产时照护关注点[23]的定性研究综述结果发现，大多数孕产妇希望有正常的分娩过程，但承认有时可能需要医疗干预来促进胎儿的娩出（证据可信度高）。大多数孕产妇，特别是第一次生育的孕产妇，对分娩（证据可信度高）和一些特殊干预措施感到担忧，尽管在某些情况下，产妇希望通过干预缩短分娩时长或缓解疼痛（证据可信度低）。如果采取干预措施，产妇希望从技术胜任的医务人员那里获得相关信息，这些专业人员需要对她们的需求很敏感。调查结果还显示，孕产妇希望控制自己的分娩过程，并希望自己能够决定是否使用干预措施（证据可信度高）。

资源

暂未检索到听诊 vs CTG 成本或成本效益的研究证据。

由于 CTG 没有额外的健康益处,且需要的设备和供应成本较高,以及可能造成过度剖宫产和过度应用其他干预措施,使用 Pinard 胎心听筒或多普勒超声仪进行听诊的成本似乎低得多。一些干预措施,如剖宫产,都需要消耗大量成本,因此不推荐 CTG 用于入产房分娩时胎心监测,可以明显节省医疗资源。

公平性

没有直接证据显示入产房 CTG(或 CTG)对公平性的影响。

附加考量

一项来自高收入国家的研究指出,入产房 CTG 并不能改善分娩结局(证据可信度适中),但该结论对产前保健可及性差、入产房时胎儿死亡率基线高的环境并不适用。

常规引入 CTG 可能会减少公平性,因为它会导致一连串不必要的干预,而且那些干预只有那些高级医疗机构有资源优势的孕产妇可以使用。在围产儿死亡率较高的机构中,CTG 可以改善缺氧胎儿的检测情况,因此尽管适当增加了剖宫产,可能也会增加公平性,因为它赋予了弱势妇女更大的利益。

可接受度

在对产妇和照护者分娩经验的定性研究进行回顾时,结果表明,一些产妇发现使用 CTG 虽然可以很放心,但是也有一种被机器限制的束缚感,她们希望采取更便携的、以孕产妇为中心的照护方法(证据可信度低)[26]。

亚组分析结果表明[26],工作人员认为 CTG 已经被过度使用了,导致了不必要的干预,并且从助产角度看,损害了传统的以孕产妇为中心的照护技能(证据可信度高)。尽管有些工作人员认为使用 CTG 可以确保安心,但仍有许多人不相信该技术,并且当将其用作保护性措施时（保护医疗机构和工作人员免受诉讼），会感到有压力（证据可信度高）。此外，一些卫生保健人员并没有足够的培训来解读 CTG 报告，并承认对 CTG 的理解和解读可能不一致（证据可信度高）。

调查结果还表明，如果可能的话，卫生保健人员会倾向于使用间歇胎心听诊，因为它提供了更大的灵活性并导致更好的结果（与 CTG 相比）（证据可信度低）。

附加考量

定性审查结果仅来自高收入国家的医疗机构。

表 3.24　入产房时评估胎儿健康的主要资源要求：电子胎监（CTG），多普勒超声仪和 Pinard 胎心听筒

资源	描述
人员培训	■ CTG：提供如何应用及解读 CTG 报告的实践培训[112] ■ Doppler：易于使用，无需额外培训[32] ■ Pinard：提供基于实践的培训，可以把经验变得精通[113]
供给	■ CTG：超声波凝胶，热敏纸[a]，保险丝[112] ■ Doppler：超声波凝胶，需更换电池（1.5V AA）[112] ■ Pinard：无
设备	■ CTG：设备花费 US$1457.16[112] ■ Doppler：设备花费 US$ 95~US$ 350[32, 112] ■ CTG and Doppler：维修费用 ■ Pinard：US$ 0.94[112]
基础设施	■ CTG：需要电源插头 ■ Doppler：电池供电（电池需要充电或更换） ■ Pinard：不需要
员工时间	■ CTG：监护时间加上由专业人员解读 CTG 报告的时间 ■ Doppler：最少 60 秒 ■ Pinard：可变的，取决于照护者的经验
监督和管理	■ CTG：需要定期监督以准确识别所有 CTG 参数

[a] 心电图（ECG）纸的成本估计为 0.03 美元/次[112]，CTG 纸张成本各不相同，但 15~30cm 长度费用与上述纸张成本相似（假设纸张速度为 1cm/min）

可行性

在对医务人员观点进行定性系统评估[26]时,对 CTG 和胎儿监护观点的分析表明,医务人员认为 CTG 被过度使用,并可能导致不必要的干预(证据可信度高),这可能会对医疗成本产生影响,降低其在资源匮乏环境下使用的可行性。医务人员也认为,相比于替代方案来说,CTG 首次使用成本低廉,但经济上的限制往往导致 CTG 机器后续维护不善,供给配件也有所限制(证据可信度低)。

附加考量

定性审查结果仅来自高收入国家的医疗机构。在资源匮乏的医疗机构中,其他更高优先级的健康资源需求将阻碍投资购买 CTG 机器,并阻碍培训医护人员使用它们。

表 3.25　判断总结:入产房时的常规胎心监护(CTG)与入产房时用多普勒超声仪或 Pinard 胎心听筒听诊胎心率的比较

预期效果	—不详	—多变	✓微小	—小	—适中	—大
不良效果	—不详	—多变	—大	—适中	✓小	—微小
证据的可信度	—未纳入研究		—极低	—低	✓适中	—高
价值			—严重的不确定性与多变性	✓可能存在严重的不确定性与多变性	—可能不存在严重的不确定性与多变性	—不存在严重的不确定性与多变性

效果的平衡性	— 不详	— 多变	— 支持 Pinard/ 多普勒	✓ 可能支持 Pinard/ 多普勒	— 既不支持 CTG 也 不支持 Pinard/ 多普勒	— 可能支持 CTG	— 支持 CTG
资源配置	— 不详	— 多变	— 大量耗费	✓ 适中耗费	— 收支可忽略不计	— 适中节省	— 大量节省
资源配置证据的可信度	✓ 未纳入研究			极低	低	适中	高
成本效益	— 不详	— 多变	— 支持 Pinard/ 多普勒	✓ 可能支持 Pinard/ 多普勒	— 既不支持 CTG 也 不支持 Pinard/ 多普勒	— 可能支持 CTG	— 支持 CTG
公平性	— 不详	✓ 多变	— 降低	— 可能降低	— 可能不影响	— 可能增加	— 增加
可接受性	— 不详	✓ 多变		— 无	— 可能无	— 可能有	— 有
可行性	— 不详	✓ 多变		— 无	— 可能无	— 可能有	— 有

3. 证据和推荐意见

3.2.7 会阴部备皮(剔除阴毛)

推荐意见 14

不推荐阴道分娩前行常规耻骨或会阴部剃毛。(不推荐)

备注

- 该推荐意见是从 WHO 关于预防和治疗孕产妇围产期感染指南[114]中整合而来的,该指南的 GDG 认为这是一个基于极低质量证据的条件性推荐。
- 该推荐意见适用于准备经阴道分娩的产妇外生殖器周围的毛发剔除,不适用于准备剖宫产的产妇。
- 关于是否需要备皮,应该由产妇自己决定,而不是由医务人员决定。如果产妇决定在分娩前剔除阴毛,应该安排让她觉得舒适的地点和人员来为她服务(例如,分娩前在家里进行)。
- 以上推荐意见的证据支持可在指南原文中找到:
  http://apps.who.int/iris/bitstream/10665/186171/1/9789241549363_eng.pdf

3.2.8 入产房后灌肠

推荐意见 15

不推荐产时灌肠以减少催产药物使用。(不推荐)

备注

- 该推荐意见是从 WHO 关于加速产程的推荐意见[45]中整合而来的,其中该指南的 GDG 将其确定为基于极低质量证据的强推荐。
- GDG 指出,常规灌肠既不会减少分娩时间,也不会赋予任何其他的临床益处。此项操作被认为是侵入性的,并且会造成产妇不适。
- GDG 关注于实施该推荐意见的可行性,在考虑到可以降低医疗资源的使用、提高医务人员与产妇的可接受性后,因此强烈建议不要采取这种干预措施。

■ 以上推荐意见的证据支持可在指南原文中找到:
http://apps.who.int/iris/bitstream/10665/112825/1/9789241507363_eng.pdf

3.2.9　阴道指诊检查

推荐意见 16

推荐在第一产程活跃期每隔 4 小时为低危孕产妇进行阴道检查。(推荐)

备注

■ 该推荐意见是从 WHO 关于预防和治疗孕产妇围产期感染指南[114]中整合而来的,该指南的 GDG 认为该推荐意见是基于极低质量证据的强推荐。

■ 目前还没有直接证据表明可以预防母婴传染性疾病的最合适的阴道检查频率。该推荐意见基于 GDG 达成的共识,并与 2014 年 WHO 关于加速产程[46]的类似推荐意见一致。

■ 必须优先限制阴道检查的频率和总次数。当存在其他感染的高危因素(例如,胎膜破裂时间长、分娩时间长等)时,这一点尤为重要。

■ GDG 同意阴道检查的频率取决于照护环境和产程进展情况,若阴道检查频率比本推荐意见更频繁,则应取决于母亲或婴儿的情况。

■ 应避免多个照护人员在同一时间或不同时间对同一产妇进行阴道检查。该小组指出,这种做法在教学机构中很常见,因为多名工作人员(或学生)会以学习为目的对产妇进行阴道检查。

■ 以上推荐意见的证据支持可在指南原文中找到:
http://apps.who.int/iris/bitstream/10665/186171/1/9789241549363_eng.pdf

3.2.10　产程中持续胎心监护

证据总结与讨论

干预效果(EB 表 3.2.10)

　　该证据来自一项 Cochrane 系统评价,该系统评价比较了持续胎心监护和间歇性胎心听诊对分娩期胎儿健康状况的评估效果[115]。出于本指南的目的,仅纳入来自低风险亚组的证据。这些低风险亚组数据来自在澳大利亚(n=989)、爱尔兰(n=10 053)、英国(n=504)和美国(n=14 618)进行的四项研究,研究均发表于1978—1986年间。在爱尔兰进行的研究还包括高危妊娠的产妇,但是这些数据被排除在这一分析之外。三项研究是独立进行的随机对照研究,一项是半随机对照研究(来自美国的研究),即每个月交替进行干预。后者的研究被评估有高偏倚风险。间歇性胎心听诊的方法各不相同,包括使用 Pinard 胎心听筒和多普勒超声听诊。

对比:连续性胎心监护和间歇性胎心听诊的比较

孕产妇结局

分娩方式:来自两项研究(n=1 431)的低可信度证据表明,与间歇性胎心听诊相比,持续胎心监护会增加剖宫产率,在结果上的绝对差异约为平均1 000名孕产妇增加30例剖宫产(增加7例至70例)。这些研究关于器械阴道分娩的证据可信度极低。

镇痛的需求:中等可信度证据表明,在这些胎儿监测方法中,关于母体镇痛需求的差异可能没有统计学意义(1个研究,n=504,RR=0.92,95%CI:0.79~1.07)。

分娩体验:分娩体验包括不能采取偏好的体位、对照护的不满以及在分娩期间失去控制感,这些结局都没有在该综述中报道。

胎儿和新生儿结局

围生期缺氧缺血:中等可信度的证据表明,与间歇性胎心听诊相比,持续胎心监护可能会减少新生儿癫痫的发生(3个研究,n=25 175,RR=0.36,95%CI:0.16~0.79)。估计的绝对差异为每1 000个婴儿中减少1个(减少0个到2个)。对于低危亚组的脐带血酸中毒或脑性瘫痪的调查没有检索到研究数据。

围产儿死亡率:由于研究设计的局限性和此事件的发生数量少,

证据的可信度非常低。

新生儿远期结局: 上述研究未报告脑性瘫痪或其他新生儿远期结局。

附加考量

低危亚组的证据与高危和混合风险亚组的证据一致。在包括高、低和混合风险亚组的总体回顾分析中,汇总了各种干预对治疗效果作用的差异:

- 新生儿惊厥——持续胎心监护可减少新生儿惊厥的发生（9 项研究, n=32 386, RR=0.50, 95%CI: 0.31~0.80）;
- 剖宫产——持续胎心监护可增加剖宫产例数（11 项研究, n=18 861, RR=1.63, 95%CI: 1.29~2.07）;
- 器械阴道分娩——持续胎心监护可增加器械阴道分娩例数（10 项研究, n=18 615, RR=1.15, 95%CI: 1.01~1.33）;
- 新生儿采血——持续胎心监护可增加新生儿采血例数（2 项研究, n=13 929, RR=1.24,, 95%CI: 1.05~1.47）.

汇总分析表明,持续胎心监护和间歇性胎心听诊在围产儿死亡率、脑性瘫痪、脐血酸中毒、缺氧缺血性脑病、催产素催产和硬膜外镇痛等中影响不大或没有差异。

在临床研究中,很少报道与临床相关的新生儿结局[115]。此外,由于未进行长期随访,所报道的新生儿惊厥的远期效果尚不清楚。

研究没有区分初产妇和经产妇,也没有区分自然发动的产妇和采用催产方式的产妇。此外,研究相对陈旧,所采取的实践操作可能不同于目前最新的临床实践。例如,在一项研究中,所有产妇入院后一小时内都需常规破膜。

在瑞典进行的一项涉及 4 044 名低并发症风险产妇的随机对照研究[116],评估了持续胎心监护与间歇性胎心监护的效果。间歇组在第一产程每 2~2.5 小时进行 10~30 分钟的胎心监护,监护之外每隔 15~20 分钟行听诊器听诊。在第二产程,对所有产妇进行连续监测。

作者发现两组在胎儿窘迫导致的剖宫产（分别为 1.2% 比 1%）或其他分娩结局上没有显著差异。因此得出结论,间歇性胎心监护在用于监测低风险分娩上与连续性胎心监护一样安全。

价值

一项关于分娩期间孕产妇关注点的定性研究结果表明,大部分孕产妇想要自然分娩,但他们也承认有时为了促进新生儿的健康娩出,医疗干预措施有时候可能是必要的（证据可信度高）。

在采取干预措施的情况下,产妇希望从了解她们需求的卫生保健人员那里获得相关信息。

研究结果还表明,产妇希望控制自己的分娩过程,并希望能参与到使用干预措施的决策中来（证据可信度高）。

附加考量

定性审查的证据还表明,产妇可能会非常重视避免使用额外的干预措施（例如剖宫产、器械分娩和新生儿采血等）,因为这些额外的干预措施可能会使分娩发生异常,导致她们对分娩过程无法控制,并且不会改善她们和新生儿的预后。

此外,连续性胎心监护可能会对产妇分娩过程中的自控感产生负面影响,因为它提高了产妇的不适感,限制了产妇在活动和分娩体位上的选择。

资源

未发现持续胎心监护和间歇性胎心听诊成本效益的研究证据。

附加考量

用 Pinard 胎心听筒听诊是胎儿监护最便宜的方法。

表 3.26　分娩时胎儿状况评估的主要资源要求：持续胎心监护（CTG）、多普勒超声仪和 Pinard 胎心听筒

资源	描述
人员培训	■ 持续胎心监护：关于如何使用设备以及如何解读研究结果的实践培训[112] ■ 超声多普勒仪：易于使用，无需额外培训[32] ■ Pinard 胎心听筒：提供基于实践的培训，可以把经验变得精通[113]
供给	■ 持续胎心监护：超声波凝胶，热敏纸 a，保险丝[112] ■ 超声多普勒仪：超声凝胶，一些可能需要更换电池（1.5V AA）[112] ■ Pinard 胎心听筒：无
设备	■ 持续胎心监护：一台机器成本为 1 457.16 美元[112]；在监测期间，每名产妇需使用一台机器和一张床 ■ 超声多普勒仪：设备可花费 95 美元至 350 美元[32, 112] ■ Pinard 胎心听筒：0.94 美元[112] ■ 维修费用：持续胎心监护仪最高，Pinard 不需要
基础设施	■ 持续胎心监护：需要电源插座和稳定的电源 ■ 超声多普勒仪：电池供电（电池需要充电或更换） ■ Pinard 胎心听筒：不需要
工作耗时	■ 持续胎心监护：需要由经过培训的人员进行定期监督和解读 ■ 超声多普勒仪：每 15 分钟至少 60 秒 ■ Pinard 胎心听筒：可变，取决于提供者的经验

　　a 心电图（ECG）纸的成本估计为 0.03 美元 / 次[112]。持续胎心监护（CTG）纸张的成本各不相同，但 15~30cm 长度（假定纸张速度为 1cm/min）估计费用与上述类似。根据这一估计，对于持续 8 小时的产程（0.03 × 16 美元），纸张可能需要花费 0.48 美元。

关于持续胎心监护益处的证据表明，与间歇性胎心听诊相比，它可能不具成本效益，唯一明显的益处是新生儿惊厥的发生小幅减少（每1000例减少1例），但长期影响尚不清楚。鉴于持续胎心监护还可能增加分娩干预，如剖宫产、器械阴道分娩、新生儿血液取样等，这些额外干预会导致母亲和新生儿额外疾病风险增加，如果避免使用的话有可能会大量节省成本。关于产房采购CTG的费用、CTG相关维修费用或有关pH值监测等配套资源的医疗费用，如果可以节省下来，就能确保获得其他基础设施。例如荷兰的研究估计每例分娩CTG的成本约为1316欧元[117]。

公平性

没有证据表明持续胎心监护对公平性的影响。

附加考量

上述对比研究都是在高收入国家中进行的，其研究结论可能不适用于围产儿死亡率高的中低收入国家。然而，如果持续胎心监护会导致使用一连串不必要的干预的话，它可能会降低公平性。

2015年WHO不平等状况报告指出，贫穷、受教育程度低、居住在农村和偏远地区的孕产妇获得健康干预措施的覆盖率低于优势孕产妇[33]。在这些环境中，由于照护质量不均和缺乏基本资源，任何类型的电子胎心监测都可能会提高不公平性。研究报告指出，在这种环境中通常缺乏足够的分娩进展监测，而且可能很少听诊胎心率[118-120]，将持续胎心监护引入这些环境只会进一步对公平性产生负面影响。

可接受性

在对产妇和医务人员有关分娩经验的定性研究进行回顾时，结果表明，一些产妇对持续胎心监护更为放心，但是却感觉受到设备的束缚，他们希望采取更便携的、以产妇为中心的方法监测胎心率（证据可信度低）[26]。此外，关于产时照护期间产妇关注点的定性研究调查结果表明，产妇不喜欢在分娩过程中独自一人，她们希望有一位体察入微的、有能力的卫生保健人员陪伴在旁（证据可信度高）[23]。

对分娩经验进行定性审查的结果也表明，一些卫生保健人员认为持续胎心监护被过度使用，导致了不必要的干预，并且从助产角度看，损害了传统的、以产妇为中心的技能（证据可信度高）[26]。尽管一些工作人员认为使用持续胎心监护可以提供保障，但许多人并不信任该技术，并且用它来保障免于诉讼时，会感到有压力（证据可信度高）。此外，一些卫生保健人员并没有接受足够的培训来解读持续胎心监护的结果，并承认对 CTG 的理解和解读可能不一致（证据可信度高）。调查结果还表明，在可能的情况下，卫生保健人员更愿意使用间歇性胎心听诊，因为它提供了更大的灵活性并可以产生更好的结果（与持续胎心监护相比）（证据可信度低）。

附加考量

定性研究结果仅源自高收入国家的医疗机构[26]。一项美国的研究在探索助产士对使用间歇胎心监护的态度发现，在 145 名助产士中，72.4% 的人同意间歇性监测应该成为照护标准，87.0% 的人表示愿意提供这项服务。然而，53.9% 的研究对象表明，护患比率是提供这项服务的一个障碍[121]。

尽管有证据表明 CTG 没有明确的临床益处，但一些临床医生的观点是，持续胎心监护比间歇胎心听诊更能识别高危胎儿。这也证明了这种干预的额外风险：即在没有明显分娩并发症风险的产妇中，CTG 也能识别出风险。然而，对于认为分娩应该是自然的、非医疗化的产妇和其他卫生保健人员来说，持续胎心监护对她们而言特别不能接受。

可行性

一项产妇和医务人员分娩经验的定性研究系统评价结果表明，

产妇可能不喜欢持续胎心监护,因为它限制了她们的活动(证据可信度低)[26]。

系统评价结果还表明,工作人员认为持续胎心监护被过度使用,并可能导致不必要的干预(证据可信度高);他们还认为 CTG 的使用成本低(与胎儿监护技术相比),但财务限制往往导致设备后续维护不善和配件不足。此外,一些卫生保健人员认为,工作负荷压力加上人员配置不足,导致持续胎心监护像"保姆"一样被连续使用,但它并不能替代以产妇为中心的照护。

附加考量

定性研究结果仅来自高收入国家的医疗机构。研究认为产妇的观点可能会妨碍 CTG 在医疗机构中的应用,而卫生保健人员的不同观点将根据具体情况对 CTG 的实施产生不同的影响[26]。

表 3.27 判断总结:连续胎心检测(CTG)与间歇性胎心听诊(IA)用于分娩时的胎儿监护的比较

预期效果	— 不详	— 多变		微小	✓ 小	适中	大
不良效果	✓ 不详	— 多变		大	适中	小	微小
证据的可信度	— 未纳入研究			— 极低	✓ 低	适中	高
价值				— 严重的不确定性与多变性	— 可能存在严重的不确定性与多变性	✓ 可能不存在严重的不确定性与多变性	— 不存在严重的不确定性与多变性

效果的平衡性	— 不详	— 多变	— 倾向于IA	✓ 可能倾向IA	— 既不倾向CTG也不倾向IA	— 可能倾向持续CTG	— 倾向持续CTG
资源配置	— 不详	— 多变	✓ 高成本	— 中等成本	— 收支可忽略不计	— 适度节省	— 大量节省
资源配置证据的可信度	✓ 未纳入研究			极低	低	适中	高
成本效益	— 不详	— 多变	— 倾向于IA	✓ 可能倾向IA	— 既不倾向CTG也不倾向IA	— 可能倾向持续CTG	— 倾向持续CTG
公平性	— 不详	— 多变	— 降低	✓ 可能降低	— 可能没影响	— 可能增高	— 增高
可接受性	— 不详	✓ 多变		— 无	— 可能无	— 可能有	— 有
可行性	— 不详	✓ 多变		— 无	— 可能无	— 可能有	— 有

3.2.11 产程中间歇性胎心听诊

推荐意见 18

对于进入产程的健康产妇，推荐在产程中间断使用超声多普勒仪或 Pinard 胎心听筒听诊胎心。（推荐）

备注

- 有证据表明，用手持式多普勒超声仪、胎儿电子监护（CTG）或使用 Pinard 胎心听筒进行严密的间歇性胎心听诊可提高异常胎心率（FHR）的检测率，这反过来可以减少新生儿缺氧缺血症的发生。然而，对其他实质性近期和远期婴儿结局的影响尚不清楚。

- GDG 强调，分娩过程中间歇听诊胎心对产时保健来说是至关重要的，不论各类设备是否使用，都应严格遵守临床规程。该小组指出，许多中低收入国家（LMIC）医疗机构对产程中胎心率的监测不足，需要通过医疗机构质量改进措施来强有力地解决这个问题。

- GDG 承认在各种间歇胎心听诊益处和各种医疗机构胎心听诊方法方面，是缺乏证据的。然而，该小组一致认为，标准化方案对于医疗保健规划和医疗法律十分重要，因此采用以下方案[113]。

  - 间隔：第一产程活跃期每 15~30 分钟进行一次听诊，第二产程每 5 分钟进行一次听诊。
  - 持续时间：每次听诊应持续至少 1 分钟；如果 FHR 没有一直处于正常范围（即 110~160bpm），则应延长听诊至少覆盖三次子宫收缩。时机：在子宫收缩时听诊并在收缩后持续至少 30 秒。
  - 记录：记录胎心率基线（以次/分钟为单位），以及是否存在加速和减速。

- 无论使用何种方法,都应向孕产妇清楚的解释胎心监护技术及其目的。应向孕产妇解释听诊的结果,并明确后续的行动方针,以实现共同的决策。

- GDG 指出,在一些资源匮乏的医疗机构中,常见的问题是设备故障、同时有多种类型的设备(由于来自不同的开发合作伙伴的捐赠或来自附近国家的采购)以及电池和其他耗材的短缺。在低收入国家,需要使用电力的设备可能因停电而受到不利影响。因此,在从 Pinard 胎心听筒切换到多普勒设备之前,必须确保提供适当的资源来支持间歇胎心听诊的实施。

证据总结及讨论

干预效果(EB 表 3.2.11)

证据来源于一项 Cochrane 系统评价,其中包括在乌干达、坦桑尼亚联合共和国和津巴布韦进行的三项 RCT,涉及 6 241 名孕产妇,但只有两项研究(不包括坦桑尼亚联合共和国的研究)被纳入荟萃分析[122]。

乌干达的研究(1 987 名没有危险因素的产妇)比较了使用 Pinard 胎心听筒间歇听诊和使用多普勒超声设备间歇听诊的效果。两种仪器均在宫缩后立即听诊 1 分钟,第一产程每 30 分钟听诊一次,第二产程每 15 分钟听诊一次,然后第二产程屏气用力阶段每 5 分钟一次。

在津巴布韦开展的一项研究($n=633$)是一项包含四种方法的研究,比较了间歇 CTG、多普勒和两种 Pinard 胎心听诊方法(严格和常规实践)的区别。在 CTG 组中,每半小时应用一次外部传感器监测胎心 10 分钟;多普勒组和"严格" Pinard 听诊组,在每半小时的最后 10 分钟,在收缩期间和收缩后立即听诊胎心 1 分钟;"常规实践"组由一名当值助产士常规听诊胎心。该研究中产妇若患有产科或医疗风险因素(不包括胎盘早剥或子痫产妇),将被转送到转诊医院分娩。研究数据被纳入荟萃分析后,证据质量会因间接性而降级。

两项研究的参与者都是头位单胎妊娠的孕产妇,入院时她们的宫口扩张小于或等于7cm,FHR为120~160次/分钟。

比较1:常规Pinard胎心间歇听诊与多普勒超声胎心间歇听诊的比较

两项研究(来自乌干达和津巴布韦的研究)为这一比较提供了数据。

孕产妇结局

分娩方式:两种方法对剖宫产(任何迹象导致的剖宫产)影响的证据可信度非常低。来自包括有并发症危险因素产妇的研究证据表明,间歇多普勒可能增加了胎窘原因导致剖宫产的概率(1项研究,$n=627$,$RR=2.71$,$95\%CI$:1.64~4.48),但对器械阴道分娩可能很少或根本没有影响(1项研究,$n=627$,$RR=1.35$,$95\%CI$:0.78~2.32)。

分娩体验:在这些研究中没有发现与产妇分娩体验有关的证据,包括产妇满意度、是否能采取心仪的分娩体位、是否觉察到失去分娩控制感等。

胎儿和新生儿结局

围生期缺氧缺血:低可信度证据表明,间歇性多普勒听诊可减少缺氧缺血性脑病(1项研究,$n=627$,$RR=0.10$,$95\%CI$:0.01~0.78)和新生儿惊厥($RR=0.05$,$95\%CI$:0.00~0.91)的发生。HIE的绝对差异估计为每一千人中减少29人(减少从7人到31人)。关于Apgar评分的证据可信度极低。

胎儿窘迫:低可信度证据表明,多普勒听诊可能比使用Pinard听诊更频繁地检测到胎心异常(2项研究,$n=2\ 598$,$RR=2.40$,

95%*CI*: 1.09~5.29），并且早期和晚期减速可能会更频繁地被多普勒识别（1 项研究, *n*=627, *RR*=2.72, 95%*CI*: 1.73~4.28）（中等可信度证据）。

围产儿死亡率: 这一结果的证据可信度非常低。

远期婴儿结局: 未在研究中报告。

附加考量

大多数结果的证据是基于来自一项被描述为"高风险"孕产妇的研究的数据。从证据来看，目前尚不清楚早期晚期减速识别的增加、胎儿窘迫原因所致剖宫产的增加能否改善婴儿的早期和远期结局。

价值

在关于产时照护期间孕产妇最关注什么的定性研究[23]的审查结果表明，大多数孕产妇希望正常分娩，并且母婴健康，同时也承认干预措施有时有可能是必要的。在考虑干预措施时，孕产妇希望了解干预措施的性质，并在可能的情况下给予选择（证据可信度高）。她们也很重视接受技术上合格的卫生保健提供者对她们的关怀（证据可信度高）。

附加考量

有关效果的证据表明，中低收入国家中多普勒听诊可能会增加胎心异常的检测，可能会增加胎儿窘迫导致的剖宫产，并可能减少围生期缺氧缺血的发生。在全球范围内，产妇非常重视避免严重的新生儿疾病，如围生期缺氧缺血和新生儿惊厥，并愿意以增加剖宫产率为代价来拥有健康的婴儿。

资源

没有研究证据显示多普勒相对于 Pinard 的相对成本或成本效益。

附加考量

Pinard 胎心听筒是间歇胎心听诊最便宜的方法。

公平性

没有证据显示不同类型胎儿监测方式对公平性的影响。

附加考量

2015 年 WHO 不平等状况报告指出,贫穷、受教育程度最低、居住在农村和偏远地区的产妇获得的机会较少,健康干预措施覆盖率低于有医疗优势的产妇[33]。研究报告指出,在这种环境下,通常缺乏足够的产程进展监测,所以可能很少听诊胎心率[118-120]。虽然多普勒胎心监护仪易于应用,但由于卫生资源差,多普勒在农村和偏远的医疗保健机构中很稀缺。在临床实践中引入多普勒监测仪可能会引起额外的费用,因此其更多地用于为具有医疗优势的孕产妇提供照护。

可接受性

一项探索孕产妇分娩经验定性研究系统评价的结果表明,产妇更愿意采取更方便的、以产妇为中心的照护方式,并愿意接受任何类似这种做法的技术(证据可信度高)[26]。

来自同一篇综述的医疗保健人员分娩经验的结果显示,工作人员喜欢使用多普勒设备,因为它为胎心正常提供了保证,并有可能为产妇带来更好的结果(与 CTG 相比)(证据可信度低)。在某些医疗机构中,卫生保健专业人员更愿意使用 Pinard 胎心听筒,因为它有助于采取以产妇为中心的照护方法(证据可信度低)。

附加考量

来自卫生保健人员的定性研究结果仅源自高收入医疗机构。

多普勒还允许产妇听到胎儿心跳,这会使产妇安心,会使其相比 Pinard 胎心听筒来说对产妇更具吸引力。

表 3.28　间歇性听诊的主要资源要求:多普勒超声仪和 Pinard 胎心
听筒(比较 1)

资源	描述
员工培训	■ 多普勒:非常容易使用,无需额外的训练[32] ■ Pinard:提供基于实践培训,可以把经验变得更精通[113]
供给	■ 多普勒:超声凝胶;一些可能需要更换电池(1.5V AA)[112] ■ Pinard:无
设备	■ 多普勒:设备可能花费 95~350 美元[32, 112] ■ Pinard:0.94 美元[112]
基础设施	■ 多普勒:电池供电(电池需要充电或更换) ■ Pinard:不需要
工作耗时	■ 多普勒:可变(分钟),取决于操作者的经验 ■ Pinard:可变(分钟),取决于操作者的经验

可行性

对孕产妇分娩经历的定性系统评价中没有发现与使用多普勒有关的可行性问题[26]。

同一篇综述也探讨了卫生保健人员的观点,并发现工作人员认为多普勒提供了一种更灵活的胎儿监护方法,与其他类似的监测设备相比,使用成本费用更低(证据的可信度低)[26]。然而,研究结果还表明,在某些低收入医疗机构中,与使用多普勒有关的资源,如初始购买成本,培训和持续维护方面等,可能是受限的(证据可信度低)。

附加考量

Pinard 胎心听筒是最便宜的选择;然而,多普勒可能更容易使用,因此如果有超声多普勒设备并且设备维护和电池连续供应能得到保证,那么多普勒在助产士少的情况下能更加可行。

表 3.29　判断总结：使用多普勒超声仪与 Pinard 胎心听筒进行间歇性听诊（比较 1）

预期效果	— 不详	— 多变		— 微小	✓ 小	— 适中	— 大
不良效果	— 不详	— 多变		— 大	— 适中	— 小	✓ 微小
证据的可信度	— 未纳入研究			— 极低	✓ 低	— 适中	— 高
价值				— 严重的不确定性与多变性	— 可能存在严重的不确定性与多变性	✓ 可能不存在严重的不确定性与多变性	— 不存在严重的不确定性与多变性
效果的平衡性	— 不详	— 多变	— 支持Pinard	— 可能支持Pinard	— 不支持Pinard或多普勒	✓ 可能支持多普勒	— 支持多普勒
资源配置	— 不详	— 多变	— 高成本	✓ 适中成本	— 忽略不计的成本	— 适度节省	— 大量节省
资源配置证据的可信度	✓ 未纳入研究			— 极低	— 低	— 适中	— 高

成本效益	— 不详	— 多变	— 支持 Pinard	✓ 可能支持 Pinard	— 不支持 Pinard 或 多普勒	— 可能支持 多普勒	— 支持多普 勒
公平性	— 不详	— 多变	— 降低	✓ 可能降低	— 可能没影响	— 可能增高	— 增高
可接受性	— 不详	✓ 多变		— 无	— 可能无	— 可能有	— 有
可行性	— 不详	✓ 多变		— 无	— 可能无	— 可能有	— 有

比较 2：间歇胎心监护（CTG）与常规 Pinard 胎心听诊的比较

证据来源于在津巴布韦进行的研究，包含了 633 名产妇和新生儿。"常规实践组"由当值助产士常规执行 Pinard 胎心听诊。如上所述，此研究对象为伴有并发症风险因素的孕产妇，故证据可信度因间接性而有所降低。

孕产妇结局

分娩方式：中等可信度证据表明，与常规 Pinard 胎心听诊相比，间歇 CTG 可能会提高剖宫产率（$RR=1.92$, $95\%CI$: $1.39\sim2.64$），特别是因胎窘导致的剖宫产终止妊娠（$RR=2.92$, $95\%CI$: $1.78\sim4.80$）。低可信度证据表明，间歇 CTG 几乎不影响阴道器械助产率（$RR=1.46$, $95\%CI$: $0.86\sim2.49$）。

分娩体验：该研究未发现有关产妇分娩体验的证据，包括满意度、产程中无法采用自由体位或自我失控的情况。

胎儿和新生儿结局

围生期缺氧缺血：低可信度证据表明，间歇 CTG 可降低缺氧缺血性脑病（$RR=0.20$, $95\%CI$: $0.04\sim0.90$）和新生儿惊厥的发生率（$RR=0.05$, $95\%CI$: $0.00\sim0.89$）。据相关数据统计，平均每 1 000 例中可减少 25 例 HIE 的发生（3~30 例）。有关 5 分钟内 Apgar 评分小于 7 分的证据可信度极低；该研究未报道有关脐带血低 pH 值的情况。

胎儿窘迫：中等可信度证据表明，间歇 CTG 可能会增加 FHR 异常的诊断（$RR=6.08$, $95\%CI$: $4.21\sim8.79$），包括早期和晚期减速（$RR=2.84$, $95\%CI$: $1.82\sim4.45$）。据相关数据统计，平均每 1 000 例中可增加 134 例胎心异常的诊断（60~252 例）。

围产儿死亡：相关结局的证据可信度极低。

新生儿远期结局：该研究未报道相关内容。

附加考量

该比较的证据是基于一项高危妊娠孕产妇的研究数据，从而高估了间歇胎心监护的优势。据相关证据显示，加强识别早期和晚期减速以及提高胎窘剖宫产率是否能够改善新生儿近期和远期结局尚不明确。

价值

一项定性研究的回顾调查显示，产时中良好的母婴分娩结局对多数产妇而言非常重要，但也认可医疗干预有时是必不可少的[23]。当考虑实施干预时，在允许的情况下，产妇希望对其有知情权和选择权（证据的可信度高）。

附加考量

据相关证据显示，在中低收入国家中，间歇 CTG 可提高胎心异常的检测率，以及降低围产期低氧血症的发生率，从而增加了胎窘导致剖宫产终止妊娠的概率。全球产妇高度重视避免发生严重的新生儿并发症,如围产期低氧血症,且为了拥有健康的婴儿,产妇甘愿承担剖宫产术所致的并发症风险。

资源

　　未发现关于不同类型 IA 的相对成本或成本效益的研究证据。

公平性

　　未发现影响医疗公平性的证据。

附加考量

　　2015 年 WHO 不平等状况报告指出,低收入、低学历及偏远地区产妇的相关医疗干预覆盖面不如优势产妇群体[33]。研究报告指出,类似医疗机构通常缺乏对产程进展的充分监测,且只是偶尔听诊胎心,并不是常规去做[118-120]。由于医疗资源分配紧张,农村及偏远地区的医疗机构通常短缺胎心监护设备。临床上投入实施胎心监护可能会产生额外的费用,因此,服务优势产妇群体的医疗机构其胎心监护仪的使用率较高。如果仅可能为服务此类优势群体的高配置医疗机构提供这一系列的干预措施,那么 CTG 可能会降低医疗的公平性。

表 3.30　间歇性听诊的主要资源需求:胎心监护(CTG)和 Pinard 胎心听诊(比较 2)

资源	描述
人员培训	■ CTG:如何应用设备以及如何解读研究结果的实践培训[112] ■ Pinard:提供基于实践培训,使较少的经验也能变得精通[113]
供给	■ CTG:超声凝胶,热敏纸[a],保险丝[112] ■ Pinard:无

资源	描述
设备	■ CTG：一台机器的成本为 1 457.16 美元[112]；在监测期间，每名产妇需使用一台机器和一张床 ■ Pinard：0.94 美元[112] ■ 维护成本：CTG 需要维护（Pinard 不需要）
基础设施	■ CTG：需要电源插头 ■ Pinard：不需要
工作耗时	■ CTG：需要定时监护，且需要专业人员解读 ■ Pinard：多变，取决于操作者的经验

ª 心电图（ECG）纸的成本估计为 0.03 美元 / 次[112]。胎心监护（CTG）纸张的成本各不相同，但 15~30cm 长度（假定纸张速度为 1cm/min）与上述费用类似。根据这一估计，对持续 8 小时的分娩（0.03×16 美元），纸张可能需要花费 0.48 美元。

可接受性

一项有关产妇与医务人员分娩与助产体验的定性研究调查显示，一些产妇认为实施 CTG 可使其感到放心，但产妇的行动可能会受到设备的限制，所以她们希望采取更方便且以产妇为中心的胎心监护法（证据可信度低）[26]。

调查结果还表明[26]，医务人员认为滥用胎心监护会导致过度医疗干预（证据可信度适中）。从助产角度而言，胎心监护是一类违背传统的干预措施，它忽视了以产妇为中心的照护（证据可信度适中），在人员配备不足的情况下，胎心监护犹如"保姆看管孩子"般约束着产妇（证据可信度低）。尽管医务人员认可胎心监护可保障医疗安全，但多数对其仍持有质疑，且有的医务人员出于自我保护及减少医疗纠纷而实施胎心监护（证据可信度高）。此外，一些医务人员在对监护的理解和诠释方面有所欠缺,他们并不能全面准确地解读胎监(证据可信度高)。

附加考量

定性研究结果仅源自高收入国家的医疗机构。由于产妇在产程中可行自由体位,相比现有的胎心监护设施,她们可能更倾向于无线胎心监护。目前,中低收入国家的医疗机构正在评估无线 CTG 的可行性[123]。

可行性

一项有关产妇分娩体验的定性系统评价表明,胎心监护可使产妇行动受限(证据的可信度低)[26]。

研究同样调查了有关医务人员的助产体验和观点,结果表明多数医务人员认为滥行胎心监护可导致过度医疗干预(证据可信度适中)。这可能会带来成本问题。研究结果还表明,在可能的情况下,医务人员倾向于使用多普勒设备听诊胎心,因为它具备较强的灵活性,且他们相信会带来更好的分娩结局(与 CTG 相比)。此外,尽管医务人员认为 CTG 的使用成本较低(与其他先进设施相比),但他们意识到财务拮据可能会导致设备维护不善,且在某些情况下配件供应有限。

附加考量

这些定性研究结果仅源自高收入国家的医疗机构。Pinard 胎心听筒可能是低配置医疗机构中最便宜的选择。胎心监护仪的售后维护和供应的需求降低了其在中低收入国家中实施的可行性。

表 3.31　判断总结：间歇胎心监护（CTG）与 Pinard 胎心听诊的比较（比较 2）

预期效果	— 不详	— 多变		— 微小	✓ 小	— 适中	— 大
不良效果	— 不详	— 多变		— 大	— 适中	✓ 小	— 微小
证据的可信度	未纳入研究			— 极低	✓ 低	— 适中	— 高
价值				— 严重的不确定性与多变性	— 可能存在严重的不确定性与多变性	✓ 可能不存在严重的不确定性与多变性	— 不存在严重的不确定性与多变性
效果的平衡性	— 不详	— 多变	— 赞成 Pinard	— 可能赞成 Pinard	✓ 不支持 Pinard 或间歇性 CTG	— 可能支持间歇性 CTG	— 支持间歇性 CTG
资源配置	— 不详	— 多变	✓ 高成本	— 中成本	— 忽略不计的成本	— 适度节省	— 大量节省
资源配置证据的可信度	✓ 未纳入研究			— 极低	— 低	— 适中	— 高

			✓			
成本效益	— 不详	— 多变	— 赞成 Pinard	可能赞成 Pinard	— 不支持 Pinard或 间歇性 CTG	— 可能支持 间歇性 CTG	— 支持间歇 性 CTG
公平性	— 不详	— 多变	✓ 降低	可能降低	可能没影响	可能增高	增高
可接受性	— 不详	✓ 多变		— 无	— 可能无	— 可能有	— 有
可行性	— 不详	✓ 多变		— 无	— 可能无	— 可能有	— 有

比较 3:"严密"（或强化）胎心监护与常规 Pinard 胎心听诊的比较

该证据来源于津巴布韦的对比研究,其中纳入了有并发症风险因素的孕产妇（1 项研究,n=625）,故证据可信度因间接性而有所降低。

孕产妇结局

分娩方式:低可信度证据表明,针对具备手术指征的剖宫产而言,严密胎心监护与常规 Pinard 胎心听诊两组间无统计学意义（RR=0.71, 95%CI: 0.46~1.08）,胎窘的剖宫产率（RR=0.70, 95%CI: 0.35~1.38）和阴道器械助产率（RR=1.21, 95%CI: 0.69~2.11）可能也没有差异。

分娩体验:该研究未发现有关产妇分娩体验的证据,包括满意度、未能采取心仪的体位或自我失控的情况。

胎儿和新生儿结局

围生期缺氧缺血:有关 5 分钟内 Apgar 评分小于 7 分、新生儿惊厥和缺氧缺血性脑病的证据可信度极低。

胎儿窘迫:中等可信度证据表明,严密 Pinard 胎心听诊可能会增加 FHR 异常的诊断($RR=1.71, 95\%CI: 1.10\sim2.65$),但多数无法识别早期和晚期胎心减速($RR=1.33, 95\%CI: 0.79\sim2.23$)(证据可信度低)。

围产儿死亡率:相关结局的证据可信度极低。

新生儿远期结局:该研究未报道相关内容。

附加考量

据相关证据显示,加强识别 FHR 异常能否改善近期和远期的新生儿结局尚不明确。

价值

一项定性研究的回顾调查显示,产时中良好的母婴分娩结局对多数产妇而言非常重要,但也认可医疗干预有时是必不可少的[23]。在这种情况下,产妇希望从技术娴熟并能敏锐感知其需求的医务人员那里获得相关信息(证据的可信度高)。

资源

未发现关于资源的研究证据。

附加考量

津巴布韦的两项研究比较了严密监测和常规监测(非严密监测)的区别。就工作人员的时间而言,严密胎心监护似乎更加耗费资源。

主要资源需求:见比较 2 的资源需求(表 3.30)。

公平性

2015 年 WHO 不平等状况报告指出,低收入、低学历及偏远地区产妇的相关医疗干预覆盖面不如优势产妇群体[33]，在这些医疗机构中，由于缺乏资源和劣质照护服务而可能无法严密监测胎心。研究报告指出，类似医疗机构通常缺乏对产程进展的充分监测，且只是偶尔听诊胎心，并不是常规去做[118-120]。无论间歇胎心听诊的方法如何，通过适当的培训、监督和监测来解决这一基本的照护质量问题，可能会对医疗公平性产生积极的影响。

可接受性

一项有关产妇与医务人员分娩与助产体验的定性研究调查[26]显示，产妇可能更倾向于富有爱心、专业能力强以及能够洞悉其需求的医务人员为其严密监测胎心，从而拉近与医务人员之间的距离（证据可信度高）。

研究同样表明，在人力资源充足的情况下，医务人员愿意提供这种以产妇为中心的严密产时监测（证据可信度高）。

附加考量

上述定性研究的证据表明，如果要进行胎心监测，产妇会更倾向于专业能力较强的医务人员为其严密监测，以便及时发现胎儿缺氧从而规避预后不良[26]。产妇可能认为若医务人员密切监测胎心情况，她们就获得了优质的产时服务。

可行性

在一项有关产妇分娩体验的定性系统评价中，未发现关于严密使用 Pinard 胎心听筒的可行性问题。

研究同样探讨了关于医务人员产时的照护体验，发现医务人员有时缺乏使用 Pinard 胎心听筒的时间，并认为在紧急情况下，有时难以完成精准的胎心听诊（证据可信度低）[26]。

表 3.32　判断总结：严密胎心监护与常规 Pinard 胎心听诊的比较（比较 3）

预期效果	— 不详	— 多变		✓ 微小	— 小	— 适中	— 大
不良效果	— 不详	— 多变		— 大	— 适中	— 小	✓ 微小
证据的可信度	— 未纳入研究			✓ 极低	— 低	— 适中	— 高
价值				— 严重的不确定性与多变性	— 可能存在严重的不确定性与多变性	✓ 可能不存在严重的不确定性与多变性	— 不存在严重的不确定性与多变性
效果的平衡性	— 不详	— 多变	— 赞成常规监测	— 可能赞成常规监测	✓ 不支持严格或常规监测	— 可能支持严格检测	— 支持严格监测
资源配置	— 不详	— 多变	— 高成本	— 适中成本	✓ 忽略不计的成本	— 适中节省	— 大量节省
资源配置证据的可信度	✓ 未纳入研究			— 极低	— 低	— 适中	— 高

3. 证据和推荐意见

					✓		
成本效益	— 不详	— 多变	— 赞成常规监测	— 可能赞成常规监测	不支持严格或常规监测	— 可能支持严格检测	— 支持严格检测
公平性	— 不详	— 多变	— 降低	— 可能降低	— 可能没影响	✓ 可能增高	— 增高
可接受性	— 不详	— 多变		— 无	— 可能无	✓ 可能有	— 有
可行性	— 不详	— 多变		— 无	— 可能无	✓ 可能有	— 有

3.2.12　硬膜外麻醉分娩镇痛

推荐意见 19

　　对于产程中要求镇痛的健康产妇,应根据其意愿使用硬膜外麻醉镇痛。(推荐)

备注

- GDG 认为,虽然关于比较硬膜外与非硬膜外麻醉在分娩镇痛效果方面的证据有限,但已证实硬膜外麻醉可缓解手术疼痛(包括经腹手术),因此,将其推荐为一项分娩镇痛措施。

- 医务人员应当意识到,产妇对硬膜外麻醉的需求受到其产前保健和产时照护的影响,无论她们是否自发临产或了解其他一些镇痛措施。

- 产妇对分娩镇痛的需求以及所选的镇痛类型可能受到照护环境、照护服务形式和医护人员的强烈影响。

- 产程中常用的两种药物性镇痛方法:硬膜外麻醉和阿片类药物,两者各有利弊。硬膜外麻醉的镇痛效果可能更为显著,但与阿片类药物相比,实施硬膜外镇痛术及其并发症管理会更加耗费资源。
- 为了避免发生不良反应以及尽量维持产妇机体的运动功能,在实施硬膜外麻醉时应采用局麻药的最低剂量[124]。
- 针对第二产程中采用硬膜外麻醉的产妇而言,可根据自主意愿推荐产妇选择舒适的分娩体位,包括直立位;且可于宫口开全后延迟用力 1~2 小时或推荐产妇当恢复向下用力的感觉时再用力。

证据总结及讨论

干预效果(EB 表 3.2.12)

该证据来源于一项 cochrane 系统评价,该系统评价包含了 43 项研究[125]。

比较 1:硬膜外麻醉与安慰剂 / 无硬膜外麻醉的比较

包含 897 名产妇的 7 项研究比较了硬膜外与无硬膜外麻醉的镇痛效果。研究场所为中国(3 项)、巴西(1 项)、印度(1 项)、墨西哥(1 项)和土耳其(1 项)。每项研究的样本量为 100~300 人不等。1990—2000 年开展了 1 项研究,2010 年以后开展了 3 项,其余三项研究未言明具体时间。

所有硬膜外镇痛研究均采用布比卡因或罗哌卡因麻醉给药。其中,1 项研究采用了罗哌卡因联合芬太尼麻醉给药,另 2 项研究分别采用布比卡因联合芬太尼或曲马多给药。两项研究采用了产妇自控式分娩镇痛泵。三项研究采用了腰硬联合麻醉。对照组包含:无硬膜外麻醉(4 项研究,$n=637$);无硬膜外麻醉但采用其他镇痛方式(未明确)(2 项研究,$n=190$);采用非药物性镇痛(1 项研究,$n=70$)。

孕产妇结局

缓解疼痛: 由于证据可信度极低, 与无硬膜外麻醉相比, 目前尚未明确实施硬膜外麻醉能否降低疼痛评分、缓解疼痛程度或减少额外的镇痛需求。

分娩方式: 中等可信度证据显示, 与无硬膜外麻醉的产妇相比, 硬膜外镇痛可能会降低剖宫产率 (5 项研究, $n=578$, $RR=0.46$, $95\%CI$: 0.23~0.90)。由于证据可信度极低, 尚不确定硬膜外麻醉是否影响阴道器械助产率。

产程时长: 由于证据可信度极低, 与安慰剂相比, 目前尚不清楚硬膜外麻醉是否会影响第一或第二产程的时长。

产程加速: 低可信度证据显示, 硬膜外麻醉对产妇是否应用催产素加速产程几乎无影响。(3 项研究, $n=415$, $RR=0.89$, $95\%CI$: 0.63~1.24)

分娩体验: 一项低可信度的研究结果表明, 硬膜外麻醉可提升产妇的满意度或对产时分娩镇痛的满意度 ($n=70$, $RR=1.32$, $95\%CI$: 1.05~1.62)。由于证据可信度极低, 与无硬膜外麻醉相比, 尚不能确定硬膜外麻醉是否影响产妇对产程的自主掌控程度。

副作用: 与安慰剂/无干预组相比, 有关硬膜外麻醉引发低血压、呕吐、发热、嗜睡或尿潴留等副作用的研究证据尚不明确。

胎儿及新生儿结局

围生期缺氧缺血: 由于证据可信度极低, 尚不明确硬膜外麻醉是否会导致新生儿出生后 5 分钟内 Apgar 评分低于 7 分的情况。

远期结局: 纳入的研究中无相关报道。

母婴早接触早吸吮: 纳入的研究中无相关报道。

价值

一项有关产妇对产时照护关注点的定性研究调查显示[23], 大部分产妇 (尤其是初产妇) 会对分娩感到焦虑 (高可信度证据), 在某些情况下，产妇乐于接受镇痛干预措施（低可信度的证据）。当考虑实施干预时，在允许的情况下，产妇希望对其有知情权和选择权（高可信度证据）。

一项关于产妇使用硬膜外麻醉体验的回顾性定性研究显示（仅限高收入地区），当硬膜外麻醉能有效缓解分娩疼痛并有助于自主掌控产程时，产妇对其关注和需求也随之加强（中等可信度证据）[126]。然而，有些产妇由于担心穿刺痛和潜在并发症而恐惧接受硬膜外镇痛，且她们对硬膜外麻醉能否有效缓解分娩疼痛仍持有争议（证据可信度低）；有些产妇认为硬膜外麻醉有助于改善分娩体验（中等可信度证据）。产妇会慎重选择此项镇痛方法，并且她们也重视专业人士及家庭成员对其决策的支持（证据可信度低）。

附加考量

纳入的所有使用硬膜外麻醉的定性研究均来自高收入地区。美国开展了其中 6 项。研究尚无法明确是否包含催产、引产或其他可能影响产妇对硬膜外麻醉效果评价的干预因素。

在一些地域文化中，产妇认为疼痛是分娩的重要组成部分，她们把不耐受疼痛视为一种软弱的表现。此外，一些产妇认为硬膜外麻醉是一项影响其自主掌控产程的干预措施。

资源

目前尚未发现有关成本效益的最新研究。然而，来自 2002 年美国的一项关于比较硬膜外麻醉与阿片类药物镇痛的成本 – 效益研究表明，硬膜外麻醉的成本大于阿片类药物[127]。据研究统计，经阴道顺产的平均医疗费用为 3 117 美元，而硬膜外镇痛的预估费用是 338 美元（1998 年的收费标准），其较高成本主要源于麻醉所需配置的医务人员（约 238 美元）以及相关术后并发症的管理（约 120 美元）。比较硬膜外麻醉和阿片类药物，前者更易提高阴道器械助产率（14% vs 10%）以及导致发热（24% vs 6%）、使用催产素催产（45% vs

35%)、尿潴留(2.7% vs 0.13%)、体位穿刺头痛(1.5% vs 0%)、低血压治疗(30% vs 0%)和产程延长(第一产程为 7 小时 vs 6 小时,第二产程 1.75 小时 vs 1.5 小时),此外,还包含一些罕见并发症的高发风险,为此相应所承担的费用也有所增加。对于应用阿片类药物的产妇更易出现呼吸抑制(14% vs 2%)、由呼吸抑制导致的新生儿窒息复苏(4.5% vs 0.5%)及皮肤瘙痒(14% vs 12%)。两者的剖宫产率相同(20%)。

表 3.33 硬膜外麻醉的主要资源需求

资源	定义
人员	■ 接受过硬膜外镇痛置管及管理培训的麻醉师及其他卫生保健专业人员 ■ 接受过器械助产分娩培训的产科医生及其他卫生保健人员
培训	■ 专科医疗培训是必需的
供给	■ 无菌输液包(包括无菌手套、无菌衣、无菌帽、无菌口罩、无菌巾)、硬膜外穿刺包、静脉导管、急救复苏药品及氧气
设备及基础设施	■ 输液架、输液泵、充足的急救复苏设备
时间	■ 硬膜外镇痛的时机 ■ 监测母亲及婴儿在产时及产后副作用发生的时机
监督和管理	■ 专业的监测 ■ 麻醉师及产科医生(如果需要器械阴道助产的话)实施针对硬膜外麻醉并发症的监测和管理

附加考量

其他研究调查显示,实施硬膜外麻醉会大幅度增加每例分娩的成本费用[128,129]。例如,一项澳大利亚的研究发现,单一项硬膜外镇痛术就可使分娩费用增加高达 36%，这取决于医疗机构的类型[129]。对于在公立医院分娩的初产妇而言，硬膜外麻醉可增加 20% 的分娩费用，若需联合加速产程，又将产生 24% 的额外费用（共计增加 44% 的成本费用）。荷兰的一项研究比较了常规与按需行硬膜外麻醉的分娩费用，由于较高的医药花费、较长的住院时间以及剖宫产和阴道器械助产率的增加，常规比按需行硬膜外麻醉的费用高出了 322 欧元（60~355 欧元）[130]。

硬膜外麻醉的主要成本来源于配置执行麻醉给药的医务人员和术后监测观察，以及阴道器械助产。一项荷兰的研究显示，与阿片类药物镇痛（约 15 欧元）相比，硬膜外麻醉（约 122 欧元）的手术费用更高。

多数情况下，使用硬膜外麻醉的产妇并非纳入助产士主导的产程管理范畴，而是归属于更高级别的管理（如产科医师），因此床位费会更高。由于硬膜外麻醉可能会导致产程延长及产后监测，因此，产妇在产房停留的时间相对较长。

公平性

尚无直接证据证明硬膜外麻醉对医疗公平性的影响。一项关于院内分娩的利弊研究间接表明[8]，"照护不周和照护延误" 可能会对院内分娩产生负面影响（证据可信度适中）。类似情况也可见于产时疼痛管理。此外，该研究强调了中低收入国家的产妇恐惧陌生或非意愿的产时干预，这些会对院内分娩造成不利影响（高可信度证据）。有些产妇认为硬膜外麻醉同其他某些注射类型一样是不常见并且不必要的干预措施。

附加考量

2015 年 WHO 不平等报告指出，在优质助产服务领域中，对硬膜外镇痛分娩的推广及实施仍存在较大空白[33]。硬膜外镇痛在高收入地区以及中低收入地区的优势妇女群体中应用甚广。由于麻醉所需较高的医疗配置,硬膜外镇痛的可行性因各地区的医疗水平而异。例如,农村地区可能通常难以推行硬膜外镇痛分娩,因为产妇可能负担不起,同时可能也缺乏执行硬膜外镇痛的专业人员[127]。美国一项研究发现,不同社会层次的女性可能对硬膜外镇痛的接受态度及决策的参与程度有所不同[131]。

为劣势产妇群体提供及时、有效的分娩镇痛措施将有助于直接降低产时照护的不公平性。基于以上证据,通过鼓励更多的社会底层产妇接受院内分娩也可间接影响医疗公正性。然而,尤其在低收入国家中,一些产妇认为硬膜外麻醉是不常见且不必要的干预措施,这可能会成为她们接受院内分娩的阻碍,尤其是那些相信分娩是自然的生理过程且无需介入干预的产妇,她们倾向于选择传统的方式来应对疼痛。

有人认为通过转变医务人员以及产妇对分娩疼痛的态度(减少对分娩不适的医疗干预),可以促使产妇重拾与生俱来的生育能力[132],降低高收入地区硬膜外麻醉的使用率将对医疗公平性产生积极的影响。

可接受性

一项有关探讨产妇产时照护体验的定性系统评价显示[126],产妇对实施硬膜外麻醉仍持有争议,其观点受到硬膜外镇痛的有效性及其他因素的影响(中等可信度证据)。一些产妇希望硬膜外麻醉可有助其实现无痛分娩、减轻对疼痛的恐惧和(或)保持分娩自控感(中可信度证据),而另一部分产妇则将硬膜外麻醉当成"最后一根稻草",想要当她们无法忍受疼痛和(或)自我失控时再接受硬膜外麻醉镇痛(证据可信度低)。

有证据表明,硬膜外麻醉可使产妇放松、有助其恢复体力以及能够重新调整自我状态从而改善分娩体验(中等可信度证据)。然而,尽管部分产妇认为是通过医务人员的推荐与支持从而决定行硬膜外麻醉,但另有部分产妇感觉是经由医务人员(通过产前保健教育)和家属的施压或说服从而接受行硬膜外麻醉（证据可信度低）。

一些接受硬膜外麻醉的产妇害怕在操作过程中对自身和（或）胎儿造成损伤（证据可信度低）。她们曾有过不良的既往史，其中包括疼痛或是置管并发症（证据可信度低）。一些产妇会出现母婴情感分离、并产生一系列负面情绪，包括自我矛盾、内疚、失望和挫败感（证据可信度低）。一些产妇反馈在实施硬膜外麻醉给药后出现了行动受限的情况（证据可信度低）。

一些产妇认为硬膜外麻醉能有效缓解疼痛，但并非全部（证据可信度低）。持续疼痛、突破痛和延误给药时机（如给药太迟导致无法起效）是导致硬膜外麻醉镇痛缺乏有效性的原因。另一项关于孕产妇及卫生保健人员针对分娩的看法的质性系统评价中也包含卫生保健人员对硬膜外镇痛的看法[26]，但证据可信度极低。证据表明，有些助产士认为硬膜外镇痛的使用违背了助产士的工作理念、并将它与副作用、母婴分离及潜在的干预相联系。证据还表明部分卫生保健人员坚信，如果硬膜外镇痛需要应用的话，它可能更适合初产妇或产程异常的产妇。

附加考量

关于硬膜外镇痛的定性研究[26,126]均来自于普及硬膜外麻醉的高收入国家的医疗机构。

可行性

一项有关探讨产妇与医务人员分娩与助产体验的定性系统评价显示[26]，一些高收入地区的医务人员由于工作量超负荷以及无暇提供非药物性镇痛措施，为此她们会推荐产妇行硬膜外麻醉镇痛（极低可信度证据）。

另一项定性系统评价[126]显示，在部分研究中，因延误麻醉给药时机而致使硬膜外镇痛效果欠佳（证据可信度低），这一现象说明在实施硬膜外麻醉方面仍存在不足。

附加考量

所有关于硬膜外镇痛的定性研究均来自于普及硬膜外麻醉的高收入国家。在资源匮乏及不推广硬膜外镇痛地区，由于财政问题及额外培训费用，可能会对实施硬膜外镇痛产生负面影响。

表 3.34　判断总结：硬膜外麻醉与安慰剂/无硬膜外麻醉的比较

预期效果	— 不详	— 多变		— 微小	✓ 小	— 适中	— 大
不良效果	✓ 不详	— 多变		大	适中	小	微小
证据的可信度	— 未纳入的研究			✓ 极低	— 低	— 适中	— 高
价值				严重的不确定性与多变性	✓ 可能存在严重的不确定性与多变性	可能不存在严重的不确定性与多变性	不存在严重的不确定性与多变性
效果的平衡性	— 不详	— 多变	— 倾向于阿片类药物或非硬膜外	— 可能倾向于阿片类药物或无硬膜外镇痛	— 并不倾向于硬膜外镇痛或无硬膜外镇痛	✓ 可能倾向于硬膜外镇痛	倾向于硬膜外镇痛
资源配置	— 不详	— 多变	✓ 高成本	— 中等成本	— 可忽略的成本	— 适中节省	— 大量节省

资源配置证据的可信度	— 未纳入的研究			✓ 极低	低	— 适中	— 高
成本效益	— 不详	— 多变	— 倾向于无硬膜外镇痛	✓ 可能倾向于无硬膜外镇痛	并不倾向于硬膜外镇痛或无镇痛	可能倾向于硬膜外镇痛	倾向于硬膜外镇痛
公平性	— 不详	— 多变	— 下降	✓ 可能下降	可能没有影响	可能升高	升高
可接受性	— 不详	✓ 多变		无	可能无	可能有	有
可行性	— 不详	✓ 多变		无	可能无	可能有	有

比较 2：硬膜外麻醉与注射用阿片类药物镇痛的比较

涉及 10 835 名产妇的 35 项研究，比较了硬膜外麻醉与阿片类药物[125]的镇痛效果。研究场所分别为加拿大（3 项）、中国（2 项）、埃及（2 项）、芬兰（2 项）、印度（2 项）、以色列（2 项）、荷兰（3 项）、英国（2 项）以及美国（10 项）。此外，在丹麦、法国、伊朗、科威特、马来西亚、挪威和瑞典各有一项研究。每项研究的样本量大小差别很大，在 50~1 000 人不等。1990—2000 年期间开展了 11 项研究，2000—2010 年为 6 项，2010—2013 年为 3 项，其余 14 项研究未明确具体时间。

在报道的大多数研究中,硬膜外麻醉采用布比卡因(bupivacaine)或左旋布比卡因(levobupivacaine)给药。其中,10项研究采用了布比卡因联合芬太尼麻醉给药,以及1项为布比卡因联合曲马多给药。另一项硬膜外麻醉采用了左旋布比卡因联合芬太尼给药。仅4项研究实施了腰硬联合麻醉。3项研究于第二产程暂停使用硬膜外镇痛。阿片类药物研究包括哌替啶(17项研究,n=6 889),布托啡诺(1项研究,n=100),芬太尼(3项研究,n=447)以及瑞芬太尼(9项研究,n=3 462),此外,其余研究还包含了其他类型的阿片类给药。其中,19项研究采用了产妇自控式静脉镇痛泵,10项为静脉注射(IV)给药,5项为肌肉注射(IM)给药(1项给药途径尚未明确)。

孕产妇结局

疼痛缓解:低可信度证据表明,与注射用阿片类药物相比,硬膜外麻醉可降低产妇的疼痛评分(5项研究,n=1 133;标准化均数差[SMD]=−2.64,95%CI:−4.56~−0.73,相当于在10分制的范围内降低了大约3分)。低可信度证据表明,比较采用硬膜外麻醉与注射用阿片类药物,前者的镇痛效果可能更显著(7项研究,n=1 911,RR=1.47,95%CI:1.03~2.08)。低可信度证据表明,实施硬膜外麻醉可降低产妇对其他镇痛的需求(16项研究,n=5 099,RR=0.10,95%CI:0.04~0.25)

分娩方式:低可信度证据表明,硬膜外麻醉可增加器械助产率,其中,硬膜外组的发生率为13.2%,而阿片类组为9.6%(31项研究,n=10 343,RR=1.43,95%CI:1.29~1.59)。中等可信度证据显示,硬膜外麻醉几乎不影响剖宫产率(34项研究,n=10 745,RR=1.07,95%CI:0.97~1.19)

产程时长:中等可信度证据显示,与阿片类药物相比,实施硬膜外麻醉的产妇其第一产程可能延长约30分钟(10项研究,n=2 654,MD=29.79,95%CI:12.79~46.79),以及低可信度证据表明,第二产程

可能延长约 15 分钟（MD=14.96，95%CI：8.96~20.96）

产程加速：低可信度证据显示，与阿片类药物相比，应用硬膜外麻醉更易增加使用催产素加速产程（20 项研究，n=8 746，RR=1.11，95%CI：1.01~1.22）

分娩体验：一项低信度的研究结果表明，硬膜外麻醉几乎不影响产妇对产程的自我掌控度（n=334，RR=1.17，95%CI：0.62~2.21）以及对分娩体验的满意度（n=332，RR=0.95，95%CI：0.87~1.03）

副作用：低可信度证据表明，尽管有关硬膜外麻醉引发产妇低血压的研究数据大相径庭，但低信度证据显示，硬膜外麻醉可能会增加低血压的发生率（10 项研究，4 212 名产妇，RR=11.34，95%CI：1.89~67.95）。中等可信度证据显示，与阿片类药物相比，硬膜外麻醉可能会减少新生儿窒息的风险（5 项研究，n=2 031，RR=0.23，95%CI：0.05~0.97）。由于证据可信度极低，与阿片类镇痛相比，目前尚未明确硬膜外麻醉能否减少发生恶心、呕吐或嗜睡等副作用。低可信度证据表明，硬膜外麻醉可增加发热（体温大于 38℃）的概率（10 项研究，n=4 671，RR=2.60，95%CI：1.82~3.73）。中等可信度显示，与阿片类药物相比，硬膜外麻醉会增加尿潴留的发生（4 项研究，n=343，RR=9.20，95%CI：2.28~37.11）

胎儿及新生儿结局

围生期缺氧缺血：低可信度证据显示，在新生儿出生后 5 分钟内 Apgar 评分低于 7 分方面，两组无组间差异（23 项研究。n=9 147，RR=0.80，95%CI：0.58~1.10）。中等可信度证据表明，有关新生儿脐动脉血 pH 值小于 7.2 方面，硬膜外麻醉的发生率低于阿片类药物（8 项研究，n=4 783，RR=0.81，95%CI：0.69~0.94）；此外，在脐动脉血 pH 值小于 7.15 方面，两组无显著差异（3 项研究，n=480，RR=1.17，95%CI：0.64~2.14）。中等可信度证据显示，与注射用阿片类药物相比，行硬膜外麻醉的产妇其新生儿所需纳洛酮给药治疗的概率较低（10 项研究，n=2 645，RR=0.15，95%CI：0.10~0.23）

新生儿远期结局: 纳入的研究中无相关报道。

母婴早接触早吸吮: 纳入的研究中无相关报道。

价值

一项有关产妇对产时照护关注点的定性研究调查显示[23],大部分产妇(尤其是初产妇)会对分娩感到忧虑(证据可信度高),并且在某些情境下,乐于接受干预以缓解疼痛(证据可信度低)。当考虑实施干预时,在允许的情况下,产妇希望对其有知情权和选择权(证据可信度高)。

一项有关产妇分娩体验的定性研究调查显示(仅限高收入地区),当硬膜外麻醉能有效缓解分娩疼痛并有助于自主掌控产程时,产妇对其关注和需求也随之加强(证据可信度中等)[26]。然而,一些产妇由于担心穿刺痛或潜在并发症而害怕接受硬膜外镇痛,且她们对硬膜外麻醉能否有效缓解分娩疼痛仍持有争议(证据可信度低)。一些产妇认为硬膜外麻醉有助于改善分娩体验(证据可信度中等)。

产妇会慎重选择此项镇痛措施,同时她们也重视医务人员及家庭成员对其决策的支持(证据可信度低)。

附加考量

所有纳入的使用硬膜外麻醉的定性研究均来自高收入地区。美国开展了其中6项。研究尚未明确是否包含引产、催产或其他可能影响产妇对硬膜外麻醉效果评价的干预因素。

在某些地域文化中,产妇认为疼痛是分娩的重要组成部分,她们把不耐受疼痛视为一种软弱的表现。此外,一些产妇认为硬膜外麻醉是一项影响产程自主进展的干预措施。

资源

目前尚未发现有关成本效益的最新研究。然而,来自2002年美国的一项关于比较硬膜外麻醉和阿片类药物镇痛的成本 - 效益的研究表明,硬膜外镇痛的成本高于阿片类药物[127]。在研究中,院内阴道分娩的平均费用是 3 117 美元,而使用硬膜外镇痛预期增加成本 338 美元(1998 年估价),主要是增加了医疗卫生人员的费用(预估 238 美元)以及管理术后并发症的费用(120 美元)。比较硬膜外麻醉与阿片类药物,前者更易增加器械助产率(14% vs 10%)以及导致发热(24% vs 6%)、使用催产素加速产程(45% vs 35%)、尿潴留(2.7% vs 0.13%)、体位性穿刺性头痛(1.5% vs 0.0%)、低血压(30% vs 0%)和产程延长(第一产程 7 小时 vs 6 小时;第二产程 1.75 小时 vs 1.5 小时),此外,还包含一些罕见并发症的高发风险,为此相应所承担的费用也有所增加。而阿片类药物则更易引发母体呼吸抑制(14% vs 2%)、新生儿窒息复苏(4.5% vs 0.5%)及皮肤瘙痒(14% vs 12%)。在剖宫产率方面,两组无组间差异(20%)。

表 3.35　硬膜外麻醉及阿片类药物的主要资源需求

资源	描述
人员	■ 硬膜外镇痛:麻醉师或其他接受过硬膜外置管和管理培训的专业人员;其他接受过培训的医疗人员,例如接受过硬膜外镇痛监护培训的护士 ■ 阿片类药物:经常需要开具阿片类处方药的医生(不同国家及地区的临床情境不同);此外还需要其他医疗人员,如可以监测阿片类药物的助产士或护士
培训	■ 硬膜外镇痛:需要接受专业的培训 ■ 阿片类药品:相比较而言易于管理
供给	■ 硬膜外镇痛:输液器、无菌包(包括手套、隔离衣、帽子、口罩、无菌巾)、硬膜外导管,皮肤消毒剂,静脉导管,适当的复苏抢救药品、氧气 ■ 阿片类药物:药物(如哌替啶)、针头、注射器、静脉导管(可选择)、皮肤消毒剂、氧气及适当的复苏抢救药品

资源	描述
基础设施	■ 硬膜外穿刺:输液架、输液镇痛泵、氧气及全套抢救复苏设备 ■ 阿片类药物:氧气及全套抢救复苏设备
时间	■ 医疗人员使用和监测硬膜外镇痛的时间要比阿片类药物更长
监督和管理	■ 硬膜外镇痛和阿片类药物都需要监测人员 ■ 硬膜外镇痛的并发症管理和监测通常需要麻醉师及产科医生(如需要器械助产)进行

附加考量

其他研究调查显示,实施硬膜外麻醉会大幅度增加每例分娩的成本费用[128, 129]。例如,在一项澳大利亚的研究中,单一项硬膜外镇痛术会使分娩费用增加高达 36%,增加幅度取决于医疗机构的种类[129]。对于在公共卫生机构分娩的初产妇而言,硬膜外麻醉可使分娩成本增加 20%,若需联合加速产程,又将产生 24% 的额外费用(共计增加 44% 的成本费用)。荷兰一项研究发现,与按需进行硬膜外麻醉相比,常规硬膜外镇痛的费用增加了 322 欧元(60~355 欧元),主要是由于医疗成本更高、住院时间更长、剖宫产和阴道器械助产率的增加[130]。

硬膜外麻醉的主要成本来源于配置执行麻醉给药的医务人员和术后监护观察,以及实施器械助产。在一项荷兰的研究中,与阿片类药物(15 欧元)相比,硬膜外镇痛(122 欧元)的分娩成本更高。

在许多情境下,使用硬膜外镇痛的产妇无法进入助产士主导的产程管理机构,而是归属于更高等级的管理(如医院的产科病房),因此床位费也会更高。由于硬膜外麻醉可能导致产程延长和产后观察,因此,产妇在产房停留的时间也相对更长。

公平性

尚未发现有关硬膜外麻醉镇痛影响医疗公平性的直接证据。一项关于院内分娩的利弊研究间接表明[8],"照护不周和照护延误"可能会对院内分娩产生负面影响(证据可信度适中)。类似情况也可见于产时疼痛管理。

此外,该研究还强调低收入地区的产妇恐惧"不常见且不必要的"产时干预,这些会对院内分娩造成不利影响(证据可信度高)[8]。有些产妇认为硬膜外镇痛和其他某些注射方式一样是不常见且不必要的干预措施。

附加考量

2015年WHO不平等状况报告指出,在优质助产服务领域中,对硬膜外镇痛分娩的推广及实施仍存在较大空白[33]。硬膜外镇痛在高收入地区以及中低收入地区的优势产妇群体中应用甚广。由于麻醉所需较高的医疗配置,硬膜外镇痛的可行性因各地区的医疗水平而异。例如,农村地区通常难以推行硬膜外镇痛分娩,因为产妇可能负担不起,同时可能也缺乏执行硬膜外镇痛的专业人员[127]。美国一项研究报道指出,不同社会层次的产妇,其对硬膜外镇痛的接受度和决策参与程度也有所不同[131]。

为弱势产妇群体提供及时、有效的分娩镇痛措施将有助于显著提高产时照护的公平性。基于以上证据,通过鼓励处于社会底层的产妇接受院内分娩也可间接影响医疗公平性。然而,尤其在低收入国家中,一些产妇认为硬膜外镇痛是不常见且不必要的措施,这可能成为她们进行院内分娩的阻碍,尤其是相信分娩是自然的生理过程且无需介入干预的产妇,她们倾向于选择传统的方式来应对疼痛。

有人认为通过转变医务人员及产妇对分娩疼痛的态度(减少对分娩不适的医疗干预),可以促使产妇重拾与生俱来的生育能力[132],降低高收入地区硬膜外麻醉的使用率,将对医疗公正性起到积极的作用。

可接受性

一项有关探讨产妇产时照护体验的定性系统评价显示[126]，产妇对实施硬膜外麻醉仍持有争议。其观点受到硬膜外镇痛的有效性及其他因素的影响（中等可信度证据）。一些产妇希望硬膜外麻醉能有助其实现无痛分娩、减轻对疼痛的恐惧和（或）保持她们在分娩过程中的自我控制能力（中等可信度证据），而另一部分产妇则将硬膜外麻醉当成"最后一根稻草"，想要当她们无法忍受疼痛和（或）失去控制时再接受硬膜外麻醉（证据可信度低）。

相关证据显示，硬膜外麻醉可使产妇放松、有助其恢复体力以及能够重新调整自我状态从而改善分娩体验（证据可信度适中）。然而，尽管部分产妇认为是通过医务人员的推荐与支持从而决定行硬膜外麻醉，但另有部分产妇感觉是经由医务人员（通过产前保健教育）和家属的施压或说服从而接受行硬膜外麻醉（证据可信度低）。

一些接受硬膜外镇痛的产妇害怕在操作过程中对自身和（或）胎儿造成损伤（证据可信度低）。她们曾有过不良的既往史，其中包括疼痛或是置管并发症（证据可信度低）。一些产妇会出现与母婴情感分离，并产生一系列负面情绪，包括自我矛盾、内疚、失望和挫败感（证据可信度低）。一些产妇反馈在实施硬膜外麻醉给药后出现了行动受限的情况（证据可信度低）。

部分（并非全部）产妇认为硬膜外麻醉能有效缓解疼痛（证据可信度低）。持续疼痛、突破痛和延误给药时机（如给药太迟导致无法起效）是导致硬膜外麻醉镇痛缺乏有效性的原因。另一项关于孕产妇及卫生保健人员针对分娩的看法的定性系统评价中也包含卫生保健人员对硬膜外镇痛的看法[26]，但证据可信度极低。证据表明，有些助产士认为硬膜外镇痛的使用违背了助产士的工作理念，并将它与副作用、母婴分离及潜在的干预相联系。证据还表明部分卫生保健人员坚信，如果需要应用硬膜外镇痛的话，它可能更适合初产妇或产程异常的产妇。

关于硬膜外镇痛的定性研究[26,126]均来自于普及硬膜外麻醉的高收入国家的医疗机构。

可行性

一项有关产时照护体验的定性系统评价显示[26]，一些高收入地区的医务人员由于工作量大以及无暇提供支持性措施，他们会鼓励产妇行硬膜外麻醉镇痛（极低可信度证据）。

另一项定性系统评价[126]显示，部分研究中孕产妇报道硬膜外镇痛效果不佳，可能是因为延误麻醉给药时机引起的（证据可信度低），这一现象说明在实施硬膜外麻醉方面仍存在不足。

附加考量

所有关于硬膜外镇痛的定性研究均来自于普及硬膜外麻醉的高收入国家。在低配置的医疗机构中，硬膜外镇痛难以广泛使用，是由于财政问题及额外的培训需要，可能会对实施硬膜外镇痛产生负面影响。

表 3.36 判断总结：硬膜外镇痛与阿片类药物的比较

预期效果	— 不详	— 多变		— 微小	— 小	✓ 适中	— 大
不良效果	— 不详	— 多变		— 大	✓ 适中	— 小	— 微小
证据的可信度	— 未纳入的研究			— 非常低	✓ 低	— 适中	— 高
价值				— 存在重要的不确定性或多变性	✓ 可能存在重要的不确定性或多变性	— 可能不存在重要的不确定性或多变性	— 不存在重要的不确定性或多变性

效果的平衡性	— 不详	— 多变	— 倾向于阿片类药品镇痛	— 可能倾向于阿片类药物	✓ 并不倾向于硬膜外镇痛或阿片类药物	— 可能倾向于硬膜外镇痛	— 倾向于阿片类药物
资源配置	— 不详	— 多变	✓ 高成本	— 中等成本	— 可忽略的成本	— 适度节省	— 大量节省
资源配置证据的可信度	— 未纳入研究			— 非常低	✓ 低	— 中度	— 高
成本效益	— 不详	— 多变	— 倾向于阿片类药品镇痛	✓ 可能倾向于阿片类药物	— 并不倾向于硬膜外镇痛或阿片类药物	— 可能倾向于硬膜外镇痛	— 倾向于硬膜外镇痛
公平性	— 不详	— 多变	— 下降	✓ 可能下降	— 可能没有影响	— 可能升高	— 升高
可接受性	— 不详	✓ 多变		— 无	— 可能无	— 可能是	— 是
可行性	— 不详	✓ 多变		— 无	— 可能无	— 可能是	— 是

3.2.13 阿片类药物镇痛

推荐意见 20

对产程中要求镇痛的健康产妇,推荐根据其意愿使用注射用阿片类药物,如芬太尼、吗啡或哌替啶。(推荐)

备注

- 许多产妇喜欢在分娩时有多种缓解疼痛的方式并且选择其中之一。证据显示,阿片类药物可能有助于缓解分娩疼痛,但包含一些副作用如嗜睡、恶心和呕吐等。
- 尽管应用甚广,哌替啶并非首选药,因为短效阿片类药物副作用较少。
- 在药物使用之前,医护人员应当告知产妇药品的副作用包括嗜睡、恶心、呕吐、新生儿窒息,以及其他缓解疼痛的备选方案。
- 由于过量注射阿片类药物会导致严重后果,因此确保准确的给药剂量对医务人员来说至关重要。
- 利益相关人员应当知晓,产妇对分娩镇痛的需求以及所选的镇痛类型受到照护环境、照护服务形式和医护人员的强烈影响。
- GDG 认为,对于已患有阿片类药物成瘾或有既往史的产妇而言,可首选非阿片类药物镇痛。
- 医务人员应当进行药品副作用的培训,以及为了避免发生滥用,医务人员必须妥善保管并登记使用阿片类药物。

证据总结及讨论

干预效果(EB 表 3.2.13)

这项证据来源于一项更新的 Cochrane 系统评价,包含 61 项研究涉及 8 000 多名产妇[133]。研究场所遍布 21 个国家和地区的医院,包括:阿根廷、奥地利、加拿大、中国内地、丹麦、埃及、德国、中国香港地区、印度、伊朗、荷兰、尼日利亚、挪威、巴基斯坦、新加坡、南非、瑞典、泰国、土耳其、英国和美国。文献发表于 1958—2017 年,在这篇系统评价中并未报道产程时限。

比较 1:注射用阿片类药物与安慰剂或非阿片类药物的比较

在随机对照实验中与安慰剂进行比较的阿片类药物有哌替啶、喷他佐辛、曲马多和芬太尼。

比较 1.a. 哌替啶与安慰剂的比较(肌肉注射)

四项研究共纳入 406 名产妇,将哌替啶与生理盐水安慰剂进行比较。研究场所为中国香港特别行政区、伊朗(2 项)和南非的医院。每项研究的样本量为 50~150 人不等,研究发表于 1970—2014 年。其中两项研究为哌替啶肌肉注射 50mg,另两项研究为哌替啶肌肉注射 100mg。并且都未进行后续剂量的报道。安慰剂组为肌肉注射生理盐水。

孕产妇结局

疼痛缓解:低可信度证据显示,肌肉注射哌替啶 30 分钟内可以降低疼痛评分(10 分的疼痛评估尺可以下降 4 分)(1 项研究,$n=50$,$RR=25.00$,$95\%CI$:1.56~400.54)。低可信度证据同样显示,使用哌替啶分娩镇痛的产妇相较于使用安慰剂组,1 小时后更易将疼痛缓解评为"好"或"一般"(1 项研究,$n=116$,$RR=1.75$,$95\%CI$:1.24~2.47)。此外该证据显示,肌肉注射哌替啶还可降低其他阿片类药物的使用(1 项研究,$n=50$,$RR=0.71$,$95\%CI$:0.54~0.94),该证据在硬膜外镇痛的使用效果上尚不明确。由于证据可信度极低,因此尚不明确肌肉注射哌替啶缓解疼痛的满意度是否有所提升。

分娩方式:低可信度证据显示,肌肉注射哌替啶几乎不影响剖宫产率(2 项研究,$n=380$,$RR0.79$,$95\%CI$:0.50~1.26)。关于对阴道器械助产率影响效果的证据可信度极低。

副作用：低可信度证据表明，肌肉注射哌替啶将会导致产妇在产程中出现嗜睡（2项研究，$n=166$，$RR=4.67$，$95\%CI$：2.43~8.95）。中等可信度证据表明，与使用安慰剂相比，肌肉注射哌替啶更易出现恶心、呕吐症状（3项研究，$n=406$，$RR=1.90$，$95\%CI$：1.06~3.40）

分娩体验，母婴分离，母乳喂养：纳入的研究中无相关报道。

胎儿及新生儿结局

围产期缺氧缺血（Apgar评分<7分）：证据可信度极低。

新生儿远期结局：纳入的研究中无相关报道。

比较 1.b. 哌替啶与安慰剂的比较（静脉注射）

来自埃及的一项研究（$n=240$）比较了静脉注射哌替啶与安慰剂。

孕产妇结局

疼痛缓解：低可信度证据表明，静脉注射哌替啶可降低疼痛评分（1项研究，$n=240$，$MD=-4.1$，$95\%CI$：-3.64~-4.56）

分娩方式：有关阴道器械助产及剖宫产率的证据可信度极低。

副作用：低可信度证据表明，静脉注射哌替啶会增加恶心呕吐的发生率（1项研究，$n=240$，$RR=2.43$，$95\%CI$：1.05~5.64）。尚无其他不良反应的报道。

分娩体验，母婴分离，母乳喂养：纳入的研究中无相关报道。

胎儿及新生儿结局

围产期缺氧缺血：纳入的研究中无相关报道。

新生儿远期结局：纳入的研究中无相关报道。

比较 1.c. 喷他佐辛与安慰剂的比较（肌肉注射）

一项来自巴基斯坦涉及 150 名产妇的临床研究将喷他佐辛（肌肉注射 30mg）与生理盐水安慰剂进行比较。该项研究发表于 2016 年。

孕产妇结局

疼痛缓解：低可信度证据表明，与安慰剂相比，肌肉注射喷他佐辛几乎不影响疼痛评分。（1 项研究，$n=89$，$MD=-3.6$，$95\%CI$：-9.91~2.71）

分娩方式：低可信度证据显示，肌肉注射喷他佐辛几乎不影响剖宫产及阴道器械助产率（1 项研究，$n=89$，分别为 $RR=0.89$，$95\%CI$：0.24~3.25 和 $RR=0.60$，$95\%CI$：0.10~3.39）

副作用：该研究中未有产妇出现呕吐情况。其他副作用未见报道。

分娩体验，母婴分离，母乳喂养：纳入的研究中无相关报道。

胎儿及新生儿结局

该研究中未报道胎儿及新生儿结局。

比较 1.d. 肌肉注射曲马多与无药物镇痛的比较

一项包含 60 名产妇的研究比较了曲马多（肌肉注射 100mg）与不使用该药物的效果。研究开展于中国内地的医疗机构，且发表于 1994 年。曲马多对缓解疼痛及其他的效果尚不明确。

比较 1.e. 静脉注射芬太尼与无药物镇痛的比较

一项包含 70 名产妇的研究比较了芬太尼（静脉注射，2 次剂量 25μg，间隔 1 小时）与不使用该药物的效果。该研究开展于伊朗的医疗机构并发表于 2016 年。芬太尼对缓解疼痛及其他的效果尚不明确。

比较 1 的主要结果总结

证据显示,与安慰剂相比,哌替啶可以缓解产时疼痛,但会引起更多的副作用(恶心、呕吐和嗜睡)。喷他佐辛几乎不影响疼痛评分。关于曲马多和芬太尼对产时分娩疼痛和其他效果的证据可信度极低。

附加考量

一项 Cochrane 系统评价[133]包含了其他对比研究——不同阿片类药物之间、阿片类药物与其他镇痛方式的比较[吸入镇痛、经皮电神经刺激(TENS)和其他辅助方法],这些都未在比较 1 中给予介绍。关于这些研究的证据均来源于单项研究,因此被系统评价定为低可信度或极低可信度证据。

另一项 Cochrane 系统评价[125]回顾硬膜外镇痛证据时,纳入了硬膜外麻醉和阿片类药物的比较(35 项研究,$n=10\ 835$)。研究发现硬膜外镇痛对降低分娩疼痛的效果优于注射用阿片类药物。使用硬膜外镇痛产妇的疼痛评分低于注射用阿片类药物,并且更容易将疼痛缓解评价为"极好"或"非常好",并降低对其他额外镇痛的需求(均为低可信度证据)。但硬膜外镇痛可能会延长产程时限(证据可信度中等),并且会增加产时干预(如催产,阴道器械助产)(证据可信度低)。这两类缓解产时疼痛的方式与低新生儿评分之间的联系无统计学差异(证据可信度低)。

反复使用阿片类镇痛药物将与心理和生理依赖性相关。鉴于全球药物成瘾问题和相关不良事件的发生,有人开始对阿片类药物治疗急慢性疼痛表示担忧[134]。这些担忧可能不适用于阿片类药物减轻产时分娩疼痛[135,136];然而,阿片药物镇痛对产妇及其后代的长期影响尚不明确。

价值

一项有关产妇对产时照护关注点的定性研究调查显示[23],多数产妇（尤其是初产妇）会对分娩感到焦虑（证据可信度高），且在某些情况下，产妇愿意接受镇痛干预措施（证据可信度低）。当考虑实施干预时，在允许的情况下，产妇希望对干预有知情权和选择权（证据可信度高）。

在定性研究中讨论了产妇在产程中使用阿片类药物的体验，但证据可信度极低[126]。研究结果发现有些产妇非常重视阿片类药物帮助她们应对紧张和分娩疼痛。有关阿片类药物能否有效缓解分娩疼痛以及能否改善分娩体验，研究中有着不同的反馈。

该系统评价的数据非常有限，只有三项研究，两项来自于高收入国家，另一项来自于中高收入国家。一项研究所包含的数据非常少，一项RCT研究中包含了产妇对使用不同阿片类药物的采访。所有研究对象均为有镇痛需求的产妇。

研究尚未明确是否包含引产、催产或其他可能影响产妇对阿片类药物镇痛效果评价的干预因素。

资源

尚无证据证明关于不同种类阿片类药物成本效益的差异。然而，来自2002年美国的一项关于比较硬膜外麻醉与阿片类药物镇痛的成本效益研究显示，由于硬膜外麻醉配置医务人员以及术后并发症管理的费用较高，因此，阿片类药物镇痛比硬膜外麻醉更合乎成本效益[127]。

一篇发表于2016年的荷兰关于阿片类药物管理的研究表明，阿片类药物的单位成本为15欧元（约18美元）（包括了人力费用）[130]。

附加考量

虽然在一些高资源的地区，注射用阿片类药物相对便宜，但并非所有地区都有能力采用此类药物镇痛，部分中低收入国家可能无法承担其费用[136, 137]。

一剂哌替啶或芬太尼可花费至少 1 美元,曲马多约 1.3 美元;二氢吗啡和甲哌齐诺每剂大约需要 3 美元;雷米芬太尼每剂大约需要 6.5 美元。纳洛酮(用于逆转呼吸抑制)每剂大约 6 美元。

表 3.37　应用阿片类药物镇痛的主要资源需求

资源	描述
人员	■ 通常由医生开阿片类药物的处方(并非所有国家都如此;有些地区助产士也可以开阿片类药物) ■ 其他工作人员,如可以使用阿片类药物的助产士或护士
培训	■ 通常卫生保健人员会进行药品管理培训;阿片类作为静脉注射或肌肉注射药品比较容易进行管理使用 ■ 进行副作用和并发症监测和管理的培训
供给	■ 阿片类药物(如哌替啶)、针、注射器、静脉导管(可选)、皮肤清洁剂 ■ 预防或治疗相关恶心 / 呕吐的药物 ■ 如有必要可使用纳洛酮可逆转呼吸抑制
设备和基础设施	■ 血氧饱和监测
时间	■ 约需 2~10 分钟获得、准备和管理阿片类镇痛药物
监督和管理	■ 管理和监测副作用 ■ 安全储存阿片类和记录阿片类药物的使用以避免滥用

公平性

尚没有直接证据表明肠外阿片类药物对医疗公平性的影响。一项关于院内分娩利弊研究的间接证据表明[8],"照护不周和照护延误"可能会对院内分娩产生负面影响(证据可信度适中)。类似情况也可见于产时疼痛管理。

该文献也强调了许多低收入地区的产妇恐惧"陌生或不必要"

的产时干预,这些会对院内分娩造成不利影响(证据可信度高)。一些产妇可能认为注射穿刺是一种少见且不必要的干预措施。

附加考量

2015 年 WHO《不平等状况报告》显示,优质助产服务在全球范围内的覆盖面仍存在巨大差异[33]。为劣势产妇群体提供及时、有效的分娩镇痛措施将有助于显著提高产时医疗的公平性。综上所述,通过鼓励更多的社会底层产妇接纳院内分娩也可间接影响医疗公平性。在低收入地区,一些产妇认为医学疼痛缓解方式是少见且不必要的,这将成为院内分娩的障碍,尤其是那些认为分娩是不需要干预的自然过程以及宁愿采用传统方法来处理疼痛的产妇。

如果对有缓解疼痛需求的产妇提供药物性以及非药物性镇痛措施(包含个人传统文化偏好),这可能有助于解决产时照护方面的不平等问题。

要求减轻疼痛的产妇应了解各药物的药效(优点和缺点),并有权参与有关分娩决策过程,包括疼痛管理。

有争议认为减少医患双方对分娩疼痛的医疗干预可使产妇重拾顺产的信心[132],通过降低优势孕产妇硬膜外麻醉的使用率,可对医疗公平性产生积极的影响。

可接受性

在一项探讨产程中产妇采用阿片类药物镇痛体验的定性系统评价中仍存有争议[126]。

一些产妇因无法耐受剧烈的疼痛而选择采用阿片类给药镇痛(证据可信度极低)。有关报道阿片类药物镇痛有效性证据的可信度极低。由于镇痛效果不佳、延误给药时机或药效过早消退,有时候仍会使产妇感到疼痛。

有些产妇经历过负面的生理(如恶心、认知障碍、难产等)及心理影响（如失落）（证据可信度低），然而其他研究发现阿片类药物可以提升产妇满意度、缩短和降低宫缩强度，帮助他们实现自然分娩（极低可信度证据）。

接受阿片类药物后，一些产妇感到失望，因为她们过于依赖医护人员为她们提供的药物镇痛，而缺乏照护人员的支持（极低可信度证据）。通常情况下，产妇不会完全知晓阿片类药物的给药途径以及相关风险（极低可信度证据）。

在另一项包括卫生保健提供者经验[26]的研究中，没有关于卫生保健人员在分娩和分娩期间使用阿片类药物的观点的描述。

附加考量

总体而言，关于缓解产妇疼痛的研究缺乏高可信度证据[126]。虽然证据可信度极低，但大多数的负面评论都是针对肌肉注射哌替啶，而对鼻内黏膜和皮下注射芬太尼的态度较为积极。

在已经纳入的研究中，尚不确定如果产妇应用外源性催产素、产程干预时对阿片类药物应用的效果是否不同。

部分研究表明，产妇对分娩镇痛的需求以及所选的镇痛类型受到照护环境、照护服务形式和医护人员的强烈影响[138,139]。

可行性

一项探讨产程中产妇采用阿片类药物镇痛体验的定性系统评价[126]显示，某些情况下，临床上会因延误给药时机从而降低了阿片类药物的镇痛效果（证据可信度低），故推荐按需及时地实施阿片类给药镇痛。

附加考量

在低资源地区，由于可能存在资金问题以及相关的母婴管理和药品管理的培训需求，阿片类药物可能并没有得到广泛使用。

表 3.38　判断总结：阿片类与非阿片类药物的比较

预期效果	— 不详	— 多变		微小	小	✓ 适中	大
不良效果	— 不详	— 多变		— 大	✓ 适中	— 小	— 微小
证据的可信度	— 未纳入研究			✓ 极低	— 低	— 适中	— 高
价值				— 重要的不确定性或可变性	✓ 可能存在重要的不确定性或可变性	— 可能不存在重要的不确定性或可变性	— 不存在重要的不确定性或可变性
效果的平衡性	— 不详	— 多变	— 倾向于非阿片类药物	— 可能倾向于非阿片类药物	✓ 不倾向于阿片类和非阿片类药物	— 可能倾向于阿片类药物	— 倾向于阿片类药物
资源配置	— 不详	— 多变	— 大量耗费	✓ 适中耗费	— 收支可忽略不计	— 中等节省	— 大量节省
资源配置证据的可信度	— 未纳入研究			— 极低	✓ 低	— 适中	— 高

成本效益	—不详	✓多变	—倾向于非阿片类药物	✓可能倾向于非阿片类药物	—不倾向于阿片类药和非阿片类药物	—可能倾向于阿片类药物	—倾向于阿片类药物
公平性	—不详	✓多变	—降低	可能降低	可能无影响	可能增加	增加
可接受性	—不详	✓多变		—无	—可能无	—可能有	—有
可行性	—不详	✓多变		—无	—可能无	—可能有	—有

比较 2：多种注射用阿片类药物与哌替啶的比较

比较 2.a. 美普他酚（肌肉注射）与哌替啶（肌肉注射）的比较

八项涉及 2 222 名产妇的研究中比较了肌肉注射美普他酚与哌替啶。研究场所包括丹麦（2 项）、南非（2 项）和英国（6 项）的医院。每项研究的样本量从 46~1 100 人不等。研究发表于 1981—1988 年。

孕产妇结局

疼痛缓解：由于证据可信度低，与哌替啶相比，尚不明确肌肉注射美普他酚是否会影响疼痛评分，或有无额外的硬膜外镇痛及其他麻醉的需求。低可信度证据表明，将疼痛缓解评定为"差"方面（两组均超过 60%），两组组间无差异（1 项研究，n=801，RR=1.01，95%CI：0.91~1.12）。

分娩方式: 低可信度证据表明, 两组研究在辅助阴道分娩方面无显著差异(3项研究, $n=1\,266$, $RR=1.00$, $95\%CI$: $0.81\sim1.22$), 美普他酚与哌替啶在影响剖宫产率方面是否存在差异也因证据可信度极低而不明确。

副作用: 中等可信度证据显示, 使用美普他酚会增加呕吐的发生率(3项研究, $n=1\,589$, $RR=1.25$, $95\%CI$: $1.06\sim1.47$), 然而在产妇嗜睡的发生率上, 两组无组间差异(3项研究, $n=1\,590$, $RR=0.55$, $95\%CI$: $0.28\sim1.07$)

母乳喂养: 由于证据可信度极低, 尚不明确美普他酚对母乳喂养的影响。

所纳入的研究中未报道其他孕产妇结局。

胎儿及新生儿结局

围产期缺氧缺血: 由于证据可信度极低, 尚不清楚美普他酚是否影响胎心变化, 也不明确其对5分钟内Apgar评分 >7分是否有影响。

副作用: 低可信度证据表明, 美普他酚对孕36周或之后出生的新生儿在纳洛酮给药(1项研究, $n=975$, $RR=0.89$, $95\%CI$: $0.77\sim1.02$)或新生儿复苏方面(2项研究, $n=1\,333$, $RR=1.0$, $95\%CI$: $0.95\sim1.05$)几乎没有影响。

新生儿远期不良结局: 在纳入的文献中尚无报道。

比较 2.b. 曲马多(肌肉注射)与哌替啶(肌肉注射)的比较

六项研究纳入483名产妇比较肌肉注射曲马多和哌替啶的效果。研究场所为奥地利、德国、伊朗、泰国、土耳其及英国的医院, 单项研究的样本含量从45~160人不等, 研究发表于1980—2009年。

孕产妇结局

疼痛缓解: 低可信度证据显示, 与哌替啶相比, 曲马多会增加

镇痛效果不佳的产妇数量（38.8% vs 25.4%）（4 项研究，n=243，
RR=1.56，95%CI：1.10~2.21）。与哌替啶相比较，由于证据的可信度
极低，尚不明确肌肉注射曲马多的产妇是否有额外的镇痛需求。

分娩方式：关于曲马多对剖宫产或辅助阴道分娩影响的证据可
信度极低。

副作用：低可信度证据显示，曲马多可降低产妇嗜睡发生（5 项
研究，n=409，RR=0.57，95%CI：0.33~0.97），但由于证据可信度极低，
尚不明确阿片类药物在导致呕吐方面是否有差异性。

所纳入研究中未报道其他的母体结局。

胎儿及新生儿结局

围产期缺氧缺血：与哌替啶相比，由于两组均未报道，目前尚不
清楚曲马多是否会对 5 分钟低 Apgar 评分有所影响。

副作用：由于证据可信度极低，尚不明确曲马多是否对新生儿呼
吸窘迫有影响。在研究中，曲马多与哌替啶相比，未发生新生儿复苏
事件。

新生儿远期不良结局：纳入的研究中未报道。

比较 2.c.　曲马多联合三氟丙嗪（肌肉注射）与哌替啶联合三氟丙嗪（肌肉注射）的比较

1992 年在德国发表的一项针对 40 名产妇的单项研究中，将肌肉
注射曲马多与哌替啶进行比较；两组也都采用了三氟丙嗪（一种抗
精神病药，有时用作止吐药）。

孕产妇结局

副作用：由于证据可信度极低，目前尚不清楚两组间呕吐或嗜睡
是否存在差异。

研究中未报道其他母体结局。

胎儿及新生儿结局

胎儿及新生儿结局未在研究中报道。

比较 2.d. 吗啡或二醋吗啡（肌肉注射）与哌替啶（肌肉注射）的比较

孕产妇结局

疼痛缓解：2014 年，英国发表了一项对 484 名产妇进行的临床研究，将二醋吗啡与哌替啶作比较。高可信度证据显示，与哌替啶相比，二醋吗啡可以轻微降低 30 分钟和 60 分钟疼痛评分（$MD=-0.8$，$95\%CI$：$-1.24 \sim -0.36$；$MD=-0.8$，$95\%CI$：$-1.26 \sim 0.34$），并轻微提升产妇疼痛缓解满意度（$RR=1.13$，$95\%CI$：$1.02 \sim 1.26$）。1986 年发表的另一项研究涉及泰国 135 名产妇，研究尚不明确注射吗啡与哌替啶相比是否能缓解疼痛。

中等可信度证据显示，吗啡或二醋吗啡与哌替啶相比，两组对额外镇痛的需求无差异（2 项研究，$n=574$，$RR=1.00$，$95\%CI$：$0.92 \sim 1.10$）。

副作用：来自泰国的一项涉及 135 名产妇的研究，比较了肌肉注射吗啡和哌替啶的效果，两组发生呕吐和嗜睡证据的可信度极低。另一项英国的研究发表于 1999 年，涉及 161 名产妇（133 名纳入分析），比较了二醋吗啡和哌替啶的应用效果，两组均采用了丙氯拉嗪止吐。低可信度证据表明，与哌替啶联合丙氯拉嗪相比，肌肉注射二醋吗啡联合丙氯拉嗪可降低呕吐发生（$RR=0.39$，$95\%CI$：$0.17 \sim 0.86$）。

分娩方式：中等可信度证据显示，两者在剖宫产（$RR=0.94$，$95\%CI$：$0.66 \sim 1.35$）和辅助阴道分娩方面无组间差异（$RR=1.28$，$95\%CI$：$0.91 \sim 1.80$）。

研究中未报道其他母体结局。

胎儿及新生儿结局

围产期缺氧缺血：在新生儿复苏方面，中等可信度证据显示，哌替啶与吗啡或二醋吗啡两组间差异无统计学意义（2项研究，n=574，RR=0.96，95%CI：0.66~1.41）

新生儿远期不良结局：纳入的研究中无相关报道。

比较 2.e. 双氢可待因（肌肉注射）与哌替啶（肌肉注射）的比较

一项南非的对比研究发表于1970年，其中包含了196名产妇。

孕产妇结局

疼痛缓解：证据可信度极低。

副作用：关于呕吐和嗜睡证据的可信度极低。

研究中未报道其他孕产妇结局。

胎儿及新生儿结局

该研究中未报告胎儿及新生儿的结局。

比较 2.f. 喷他佐辛（肌肉注射）与哌替啶（肌肉注射）的比较

六项研究比较了肌肉注射喷他佐辛与哌替啶的效果。除了一项研究外，其余的研究都是在40年前进行的，其中最近的一篇是在1980年被报道的。除了一项研究的结果外，其他研究证据的可信度都极低。

孕产妇结局

副作用：低可信度研究证据表明，使用喷他佐辛能降低孕产妇的恶心程度（3项研究，n=391，RR=0.46，95%CI：0.24~0.90）。

胎儿及新生儿结局

胎儿及新生儿结局在研究中没有被报道。

比较 2.g. 纳布啡(肌肉注射)与哌替啶(肌肉注射)的比较

1986—1999 年期间,在阿根廷、德国和英国对 430 名孕产妇进行了 3 项比较纳布啡与哌替啶的研究,大部分研究证据的可信度极低。

孕产妇结局

缓解疼痛:一项涉及 72 名孕产妇的低可信度研究证据表明,使用纳布啡会降低孕产妇对镇痛效果的满意度($RR=0.73$, $95\%CI$: $0.55\sim0.96$)。低可信度的研究证据表明,纳布啡对硬膜外镇痛的使用基本无影响(1 项研究, $n=307$, $RR=1.65$, $95\%CI$: $0.55\sim4.94$)。

副作用:中等可信度的研究证据显示,使用纳布啡引起恶心和呕吐的概率较低(1 项研究, $n=72$, $RR=0.14$, $95\%CI$: $0.18\sim0.94$)。

分娩方式:可信度低的研究证据显示,两种镇痛药在剖宫产发生率上几乎很少或根本没有差异(1 项研究, $n=310$, $RR=0.45$, $95\%CI$: $0.12\sim1.69$)。

胎儿及新生儿结局

围产期缺氧缺血:一项针对 72 个新生儿出生后 2~4 小时的行为得分的低可信度研究证据显示,使用纳布啡的孕产妇,其娩出的新生儿的行为得分略低($MD=-3.7$, $95\%CI$: $-1.26\sim-6.14$)。

新生儿远期不良结局:在相关研究中没有报道。

比较 2.h. 喷他佐辛(肌肉注射)与哌替啶(肌肉注射)的比较

1970 年,英国报道了一项针对 212 名孕产妇肌肉注射喷他佐辛和哌替啶的研究。

孕产妇结局

疼痛缓解:使用硬膜外镇痛作为附加干预的研究可信度极低。

副作用：低可信度的研究结果显示，使用喷他佐辛能降低呕吐次数（$RR=0.39$, $95\%CI$: 0.20~0.78）。

其他的孕产妇结局在相关研究中没有报道。

胎儿及新生儿结局

胎儿及新生儿结局在相关研究中没有报道。

比较 2.i. 布托啡诺（肌肉注射）和哌替啶（肌肉注射）的比较

这两种药物的比较中，纳入了一项 1978 年德国对 80 名孕产妇使用布托啡诺和哌替啶的研究。因为所有的研究可信度都极低，尚不清楚这些药物对母婴结局是否有不同的影响。

比较 2.j. 芬太尼（静注）和哌替啶（静注）的比较

1989 年，美国对 105 名使用芬太尼和哌替啶的孕产妇进行了研究，大多数研究证据的可信度极低。

孕产妇结局

疼痛缓解：低可信度的研究证据表明：使用芬太尼进行分娩镇痛的产妇，镇痛时可能需要适量增加药物剂量（$MD=0.4$ 或更高，$95\%CI$: 0.14~0.66 或更高），但产妇一小时的疼痛评分与哌替啶相比会略有下降（$MD=0.20$ 或更低，$95\%CI$: 0.34~0.06 或更低）。

副作用：低可信度的研究证据表明，芬太尼对孕产妇的镇静效果较轻（$RR=0.05$, $95\%CI$: 0.00~0.82）

胎儿及新生儿结局

围产期缺氧缺血：低可信度研究证据表明，孕产妇使用芬太尼镇痛后分娩的新生儿，在分娩后 1~2 小时运动神经的得分可能远远高于使用哌替啶镇痛的孕产妇娩出的新生儿（$MD=1.30$, $95\%CI$:

0.15~2.45 或更高）。

新生儿远期不良结局：研究中没有报道该结局。

比较 2.k. 纳布啡（静注）和哌替啶（静注）的比较

1995 年，美国报道了对 28 名孕产妇做了关于此项比较的研究。

孕产妇结局

分娩方式：关于剖宫产的研究证据可信度极低。

在此次研究中没有报告其他相关孕产妇的结局。

胎儿及新生儿结局

围产期缺氧缺血：没有 5 分钟低 Apgar 评分的新生儿。

新生儿远期不良结局：在此次研究中无相关报道。

比较 2.l. 喷他佐辛（静注）和哌替啶（静注）的比较

1964 年，美国报道了 194 名孕产妇使用上述两项药物的比较研究。所有研究结果的可信度均极低，大部分结局研究中均未报道。

胎儿及新生儿的结局

围产儿死亡率：没有相关报道（证据可信度低）。

比较 2.m. 布托啡诺（静注）和哌替啶（静注）的比较

1979—2005 年间，美国进行并发表了 3 项研究，共涉及 330 名孕产妇，比较了静脉注射布托啡诺和静脉注射哌替啶的效果。

孕产妇结局

疼痛缓解：低可信度的研究证据表明，使用布托啡诺的孕产妇组疼痛评分可能更低，疼痛缓解度可能更高（1 项研究，$n=80$，$MD=-0.6$，$95\%CI$：$-1.02\sim-0.18$；$MD=0.67$，$95\%CI$：$0.25\sim1.09$）。对于硬膜外镇痛或其他镇痛方式的需求，所有研究结果的可信度均极低。

分娩方式：对于阴道助产和剖宫产的研究结果可信度极低。

副作用：低可信度的研究证据表明，布托啡诺可以减少呕吐次数（1项研究，$n=200$，$RR=0.04$，$95\%CI$：$0.00\sim0.67$）。

这些研究中没有报道其他相关的孕产妇结局。

胎儿及新生儿结局

围产期缺氧缺血：关于新生儿5分钟低 Apgar 评分的研究结果可信度较差。

新生儿远期不良结局：在此次研究中无相关报道。

比较 2.n. 吗啡（静注）和哌替啶（静注）的比较

瑞典（1996）和美国（1961）两项纳入163名孕产妇的研究数据提供了吗啡和哌替啶的比较结果。

孕产妇结局

疼痛缓解：低可信度的研究证据表明，孕产妇对吗啡镇痛效果的满意度较低（1项研究，$n=141$，$RR=0.87$，$95\%CI$：$0.78\sim0.98$），可能需要其他镇痛方式予以辅助（1项研究，$n=143$，$RR=3.41$，$95\%CI$：$1.90\sim6.12$）。

分娩方式：一项纳入20名孕产妇的研究中，没有产妇进行剖宫产。

这些研究中没有报道其他的相关结局。

比较 2.o. 阿法罗定（静注）和哌替啶（静注）的比较

1958年，美国报道了对395名孕产妇进行该两项药物的比较研究。

孕产妇结局

副作用：中等可信度的研究证据表明，使用阿法罗定的孕产妇呕吐次数较少（*RR*=0.38，95%*CI*：0.22~0.66）。

在此次研究中，没有报道其他孕产妇的相关结局。

胎儿及新生儿结局

围产期缺氧缺血：关于新生儿复苏相关证据的可信度极低。

新生儿远期不良结局：研究中无相关报道。

比较 2.p.　喷他佐辛（自控式镇痛泵）和哌替啶（自控式镇痛泵）的比较

南非一项纳入 29 名孕产妇的研究，进行了关于喷他佐辛（自控式镇痛泵）和哌替啶（自控式镇痛泵）的比较，所有研究结果的可信度均极低。

比较 2.q.　雷米芬太尼（自控式镇痛泵）和哌替啶（自控式镇痛泵）的比较

2001—2010 年间，英国的两项研究和新西兰的一项研究，共纳入237 名孕产妇的研究数据，提供了雷米芬太尼（自控式镇痛泵）和哌替啶（自控式镇痛泵）的比较结果。

孕产妇结局

疼痛缓解：低可信度的研究证据表明，两组产妇产时疼痛评分几乎没有差异（2 项研究，*n*=122，*MD*=-8.59，95%*CI*：-27.61~10.44）。中等可信度的研究证据表明，雷米芬太尼硬膜外镇痛疼痛评分较低（2 项研究，*n*=122，*RR*=0.42，95%*CI*：0.20~0.89）。

分娩方式：低可信度的研究证据表明，两组研究对象的分娩结局（阴道助产或剖宫产）几乎没有差异（2 项研究，*n*=97，*RR*=0.96，95%*CI*：0.46~2.00 和 *RR*=1.81，95%*CI*：0.60~5.46）。

分娩体验：中等可信度的研究证据表明，使用雷米芬太尼镇痛的产妇，对分娩体验满意度稍高（1 项研究，*n*=68，*MD*=1.1，95%*CI*：

0.46~1.74）。

副作用：一项纳入 155 名孕产妇的中等可信度的研究证据表明，使用雷米芬太尼后嗜睡现象出现的比例轻微增高（$MD=0.4$, 95%CI：0.14~0.66）。低可信度的研究证据表明，两组研究对象出现恶心和呕吐的差异很小（2 项研究，$n=119$，$RR=0.95$，95%CI：0.61~1.49）。

胎儿及新生儿结局

围产期缺氧缺血：低可信度研究证据表明，两者在新生儿 5 分钟 Apgar 评分上几乎没有差异（1 项研究，$n=17$，$RR=0.13$，95%CI：0.01~2.16）。纳洛酮给药结果的可信度较差。低可信度研究证据表明，两者在新生儿出生 2 小时后的神经行为评分上可能没有差异（1 项研究，$n=56$，$MD=0.6$，95%CI：–0.66~1.86）。

新生儿远期不良结局：纳入的研究中无相关报道。

比较 2.r. 纳布啡（自控式镇痛泵）和哌替啶（自控式镇痛泵）的比较

1987 年，英国报道了对 60 名孕产妇使用上述两项药物的比较研究。

孕产妇结局

疼痛缓解：低可信度研究证据表明，纳布啡（自控式镇痛泵）和哌替啶（自控式镇痛泵）相比，使用纳布啡（自控式镇痛泵）产妇的分娩疼痛评分可能会略微降低（$MD=-0.51$, 95%CI：–1.02~0）。因所报道结局的证据可信度均极低，所以该干预的其他相关效果尚不清楚。

该研究无孕产妇其他相关结局的报道。

胎儿及新生儿结局

围产期缺氧缺血：该研究无相关报道。

新生儿远期不良结局：该研究无相关报道。

比较 2.s. 芬太尼（自控式镇痛泵）和哌替啶（自控式镇痛泵）的比较

2010 年，新西兰报道了一项纳入 120 名产妇的研究，比较了芬太尼（自控式镇痛泵）和哌替啶（自控式镇痛泵）的效果。

孕产妇结局

疼痛缓解：低可信度研究证据表明，两组研究对象分娩疼痛评分之间的差异很小或没有差异（MD=−0.65, 95%CI: −1.56~0.26）。中等可信度的研究证据表明，孕产妇使用芬太尼自控式镇痛泵后再次选择硬膜外镇痛比例降低（RR=0.44, 95%CI: 0.21~0.92）。

分娩方式：低可信度研究证据表明，两组研究对象的阴道助产干预措施之间的差异很小或没有差异（RR=0.57, 95%CI: 0.22~1.49），两组研究对象的剖宫产干预措施之间的差异也很小或没有差异（RR=0.25, 95%CI: 0.03~2.34）。

副作用：低可信度的研究证据表明，两组研究对象嗜睡评分之间的差异很小或没有差异（MD=−0.16, 95%CI: −0.25~0.13），两组研究对象呕吐的差异也很小或没有差异（RR=0.87, 95%CI: 0.55~1.37）。

胎儿及新生儿结局

围产期缺氧缺血：低可信度研究证据表明，新生儿出生 2 小时后神经行为评分之间的差异很小或者没有差异（MD=0.5, 95%CI: −1.95~0.95）。

新生儿远期不良结局：此次研究无相关报道。

比较 2.t. 美普他酚（自控式镇痛泵）和哌替啶（自控式镇痛泵）的比较

英国曾进行一项纳入 10 名孕产妇关于美普他酚（自控式镇痛

泵）和哌替啶（自控式镇痛泵）的比较研究,所有报告的研究结果可信度均较差。

比较2的主要结果总结

二醋吗啡类比哌替啶的镇痛效果更好,也更少发生恶心和呕吐的症状。芬太尼比哌替啶的镇痛效果更好,可以减少因镇静药物引起的睡眠状态,更少地使用硬膜外镇痛,新生儿出生后的神经行为评分也更高。雷米芬太尼可减少使用硬膜外镇痛的概率,但是与哌替啶相比可能更会引起产妇嗜睡;但是雷米芬太尼使孕产妇的分娩体验和满意度更高。纳布啡可能降低孕产妇对分娩镇痛的满意度,降低新生儿出生后神经行为评分;然而,它与哌替啶相比,更少出现恶心和呕吐的症状。大部分哌替啶与其他阿片类药物相比的研究,其研究结果的可信度均极低。

价值

一项关于产时照护期间孕产妇关注点的定性研究[23]审查结果表明,大部分孕产妇,尤其是初产妇,会对分娩感到焦虑（证据可信度高）。在某些环境或情况下,可能产妇会更愿意选择能够减轻分娩疼痛的护理干预措施（证据可信度低）。高可信度证据表明,当孕产妇准备接受镇痛措施时,她们希望了解干预措施的性质,并在可能的情况下,对镇痛措施有选择权。

对孕产妇分娩期间使用阿片类药物缓解疼痛的定性研究进行了回顾,其研究结果的可信度均极低[126]。研究结果表明,一些孕产妇似乎更重视阿片类药物帮助她们缓解难以控制的分娩疼痛,对于分娩疼痛的缓解是有效还是无效,分娩镇痛对她们的分娩经验是否产生积极或消极的影响,孕产妇的回答是多样的。

附加考量

关于孕产妇在分娩过程中使用阿片类药物镇痛的定性研究数

据非常有限,仅检索到三项研究(高收入国家2项,中等收入国家1项)[126],其中一项研究包含的数据极少,一项是对RCT中使用不同阿片类药物孕产妇进行的定性访谈。所有研究对象都是要求进行镇痛的孕产妇。

在纳入的研究对象中,不能确定孕产妇是否有催产、引产或其他形式的干预,这些都有可能会影响到孕产妇对分娩镇痛相关结果的评估。

资源

未检索到使用阿片类药物镇痛成本或成本效益的证据。但是,美国一项关于硬膜外镇痛和阿片类镇痛成本效益的回顾性研究发现,由于硬膜外镇痛专业医务人员的聘用费用较高,以及相关并发症的处理成本更高,所以阿片类镇痛比硬膜外镇痛的更具成本效益[127]。

2016年,荷兰发表的一项阿片类药物管理的研究估计,每使用一次阿片类药物镇痛,其单位成本为15欧元(相当于18美元)(包括医务人员的成本)[130]。

附加考量

虽然在某些资源丰富的医疗机构中,注射用阿片类药物被认为相对便宜,但并不是所有医疗机构都有阿片类药物,一些中低收入国家的医疗机构可能负担不起此类镇痛药物[136,137]。

一剂哌替啶或芬太尼的价格不到1美元;曲马多的价格不到1.3美元。一剂二醋吗啡和美普他酚(meptazinol)的售价是3美元左右;雷米芬太尼每剂的售价在6.5美元左右。纳洛酮(用于逆转呼吸抑制)每剂大概是6美元①。

---

① 英国国家处方药网站:https://bnf.nice.org.uk/

公平性

没有直接证据表明注射用阿片类药物缓解分娩疼痛对公平性的影响。

间接证据来自于机构分娩促进/障碍因素的回顾性研究[8]，"被忽视和延迟接受照护"可能会阻碍孕产妇前往医疗机构分娩（证据可信度适中），这类忽视和延迟也可能发生于分娩疼痛的管理方面。

报告还强调说，许多中低收入国家的产妇害怕"不熟悉和不希望"的分娩实践，这是推广医疗机构分娩的一个障碍（证据可信度高）。有些孕产妇可能认为注射镇痛是不常见和不必要的做法。

表 3.39　阿片类药物镇痛主要的资源需求

资源	描述
工作人员	■ 通常由医生开具阿片类药物处方（并非所有国家都如此；在某些医疗机构中助产士也可以开具阿片类药物） ■ 需要另外一些可以管理阿片类药物的工作人员,如助产士或护士
培训	■ 开展常规的医疗保健者药物管理的培训;阿片类药物作为静脉注射或肌肉注射较容易使用 ■ 开展监管副作用和并发症的培训
供给	■ 阿片类药物（如哌替啶）,针头,注射器,静脉导管（可选） ■ 用于预防或治疗相关恶心或呕吐的止吐药物 ■ 必要时需提供可逆转呼吸抑制的纳洛酮 ■ 氧气
设备和基础设施	■ 复苏抢救设备
时间	■ 约需 2~10 分钟获得、准备和管理阿片类镇痛药物
监督和管理	■ 对副作用的监督和管理 ■ 安全储存阿片类药物和记录阿片类药物的使用,避免滥用药物

附加考量

如果让有分娩镇痛需求的孕产妇,可以自主选择药物性或非药物性镇痛(包括考虑到传统和文化偏好),通过让孕产妇自主控制分娩过程,有助于解决产时照护方面的不平等现象。

需要分娩镇痛的孕产妇应知情各种镇痛方式(可取的或不可取的)的药理作用,以及参与各项分娩有关的决策过程,包括对分娩疼痛的管理。

如果价格偏高的阿片类药物替代品只能在高配置医疗机构或优势人群中优先使用,那么使用价格偏高的阿片类药物替代品可能会对公平性产生负面影响。

有人认为,改变卫生保健人员和孕产妇对分娩疼痛的态度(以及减少对分娩疼痛的医疗干预),可以让女性重新发现她们与生俱来的生育能力[132],减轻优势孕产妇生育的医疗化,这将对公平性产生积极的影响。

可接受度

对孕产妇分娩过程中使用阿片类药物进行分娩镇痛的定性研究显示,孕产妇对使用阿片类药物缓解疼痛存在不同的观点[126]。

有些孕产妇因为剧烈而难以控制的阵痛而要求使用阿片类药物(证据可信度极低),报道显示阿片类药物是一种有效的(证据可信度极低)或无效的分娩镇痛形式(证据可信度极低)。有些时候镇痛提供得太晚,而有些时候又被过早地断供,导致孕产妇持续经历分娩疼痛(证据可信度极低)。

有些孕产妇经历了负面的生理(比如,疾病、曲解的认知过程或无法顺利进行阴道分娩)和心理(比如失望)过程(证据可信度极低)。但是,其他的研究结果指出阿片类药物增加了产妇的愉悦感,缩短了宫缩时间,减轻了宫缩的强度,并能够帮助她们完成生理上的分娩过程(证据可信度极低)。

使用阿片类药物后,一些孕产妇过于依赖医务人员管理药物镇痛,而缺乏来自照顾者的支持(证据可信度极低)。孕产妇也不总是完全了解镇痛药物的给药途径或使用阿片类药物的危险性(证据可信度极低)。

另一项关于卫生保健提供者经验的回顾性研究显示[26],暂无任何关于卫生保健人员对于阿片类药物使用观点的定性研究。

附加考量

总的来说,对于孕产妇分娩镇痛经验的回顾性研究[126]显示,现阶段缺乏高质量的研究证据。虽然证据可信度极低,但大部分负面评价都是针对哌替啶肌肉注射的应用,而对于鼻黏膜和皮下途径应用芬太尼的,一般结局都较积极。

其他一些研究结果显示,照护环境、照护服务的类型以及照护服务的提供者对减少分娩疼痛需求和孕产妇对分娩镇痛方式的选择有着很重要的影响[138,139]。

可行性

孕产妇产程中使用阿片类药物体验的定性研究综述中显示[126],阿片类药物缺乏有效性的原因有时是因为给药时间较晚(证据可信度极低),这建议我们需要更及时、敏感地给药。

附加考量

在资源稀缺的地域,阿片类药物并没有得到广泛使用,可能是因为对于此类药物的管理、对孕产妇以及新生儿副作用的后续处理涉及一些财务问题和额外的培训要求。

在不同的医疗机构和国家中使用的阿片类药物种类可能会受到药物成本的影响。

表 3.40　判断总结: 各种阿片类药物与哌替啶的比较

预期效果	— 不详	✓ 多变		微小	小	适中	大
不良效果	— 不详	✓ 多变		大	适中	小	微小
证据的可信度	— 未纳入研究			✓ 极低	低	适中	高
价值				— 严重的不确定性及多变性	✓ 可能存在严重的不确定性及多变性	— 可能不存在严重的不确定性及多变性	— 不存在严重的不确定性及多变性
效果的平衡性	— 不详	✓ 多变	— 支持哌替啶	可能支持哌替啶	不支持阿片类药物也不支持哌替啶	可能支持阿片类药物	支持阿片类药物
资源配置	— 不详	✓ 多变	— 大量耗费	适中耗费	收支可忽略不计	适度节省	大量节省
资源配置证据的可信度	— 未纳入研究			— 极低	✓ 低	— 适中	— 高

成本效益	— 不详	✓ 多变	— 支持不使用阿片类药物	— 可能支持不使用阿片类药物	— 不支持阿片类药物或非阿片类药物	— 可能支持阿片类药物	— 支持阿片类药物
公平性	— 不详	✓ 多变	— 降低	— 可能降低	— 可能无影响	— 可能增加	— 增加
可接受性	— 不详	✓ 多变		— 无	— 可能无	— 可能有	— 有
可行性	— 不详	✓ 多变		— 无	— 可能无	— 可能有	— 有

3.2.14 疼痛管理的放松技巧

推荐意见 21

对于产程中要求镇痛的健康产妇,推荐根据其意愿在产程中采用一些放松技巧缓解疼痛,如渐进式肌肉放松法、呼吸调节、音乐和正念等。(推荐)

备注

- 大部分孕产妇都希望在分娩过程中采用一些缓解分娩疼痛的方式,一些定性研究的证据显示放松技巧可以减轻分娩时的不适,减轻分娩疼痛,从而改善孕产妇的分娩体验。
- 卫生保健人员应该意识到,照护环境、照护服务的类型、照护服务的提供者在减少孕产妇对缓解分娩疼痛的需求、孕产妇对分娩镇痛方式的选择上有着很重要的影响。

3. 证据和推荐意见

- 非药物性镇痛在不同环境和文化背景中可能会有很大程度的不同,如本指南中没有涉及的其他技巧:水中分娩、催眠疗法、针灸和其他文化和传统习俗的实践,可能会使孕产妇获得舒适的体验。
- 提供照护的医务人员应该告诉孕产妇,放松技巧一般不会造成危害,但是其有利方面存在着不确定性。

证据总结及讨论

干预的效果（EB 表 3.2.14）

关于缓解分娩疼痛放松技巧的证据来自于一项 Cochrane 系统综述,该综述纳入了 15 项共计 2 248 名孕产妇的研究数据[140],研究在 10 个国家和地区进行:巴西（2 项）,伊朗（2 项）,意大利（2 项）,挪威,瑞典,中国台湾省,泰国（2 项）,土耳其（2 项）,英国和美国。纳入的放松技巧包括一般的放松技巧（如渐进式肌肉放松和呼吸技巧）、音乐、瑜伽、音频镇痛（如在分娩时倾听海浪等平静的声音）和正念训练。

比较 1:一般放松技巧与常规照护（未使用放松技巧）的比较

共纳入八项研究,涉及 1 382 名孕产妇,进行了一般放松技巧与常规照护（不使用放松技巧）的比较。上述研究均在医院开展,包括巴西和意大利（各 2 项）,土耳其（2 项）,伊朗（1 项）,瑞典（1 项）,土耳其（1 项）和英国（1 项）。各研究的样本量在 40~1 087 之间。研究结果分别发表于 2000—2017 年期间。干预措施包括呼吸调解,渐进式肌肉放松、呼吸调解和肌肉放松技巧相结合。在大多数研究中常规照护没有被明确定义。

孕产妇结局

疼痛缓解:低可信度研究证据显示,潜伏期使用放松技巧可以缓解分娩疼痛（1项研究，$n=40$，$MD=-1.25$，$95\%CI$：$-1.97\sim-0.53$；分娩疼痛评估在5分左右）。由于研究的可信度较低，目前尚不清楚放松技巧是否可以缓解活跃期的疼痛强度（4项研究，273位孕产妇）。中等可信的研究证据显示，对于整个分娩过程中的疼痛，放松技巧可能很少对孕产妇疼痛感知造成很大的影响（1项研究，$n=977$，$MD=0.0$，$95\%CI$：$-0.23\sim0.23$）。低可信度研究证据显示，放松技巧对额外药物性镇痛的使用可能没有影响（2项研究，$n=1\,036$，$RR=0.99$，$95\%CI$：$0.88\sim1.11$）。由于研究的可信度极低，目前尚不清楚放松技巧是否会影响孕产妇分娩镇痛的满意度。

分娩方式：由于研究的可信度极低，目前尚不清楚放松技巧对器械助产或剖宫产是否有影响。

产程时长：由于研究的可信度极低，目前尚不清楚放松技巧对产程时长是否有影响。

加速产程：由于研究的可信度极低，目前尚不清楚放松技巧对加速产程是否有影响。

分娩体验：低可信度研究证据显示，放松技巧对孕产妇分娩满意度（3项研究，$n=1\,176$，$SMD=0.03$，$95\%CI$：$-0.37\sim0.31$）或者焦虑指数（1项研究，$n=140$，$MD=0.3$，$95\%CI$：$-4.15\sim4.75$）可能没有影响。目前尚没有对孕产妇在分娩期间自控感的相关研究报道。

不良结局，亲子关系，母乳喂养：纳入的研究中均无相关报道。

胎儿及新生儿结局

围产期缺氧缺血和住院监护：研究证据的可信度极低。

围产儿结局：纳入的研究中无相关报道。

比较2：瑜伽技巧组与对照组（未使用瑜伽技巧）的比较

在泰国进行的两项研究，共纳入了149名孕产妇，进行了瑜伽技巧组与对照组（不使用瑜伽技巧）的比较。研究结果分别发表于2007年和2008年。一项研究中实验组使用了呼吸，反复有节奏的口号,健康教育和体位指导;另一组仅运用瑜伽姿势的改变。另一项研究中对照组的孕产妇接受常规照护,并在分娩时被鼓励持续使用传统的仰卧位分娩体位。

孕产妇结局

疼痛缓解:低可信度的研究证据显示,瑜伽可能会稍微降低分娩时的疼痛评分(1项研究,$n=66$,$MD=-6.12$,$95\%CI$:$-0.47\sim-11.7$),并略微提高对镇痛的满意度(1项研究,$n=66$,$MD=7.88$,$95\%CI$:$1.51\sim14.25$)。由于证据研究可信度极低,目前尚不清楚瑜伽是否对药物性镇痛的应用有影响。

分娩方式:研究中无报道。

产程时长:低可信度的研究证据显示,瑜伽可能会缩短产程(1项研究,$n=66$,$MD=-139.91$分钟,$95\%CI$:$-252.50\sim-27.32$)。

加速产程:研究证据的可信度极低。

分娩体验:低可信度的证据研究显示,瑜伽可能会稍微提高孕产妇对分娩的满意度(1项研究,$n=66$,$MD=6.34$,$95\%CI$:$0.26\sim12.42$)。

不良结局,亲子关系,母乳喂养:纳入的两项研究均无相关报道。

胎儿及新生儿结局

围产期缺氧缺血:研究证据的可信度极低。

住院监护和新生儿远期不良结局:纳入的研究中无相关报道。

比较3:音乐疗法与常规照护(未使用音乐疗法)的比较

三项研究进行了使用音乐疗法和对照组(未使用音乐疗法)的比较,共纳入了241名孕产妇。该研究是在意大利、中国台湾省和土耳其的医院中开展的临床研究。每项研究的样本量在58~161之间。研究结果分别发表于2010—2014年之间。所有三项研究都提供选择好的音乐;其中一项研究,在产前就提供健康教育的宣传册。对照组接受常规照护。

孕产妇结局

疼痛缓解,分娩方式,分娩体验:关于疼痛缓解(疼痛强度和硬膜外镇痛的使用)、分娩方式(阴道助产和剖宫产)、分娩体验(孕产妇焦虑指数)的研究证据可信度极低。

孕产妇的满意度和控制感:纳入的研究中无相关报道。

产程时长,加速产程,不良影响,亲子关系,母乳喂养:无相关报道。

胎儿及新生儿结局

住院监护:研究证据的可信度极低。

围产期缺氧缺血和新生儿远期不良结局:这些研究中无相关报道。

比较4:音频镇痛组与对照组(未使用音频镇痛)的比较

1965年,英国开展了一项涉及25名孕产妇的研究,进行了音频镇痛与对照组(未使用音频镇痛)的比较。实验组在分娩过程中使用了120分贝"海浪的声音",而对照组在分娩过程中使用了90分贝"海浪的声音"。

孕产妇结局

疼痛缓解:由于研究证据的可信度极低,目前尚不清楚在分娩过程中倾听海浪的声音是否对疼痛缓解有影响。

研究中未报道其他的孕产妇结局。

胎儿及新生儿结局

研究中未报道胎儿和新生儿的结局。

比较 5：正念训练组与对照组（未运用正念训练）的比较

一项纳入了 30 名孕产妇的研究，进行了正念训练与对照组（未运用正念训练）的比较。该项研究在美国进行，并于 2017 年发表。实验组在产前接受了九个星期的基础正念训练和育儿课程。对照组在产前接受了九个星期的产前培训，未接受正念训练。

孕产妇结局

疼痛缓解：由于研究证据的可信度极低，目前尚不清楚正念训练是否对药物性分娩镇痛有影响。该项研究没有报道其他相关疼痛结局。

分娩方式：关于器械阴道分娩和剖宫产的研究证据的可信度极低。

分娩体验：低可信度证据研究显示，运用正念可提高孕产妇对分娩的控制感（1 项研究，$n=26$，$MD=31.3$，$95\%CI$：$1.61\sim60.99$）。然而，关于满意度评分证据的可信度极低。该项研究未报道焦虑指数。

产程时长，加速产程，不良影响，亲子关系，母乳喂养：该研究中未报道相关结局。

胎儿及新生儿结局

该研究中未报道相关胎儿及新生儿结局。

价值

一项关于产时照护期间孕产妇关注点的定性研究[23]审查结果表明，大部分孕产妇，特别是初产妇，会对分娩感到焦虑（证据可信度高），并在某些情况下乐于接受可以缓解分娩疼痛的干预措施（证据可信度低）。当选择干预措施时，孕产妇希望被告知所接受措施的原理、实施地点，以及是否有其他选择（证据可信度高）。

在另一篇关于分娩镇痛方式的定性综述中指出[126]，孕产妇会关注放松技巧所能带来的疼痛缓解（证据可信度中等）。使用分娩镇痛的孕产妇能够在分娩期感到放松，并获得较好的控制感，同时也能够积极地促进分娩和提高分娩体验（证据可信度低）。这些分娩镇痛方式对产后恢复也能起到积极正面的影响（证据可信度中等）。

附加考量

　　虽然定性研究综述中关于疼痛缓解的研究结果一致，但是只有8项研究是针对孕产妇的，另外3项针对的是镇痛提供者，且没有一项是在中低收入的国家进行的。在纳入的研究中，不能确定孕产妇是否有催产、引产或其他形式的医疗干预，这些干预措施可能会影响他们对分娩镇痛结果的评估。

　　照护环境、提供的照护服务类型、照护服务的提供者可能会对孕产妇分娩镇痛的需求，以及在这种需求下所做的分娩镇痛方式选择产生强烈的影响[138,139]。例如，一些关于放松技巧的研究结果，就可能与孕产妇和卫生保健人员和（或）分娩陪伴者积极关系的建立有关。

资源

　　没有关于这些干预措施成本或成本效益的研究证据。

附加考量

　　大部分放松技巧都可以由孕产妇通过自主学习掌握，或者在一个分娩陪伴者的支持下完成，所以放松技巧是一种相对低成本的分娩镇痛干预措施；而且一些也不需要花费医务人员太多的时间和精力（如音乐疗法）。放松技巧的主要成本是培训成本（如渐进式肌肉放松和呼吸技巧），这些培训可以和产前培训课程相结合，也可以结合到导乐或者分娩陪伴者的培训中去。

　　如果非药物性镇痛减少了药物性镇痛的使用，那么它们是具有成本效益的；然而，暂时尚缺乏这方面的研究证据。

表 3.41　放松技巧的主要资源需求

资源	描述
人员	■ 需要有助产士或者其他照护提供者（就像提供常规照护那样）
培训	■ 放松技巧的培训（比如，包括对照护提供者的培训、对分娩陪伴者的培训和（或）产前培训课程
供给	■ 无
设备和基础设施	■ 多样化，根据干预措施的不同而有所不同：例如音乐疗法需要有播放音乐的设备（如电话、CD 播放器、MP3 播放器和扬声器）；瑜伽则需要足够的伸展空间和瑜伽垫等
时间	■ 培训时间：多样化，根据培训内容的不同而改变 ■ 执行时间：根据干预措施的不同而不同 ■ 有些干预措施可以由孕产妇自己运用，或者花费工作人员较少的时间和精力进行指导（如音乐疗法），但也有些在分娩前和分娩时可能需要持续性的支持 / 指导
监督和管理	■ 不需要

公平性

关于孕产妇和照护提供者分娩体验的质性综述[26]显示，高收入国家的照护提供者注意到由于资源的缺乏（缺乏经费和助产士的时间），使分娩辅助疗法的公平性受到了损害（证据可信度极低）。这些综述中暂无证据表明在中低收入国家中放松技巧和公平性之间的关系。

附加考量

如果为有分娩镇痛需求的孕产妇提供药物性 / 非药物性镇痛方式，并考虑到其传统和文化背景的偏好，这可能有助于解决产时照护不平等的问题。

可接受性

一项有关孕产妇分娩镇痛选择的系统综述[126]指出,在高收入国家中,放松技巧是一种易被接受的、有效的缓解分娩疼痛的方法(证据可信度中等)。放松技巧有利于形成平和的分娩环境,形成安全、充满能量、有控制感和建立良好关系的感觉,这有助于形成正向的分娩体验(证据可信度中等)。一些产妇也会在分娩后继续使用放松技巧,用来促进产后康复(如安抚婴儿的技术或者促进母乳喂养的技巧)。

综述结果表明,孕产妇重视接受一系列技巧教学(在产前阶段),然后根据自身在分娩期间不断变化的需求进行个体调整(证据可信度低)。孕产妇也非常重视增加陪伴者和照护人员参与度的技巧的应用(证据可信度低)。

还有另一篇关于镇痛提供者对于提供分娩镇痛观点的综述[26],其研究证据的可信度极低;但该综述指出,一些医务人员认为放松技巧能够提高孕产妇的信心,并促进正向分娩体验的形成。一项采访助产士的研究表明,助产士会在以孕产妇为中心的基础上考虑应用其他辅助镇痛方式。

附加考量

只有 8 项研究是基于孕产妇分娩疼痛的质性综述[126],另 3 项研究是针对医务人员的[26],而这些研究没有一项是在中低收入国家中进行的。

孕产妇对于放松技巧的接受度可能与积极的社会关系和分娩陪伴者有关,而不是因为放松技巧本身。两项研究表明,照护环境、照护服务的类型、照护服务的提供者对孕产妇分娩疼痛的需求和孕产妇对分娩镇痛方式的选择上有着很重要的影响[138,139]。

可行性

一项卫生保健人员对提供分娩镇痛看法的质性综述指出[26],工作人员意识到了一些指导放松技巧的障碍,包括繁琐的步骤、专业人员缺乏共识、缺少证据基础、缺乏对分娩镇痛辅助方式提供者的监管和培训(证据可信度极低)。

附加考量

　　在已经开设孕产妇产前教育/分娩准备和分娩陪伴者培训的条件下,由分娩陪伴者指导放松技巧,或者孕产妇自己使用放松技巧来缓解分娩疼痛似乎更可行。

表 3.42　判断总结:放松技巧与常规照护(未使用放松技巧)的比较

预期效果	— 不详	— 多变		— 微小	✓ 小	— 适中	— 大
不良效果	— 不详	— 多变		— 大	— 适中	— 小	✓ 微小
证据的可信度	未纳入研究			✓ 极低	— 低	— 适中	— 高
价值				— 严重的不确定性及多变性	— 可能存在严重的不确定性及多变性	✓ 可能不存在严重的不确定性及多变性	— 不存在严重的不确定性及多变性
效果的平衡性	— 不详	— 多变	— 支持常规照护	— 可能支持常规照护	— 不支持放松技巧和常规照护	✓ 可能支持放松技巧	— 支持放松技巧
资源配置	— 不详	— 多变	— 成本较高	— 成本适中	✓ 收支可忽略不计	— 适度节省	— 大量节省

资源配置证据的可信度	✓ 未纳入研究			— 极低	— 低	— 适中	— 高
成本效益	✓ 不详	— 多变	— 支持常规照护	— 可能支持常规照护	— 可能不支持放松技巧或常规照护	— 可能支持放松技巧	— 支持放松技巧
公平性	— 不详	— 多变	— 降低	可能降低	— 可能无影响	✓ 可能增加	— 增加
可接受性	— 不详	— 多变		— 无	— 可能无	✓ 可能有	— 有
可行性	— 不详	— 多变		— 无	— 可能无	✓ 可能有	— 有

3.2.15 疼痛管理手法

推荐意见 22

对于产程中要求镇痛的健康产妇,推荐根据其意愿采用一些手法缓解疼痛,如按摩或热敷等。(推荐)

备注

■ 大多数产妇在分娩过程中希望采用药物或非药物性方式缓解疼痛,定性研究证据表明,按摩可减少分娩不适,减轻疼痛,并改善产妇的分娩体验。

- 虽然量性和定性研究的证据大部分与按摩有关,但热敷不会有害,有些孕产妇觉得热敷也能舒缓疼痛。
- 卫生保健人员应该意识到,照护环境、照护服务、照护提供者的类型可能对孕产妇分娩镇痛的需求以及产妇根据这种需求所作的选择产生较大影响。
- 非药物性镇痛方式的选择在各医疗机构中可能会有很大差异,这可能有利于推广本指南未考虑的其他方式,如水中分娩、催眠、针灸以及孕产妇可能会感到舒缓的文化和传统习俗的实践。
- 作为产前保健的一部分,卫生保健人员应告知产妇她们可选择的分娩镇痛措施,并讨论这些措施的优缺点。
- 照护人员应告知孕产妇,虽然手法控制疼痛可能不会造成危害,但其有效性证据的可信度极低。

证据总结及讨论

干预效果(EB 表 3.2.15)

这一证据来源于一项 Cochrane 系统评价[141],其中包含涉及 1 024 位孕产妇的 12 项研究,这些研究在澳大利亚、巴西、加拿大、伊朗(6 项研究)、中国台湾省、英国和美国开展,研究发表于 2002—2016 年期间。

比较 1:按摩与常规照护(无按摩)的比较

涉及 671 名孕产妇的八项研究将按摩与常规照护进行比较,研究在澳大利亚、巴西、加拿大、伊朗(3 项研究)、中国台湾地区、英国等国家和地区的产前诊所或医院进行。单个研究的样本量从 46~176 名孕产妇不等;七项研究涉及 100 名或更少的孕产妇。在三项研究中($n=326$),分娩陪伴者为产妇提供按摩,其中两项研究为分娩陪伴者提供了产前培训。三项研究($n=185$)使用受过训练的按摩专业人员,一项研究(*n*=100)中由助产学生提供按摩,另一项(*n*=60)没有明确报告谁提供按摩。常规照护组并没有明确报告常规照护包括哪些内容。

孕产妇结局

疼痛缓解:中等可信度证据表明,与常规照护相比,按摩使第一产程的分娩疼痛评分降低(6项研究,*n*=362,*SMD*=-0.81,95%*CI*:-1.06~-0.56)。关于第二产程疼痛评分和使用药物性镇痛措施的证据的可信度极低。

分娩方式:低可信度证据表明,按摩对器械性阴道分娩(4项研究,*n*=368,*RR*=0.71,95%*CI*:0.44~1.13)和剖宫产(6项研究,*n*=514,*RR*=0.75,95%*CI*:0.51~1.09)几乎没有影响。

分娩时长:该证据的可信度极低。

产程加速:该证据的可信度极低。

分娩体验:低可信度证据表明,如果有按摩的话,更多的孕产妇可能会对她们的分娩体验感到满意(1项研究,*n*=60,*RR*=1.90,95%*CI*:1.07~3.38),该研究满意度评分证据的可信度极低。控制感在两项研究中采用不同的测量方法进行报告:一项研究的中等可信度证据表明,接受按摩的孕产妇的分娩自控感评分增加(1项研究,*n*=124,*MD*=14.05,95%*CI*:3.77~24.33);而另一项研究的低可信度证据也表明,按摩组的自我控制感分数可能略好(1项研究,*n*=56,*MD*=-6.10,95%*CI*:-11.68~-0.52)。低可信度证据表明,接受按摩的孕产妇的焦虑评分可能会降低(1项研究,*n*=60,*MD*=-16.27,95%*CI*:-27.03~-5.51)。

母乳喂养:在研究中没有报道。

胎儿及新生儿结局

围产期缺氧缺血:低可信度证据表明,按摩对5分钟低Apgar评分(<7)几乎没有影响(2项研究,*n*=215,*RR*=0.72,95%*CI*:0.17~3.14)。

不良影响：低可信度证据表明，接受按摩的产妇，其婴儿需要进行复苏的可能性较小（2 项研究，$n=231$，$RR=0.43$，$95\%CI$：$0.23\sim0.79$）。低可信度证据表明按摩对新生儿入重症监护病房的风险几乎没有影响（2 项研究，$n=231$，$RR=0.71$，$95\%CI$：$0.31\sim1.62$）。

新生儿远期不良结局：这些未在研究中报告。

比较 2：保暖包与常规照护（没有保暖包）的比较

三项研究（$n=252$）比较了热敷和常规照护的效果。

所有三项研究均于 2009—2013 年在伊朗的医院进行。其中两项研究（$n=192$），第一产程在孕产妇下背部和腹部使用暖包进行热敷，第二产程中在孕产妇会阴部使用暖包进行热敷；另一项研究将该暖包用于骶骨和会阴部位至少 30 分钟，但不清楚干预措施在哪个产程实施。

孕产妇结局

疼痛缓解（疼痛评分降低），分娩时长：使用暖毛巾或暖包对上述两指标影响的证据可信度极低。

其他孕产妇结局未在研究中报告。

胎儿及新生儿结局

这些结果未在研究中报告。

价值

关于产时照护期间孕产妇关注点的定性研究[23]审查结果表明，大多数孕产妇，特别是第一次分娩的孕产妇，会对分娩感到担忧（证据的可信度高），并且在某些情况下可能愿意选择镇痛措施缓解疼痛（证据的可信度低）。在考虑应用镇痛措施时，孕产妇希望了解镇痛措施的性质，并希望有自主选择权（证据的可信度高）。

一项有关分娩镇痛技术的定性研究审查结果表明[126]，孕产妇认为按摩作为缓解疼痛的一种形式,能使产妇放松并感到平静,并能控制整个分娩过程(证据可信度低),审查还报告了孕产妇的总体幸福感,如安全感、安抚感和更少的焦虑感(证据可信度低)。然而,尽管一些孕产妇发现按摩使她们能够有效地应对分娩疼痛(证据可信度低),但其他一些孕产妇却发现其效果不佳(证据可信度极低)。

附加考量

定性研究的结果是一致的,但是其中只纳入了四项研究,而且这四项研究没有一项是在中低收入国家中进行的[126]。

在所纳入的研究中,无法确定孕产妇是否有催产、引产或其他形式的干预,这些都有可能影响到选用的镇痛方式相关结局的评价。

资源

没有发现关于分娩疼痛干预成本或成本效益的研究证据。然而,对一系列其他(非妊娠相关)疾病的辅助治疗的成本效益进行评估的间接证据发现,在许多其他疗法中都有成本效益和可能的成本节约的新证据[142]。本综述中包含的大多数研究涉及背部疼痛的治疗,使用的是基于身体的手法或操作。

附加考量

如果由分娩陪伴者执行,手法技术可能是相对低成本的干预措施,培训成本将成为主要的成本,但可以将这些培训纳入产前培训课程,或者纳入导乐 / 分娩陪伴者培训中。然而,由专业按摩师提供按摩的成本可能相对较高,这取决于地区和环境。

如果非药物性镇痛技术减少了药物的使用,那么它们是具有成本效益的,然而这方面研究的证据不足。

表 3.43 用于缓解疼痛的手法技术的主要资源需求

资源	说明
人员	■ 需要有助产士或其他照护提供者（就像提供常规照护那样）
培训	■ 为医护人员或分娩陪伴者进行手法技术的培训（对于分娩陪伴者，这可以纳入产前培训课程中）
供给	■ 乳液，按摩油，干净的毛巾
设备和基础设施	■ 提供温水
时间	■ 培训时间：根据干预情况不同而有所不同 ■ 执行时间：在分娩过程中间歇性地提供
监督和管理	■ 不需要

公平性

在一项针对医务人员对不同镇痛方式看法的定性系统评价中[26]，高收入国家的医务人员指出，由于缺乏资源（资金和助产士的时间），使辅助疗法的公平性受到了损害（证据可信度极低）。该系统评价未发现来自中低收入国家手法技术和公平性的证据。

附加考量

如果要求镇痛的孕产妇可以自主选择药物/非药物性镇痛方式，甚至可以考虑到孕产妇的传统和文化偏好，则可能有助于解决产时照护中的不平等问题。

可接受性

一项有关孕产妇分娩镇痛体验定性研究系统评价的结果表明，

按摩训练增强了分娩陪伴者在孕产妇分娩时的参与度（证据可信度低），而助产士进行按摩会增强孕产妇与助产士间的关系，让孕产妇有一种被照顾的感觉（证据可信度低）[126]。

另一项有关卫生保健人员镇痛观点的定性研究系统评价表明，一些卫生保健人员认为按摩技术改善了分娩体验，使得分娩体验更积极（证据的可信度极低）[26]。助产士受访者认为，补充疗法是替代药物缓解疼痛的有价值的选择，并且与助产士以孕产妇为中心的理念保持一致，这种理念可以促进每个孕产妇积极参与到自己的分娩过程中来（证据的可信度极低）。

附加考量

关于孕产妇和照护者意见的定性研究结果[26, 126]全部来自在高收入国家进行的研究。

关于按摩的可接受性，可能与积极的医患关系和分娩陪伴有关，而不是由于按摩本身。两项研究表明，照护环境、照护服务和照护提供者的类型对孕产妇分娩镇痛的需求以及孕产妇根据这种需求所作的选择有很大影响[138, 139]。

可行性

在探讨卫生保健人员对缓解疼痛看法的定性研究系统评价表明，提供按摩或其他手法技术的障碍包括形式主义、专业人员之间缺乏共识、缺乏证据基础以及缺乏对辅助疗法从业人员的监管和培训（证据的可信度极低）。

附加考量

如果医疗机构已经开展了产前课程和分娩陪伴者培训，那么由分娩陪伴者提供手法镇痛技术更可行。

表 3.44　判断总结：手法技术 [1] 与常规照护（无手法技术）的比较

预期效果	— 不详	— 多变		微小	✓ 小	适中	大
不良效果	— 不详	— 多变		大	适中	小	✓ 微小
证据的可信度	— 未纳入研究			极低	✓ 低	适中	高
价值				— 严重的不确定性与多变性	— 可能存在严重的不确定性与多变性	✓ 可能不存在严重的不确定性与多变性	— 不存在严重的不确定性与多变性
效果的平衡性	— 不详	— 多变	— 支持常规照护	可能支持常规照护	既不支持手法技术也不支持常规照护	✓ 可能支持手法技术	支持手法技术
资源配置	— 不详	✓ 多变	大量耗费	适中耗费	收支可忽略不计	适中节省	大量节省
资源配置证据的可信度	✓ 未纳入研究			极低	低	适中	高

---

[1]　也回顾了热敷相关的证据，但大部分定量和定性证据与按摩有关。

成本效益	— 不详	✓ 多变	— 支持常规 照护	— 可能支持 常规照护	— 既不支持 手法技术 也不支持 常规照护	— 可能支持 手法技术	— 支持手法 技术
公平性	— 不详	— 多变	— 降低	— 可能降低	— 可能无影响	✓ 可能增加	— 增加
可接受性	— 不详	— 多变		— 无	— 可能无	✓ 可能有	— 有
可行性	— 不详	✓ 多变		— 无	— 可能无	— 可能有	— 有

3.2.16 为防止产程延长而镇痛

推荐意见 23

不推荐为防止产程延长或减少催产药物应用而进行镇痛。(不推荐)

备注

■ 该推荐意见是从《WHO 关于加速产程的推荐意见》中整合而来的[46],那本指南的 GDG 将其确定为基于极低质量证据的条件性建议。

■ GDG 指出,暂无证据表明镇痛会减少分娩时长或减少宫缩频率。

■ GDG 认为即使产妇接受镇痛,她也有可能接受催产药物进行产程加速,但接受镇痛也有实质性益处,例如可以形成良好的产时照护。

■ 以上推荐意见的证据支持可在指南原文中找到:
http://apps.who.int/iris/bitstream/10665/112825/1/9789241507363_eng.pdf

3. 证据和推荐意见

3.2.17 摄入液体和进食

对于低危孕产妇,推荐产程中摄入液体和进食。(推荐)

备注

■ 这项推荐意见是从《WHO 关于加速产程的推荐意见》中整合而来的[46],那本指南的 GDG 将其确定为基于极低质量证据的条件性建议。

■ 考虑到限制摄入液体和进食对临床结局(包括催产药物的使用)没有任何有利影响,GDG 强调尊重产妇的意愿,因此做出了积极的推荐。

■ GDG 指出,在包括 3 000 多名孕产妇的系统评价中,没有任何人发生 Mendelson's 综合征(指在全麻期间摄入的食物和饮料从胃进入肺部——分娩时限制经口摄入量的最重要的安全性问题)。

■ 以上推荐意见的证据支持可在指南原文中找到:
http://apps.who.int/iris/bitstream/10665/112825/1/9789241507363_eng.pdf

3.2.18 产妇自由体位

鼓励低危孕产妇在分娩过程中适当活动并采用直立体位。(推荐)

备注

■ 这项推荐意见是从《WHO 关于加速产程的推荐意见》中整合而来的[46],那本指南的 GDG 将其确定为基于极低质量证据的条件性建议。

- 虽然证据并不表明自由体位和直立位分娩可以减少催产药物使用，但 GDG 强调其在减少剖宫产方面的临床益处。

- GDG 指出，许多情况下，传统的做法是强制所有产妇卧床休息，而不是让产妇自行选择并告知她们自由体位和直立位分娩的好处。GDG 强调为孕产妇提供有益、经济和易于实施的干预措施，因此强烈建议产妇自由活动并采取直立体位。

- 这项推荐意见应该告知产妇，方便其知晓在第一产程应选择何种体位，并且工作人员应支持产妇的选择。

- 以上推荐意见的证据支持可在指南原文中找到：
  http://apps.who.int/iris/bitstream/10665/112825/1/9789241507363_eng.pdf

3.2.19　阴道消毒

推荐意见 26

　　不推荐产程中为预防感染使用氯己定消毒阴道。（不推荐）

备注

- 该推荐意见是从《WHO 关于预防和治疗孕产妇围产期感染的推荐意见》中整合而来的[114]，那本指南的 GDG 将此定为基于中等质量证据的强推荐。

- 该推荐意见的依据是：阴道消毒对新生儿的临床益处不足，对 B 族链球菌（GBS）相关产妇感染发病率也没有潜在益处。

- GDG 承认孕妇筛查 GBS 结果的差异很大。因此，该小组一致认为，这项推荐意见应在地方政策和 GBS 筛查指导的范围内实施。

- 以上推荐意见的证据支持可在指南原文中找到：
  http://apps.who.int/iris/bitstream/10665/186171/1/9789241549363_eng.pdf

3.2.20 积极处理产程

不推荐为防止产程延长而使用一系列干预措施促使产程进展。(不推荐)

- 这项推荐意见是从《WHO 关于加速产程的推荐意见》中整合而来的[46],那本指南的 GDG 将其确定为基于低质量证据的条件性建议。

- GDG 同意干预措施在缩短分娩时长和降低剖宫产率方面具有潜在益处。然而,该小组并不支持,因为它认为这种做法具有高度的指令性和干预性,可能会损害产妇的选择权和自主权。此外,干预措施被认为是一系列复杂的实践,对卫生资源提出了相当大的要求,这在许多情况下可能是不可行的。由于所报道的临床效益并不明显超过其他考虑因素,GDG 选择不推荐该方案。

- GDG 还指出,持续的一对一关怀是这一系列干预措施中唯一有效的方式,可以负责为这一系列干预措施带来益处。WHO 关于加速产程的推荐意见中还建议在分娩时给予持续陪伴支持。

- 以上推荐意见的证据支持可在指南原文中找到:
http://apps.who.int/iris/bitstream/10665/112825/1/9789241507363_eng.pdf

3.2.21 常规人工破膜

不推荐为防止产程延长而单独使用人工破膜术。(不推荐)

- 该推荐意见是从《WHO 关于加速产程的推荐意见》中整合而来的[46],那本指南的 GDG 将其确定为基于极低质量证据的条件性建议。

- GDG 指出，尽管在临床实践中常常用人工破膜术来预防产程延长，但没有明确的证据表明人工破膜的潜在益处超过了其潜在风险。

- 由于产程早期人工破膜可能会增加围产期 HIV 传播的风险，这一推荐意见可以在 HIV 感染流行地区加强推广，因为孕产妇可能会在未知 HIV 的状况中分娩。

- 以上推荐意见的证据支持可在指南原文中找到：
  http://apps.who.int/iris/bitstream/10665/112825/1/9789241507363_eng.pdf

3.2.22　产程早期人工破膜和使用催产素

推荐意见 29

　　不推荐为防止产程延长而在产程早期使用人工破膜术和催产素。（不推荐）

备注

- 该推荐意见是从《WHO 关于加速产程的推荐意见》中整合而来的[46]，那本指南的 GDG 将其确定为基于极低质量证据的条件性建议。

- GDG 指出，由于在其他重要的临床结果中没有发现实质性差异，第一产程的缩短并不能证明干预是合理的。

- GDG 注意到这种干预与积极管理产程的其他组成部分之间存在重大的重叠，并认为它同样具有高度的强制性和介入性。与积极管理产程一样，GDG 非常强调它可能会潜在地破坏产妇的选择权和自主权，因此不建议进行干预。此外，在许多情况下，干预措施可能并不可行，因为它需要大量的卫生保健资源来支持。

- 以上推荐意见的证据支持可在指南原文中找到：
  http://apps.who.int/iris/bitstream/10665/112825/1/9789241507363_eng.pdf

3. 证据和推荐意见

3.2.23　硬膜外镇痛产妇的催产素使用

推荐意见 30

对于采用硬膜外镇痛的产妇,不推荐为预防产程延长而使用催产素。(不推荐)

备注

- 该推荐意见是从《WHO 关于加速产程的推荐意见》中整合而来的[46],那本指南的 GDG 将其确定为基于低质量证据的条件性建议。
- 对于接受硬膜外镇痛的产妇,如果确认产程进展已经延长,应进行催产素加速产程。
- 以上推荐意见的证据支持可在指南原文中找到:
  http://apps.who.int/iris/bitstream/10665/112825/1/9789241507363_eng.pdf

3.2.24　抗痉挛药

推荐意见 31

不推荐为防止产程延长而使用抗痉挛药。(不推荐)

备注

- 该推荐意见是从《WHO 关于加速产程的推荐意见》中整合而来的[46],那本指南的 GDG 将其确定为基于极低质量证据的条件性建议。
- GDG 指出,现有数据在参与者和干预措施方面的差异性太大,导致研究结果没有广泛的适用性。第一产程缩短 1 小时在临床上被认为是无关紧要的,因为它不能改善其他重要的母婴结局。GDG 高度重视安全性问题,但这些安全性问题报告较少。在出现新证据显示临床效益之前,GDG 不推荐这种做法。

- GDG 认为使用抗痉挛药治疗产程延长的有效性是接下来的研究重点。
- 以上推荐意见的证据支持可在指南原文中找到：
http://apps.who.int/iris/bitstream/10665/112825/1/9789241507363_eng.pdf

3.2.25 静脉输液预防产程延长

推荐意见 32

不推荐以缩短产程为目的进行静脉输液。（不推荐）

备注

- 该推荐意见是从《WHO 关于加速产程的推荐意见》中整合而来的[46]，其中该指南的 GDG 将其确定为基于极低质量证据的强推荐。
- 因为没有明确的证据证明该干预的利大于弊，因此 GDG 不建议进行此项干预。GDG 指出静脉输液可能会使产妇体液超负荷，特别是分娩过程中静脉滴注催产素时，可能会加剧这种风险。
- GDG 鼓励低危产妇在分娩时饮用液体。
- GDG 认为，当存在适应证或需要进行分娩支持性照护时，静脉输液是必要的，即便对低危孕产妇也是如此。
- GDG 强调在高中低收入国家的许多医疗机构中，存在广泛和不必要地对所有产妇使用静脉输液的做法，这种做法这会增加成本，对资源使用产生相当大的影响，并且限制了产妇活动，因此强烈建议不要采取这种干预措施。
- 以上推荐意见的证据支持可在指南原文中找到：
http://apps.who.int/iris/bitstream/10665/112825/1/9789241507363_eng.pdf

3.3 第二产程

3.3.1 第二产程定义和持续时间

推荐意见 33

推荐采用以下定义和持续时间：

- 第二产程是指宫口开全到胎儿娩出的时间段，其间由于子宫收缩，产妇会不自主地向下用力。（推荐）
- 应告知产妇第二产程持续时间因人而异。初产妇通常不超过 3 小时，经产妇通常不超过 2 小时。（推荐）

备注

- 据研究显示，第二产程开始的时间点通常并不能很精确地进行描述，实际临床中第二产程开始的确切时间也经常不确定。有些产妇在宫口开全前就能感觉到排便感，而有些产妇检查后被告知开全时也不一定会有排便感。当阴道检查显示宫口开全，依然不能确定产妇宫口是刚开全还是开全已经持续了一段时间。

- 在第二产程开始时，将产妇从待产室转移至另一个专门分娩的房间，可能会引起产妇的不满，所以在产程进展正常的情况下，转移产妇是不必要的。

- 助产人员应该注意，产妇往往在宫口开全前就能感觉到强烈排便感。

- 缩短第二产程时间取决于产妇及胎儿的情况，产程进展情况。当产妇各方面的情况是令人满意的、胎儿状态是良好的、胎头下降在进展中时，基于证据支持表明没有必要去干预产程进展。然而，当在第二产程中有出现了超过以上情况的标准时，应考虑进行医疗干预以加速分娩，不再等待自发用力。

证据总结及讨论

第二产程持续时间

证据来源于一项系统评价,包含了 37 项低风险正常围产结局的研究[52]。同样的研究也作为第一产程证据来源。研究包括了 16 个高中低收入的国家(中国、哥伦比亚、克罗地亚、埃及、芬兰、德国、以色列、日本、韩国、缅甸、尼日利亚、挪威、乌干达、英国、美国和赞比亚),包含超过 20 万名不同种族和社会经济地位的产妇。这些研究结果已在 1960—2016 年之间发表。其中 21 项研究和初产妇第二产程时长有关;17 项研究是描述经产妇第二产程持续时间,分娩干预诸如硬膜外分娩镇痛和器械助产是否会影响第二产程持续时间,在不同的研究中,差异很大。

关于初产妇的 13 项研究中未使用硬膜外分娩镇痛,其中 5 项研报告未提及是否使用硬膜外分娩镇痛。一项关于初产妇的研究中,根据其有无使用硬膜外分娩镇痛进行分组(未使用硬膜外分娩镇痛组及 100% 使用硬膜外分娩镇痛组),另外三项研究的产妇中分别有 4.1%、42.9%、48.0% 的产妇使用硬膜外分娩镇痛。11 项研究并没有明确定义第二产程开始的时间,其余研究将宫口开至 10cm 作为第二产程开始时间。另外 2 项研究把宫口开至 10cm 作为参考点或者开始有强烈便意感作为起始点。由于人口学异质性、第二产程干预和开始时间的定义不同,这些研究并未进行整合。

初产妇第二产程: 由表 3.45 中可以看出来自 4 项研究的中等可信度证据显示,处于中位的第二产程持续时间在 14~66 分钟(0.2~1.1 小时),第 95 百分位持续时间在 65~138 分钟(1.5~2.3 小时)。两项研究结果显示,48% 及 100% 使用硬膜外分娩镇痛的产妇第二产程持续时间更长[中位数为 53~66 分钟(0.9~1.1 小时),第 95 百分位为 138~216 分钟(2.3~3.6 小时)]。

来自 17 研究的低可信度证据表明,第二产程的持续时间的平均值和标准差在研究中有所报告。其平均持续时间为 20~116 分钟（0.3~1.9 小时），估计的统计（"最大"）值为 78~216 分钟（1.3~3.6 小时）。有两项研究使用了硬膜外分娩镇痛，其中一项 42.9% 的产妇使用硬膜外分娩镇痛，其第二产程平均持续时间为 20 分钟（0.3 小时），第 95 百分位为 60 分钟（1 小时）；另一项 4.1% 的产妇使用硬膜外分娩镇痛的平均持续时间为 40 分钟，两者之间显示无统计学差异。

经产妇第二产程持续时间：来自 2 项研究的低可信度证据表明，产次为 1 次和产次超过 1 次的经产妇，其第二产程持续时间的中位数为 6~12 分钟（0.1~0.2 小时），第 95 分位为 58~76 分钟（1.0~1.3 小时）（表 3.45）。在其中一项研究中，亚组分析中 100% 应用硬膜外镇痛的产妇，其第二产程持续时间较长，中位数为 [18~24 分钟（0.3~0.4 小时）]，第 95 百分位数 [96~120 分钟（1.6~2.0 小时）]。

来自 15 项研究的低可信度证据表明，第二产程的平均持续时间为 6 至 30 分钟（0.1~0.5 小时），统计（"最大"）值估计为 16~78 分钟（0.3~1.3 小时）。其中，有 8 项研究中没有产妇使用硬膜外分娩镇痛，有 6 项研究未报告是否应用硬膜外分娩镇痛，有 3 项研究中分别有 2.4%、4.3% 和 9.5% 的产妇使用了硬膜外分娩镇痛。这些研究中只有四项清楚地报告了第二产程开始的参考点。

在排除第二产程干预后，进行的敏感性分析也揭示了相似的范围值。结果显示，初产妇能在 20~78 分钟内成功地完成第二产程分娩过程，统计学范围为 60~174 分钟（1.0~2.5 小时）。经产妇第二产程的持续时间较短，范围从 6~30 分钟（0.1~0.5 小时），上限估计范围为 16~78 分钟（0.3~1.3 小时）。

价值

关于产时照护期间孕产妇关注点的定性研究[23]审查结果表明，大多数孕产妇希望正常分娩，并且母儿健康，同时也承认干预措施有时可能是必要的。

附加考量
一般来说,产妇对总的分娩时长非常重视,尽管分娩时长的长短可能取决于当时分娩的具体情况。来自其他研究的证据表明,产妇(和专业医疗人员相比)几乎无法清楚地明白分娩的相关知识和分娩持续时间[54],她们应对的能力更可能取决于各种相互关联的因素,包括经历的疼痛程度、分娩环境和分娩支持[55]。

资源

没有关于第二产程成本效益的相关研究。

附加考量
把第二产程持续时间中所对应的第 95 个百分点时间作为第二产程延长的标准时间,将可能会产生成本效益,因为它有可能减少加速产程医疗干预措施的使用,特别是当有可能进行器械助产和剖宫产时会尤为明显。但是,因为产程延长需要延长照护产妇的时间,它可能会增加相关的成本。

在某些中等收入和高收入国家的医疗机构中,是由医生照顾所有的产妇,若采用第 95 百分位作为阈值管理产程,可能会导致医疗资源使用增加。

公平性

暂未发现与公平性相关的研究证据。

附加考量
第二产程剖宫产的一个重要指征是第二产程延长,因为期望的第二产程时长一般不超过 1 小时。然而,针对于资源贫乏地区的弱势产妇不能立即接受剖宫产手术这种现象,剖宫产手术就变成了一种非常不公平的医疗干预措施(尤其是在没有明确医疗指征的情况下使用)。因此,对所有产妇应用第二产程安全时长的下限值,将会减少分娩过程中过度医疗干预,降低不公平性。

可接受性

一项关于产妇分娩期间关注点的定性研究的结果[23]表明,大部分产妇都希望能有一个尽量短的产程(证据可信度低)。然而,在分娩后有产妇提及,如果分娩过程中能够顺其自然地娩出胎儿,并且不受产程时间的限制,而是根据个人的意愿,那么对分娩的经历体验将会更积极和更有信心(证据可信度中等)。

附加考量

有证据表明产妇对过短或过长的产程可能都有负面评价[72,73,91]。

可行性

一项关于照护者接生体验的定性研究[26]显示,由于工作人员短缺和工作时间限制,医务人员可能较难接受较长的产程(证据可信度高)。当地的医疗政策和非正式规则也可能会限制医疗保健机构提供个性化照护的能力[26]。

附加考量

支持处于第95百分位阈值以内的产妇,如果能避免一些非必要的产科医疗干预,诸如剖宫产(会导致更长的住院时间),提供支持不太会增加住院时间或明显增加医护人员工作量。

表 3.45 初产妇及经产妇第二产程持续时间

相关研究	N	硬膜外分娩镇痛（%）	参照时间点	中位持续时间（分钟）	第 5 百分位（分钟）	第 95 百分位（分钟）
初产妇						
Paterson 1992[143]	8 270	0.0	10cm 或有排便感	45	NR	NR
Oladapo 2018[64]	2 166	0.0	10cm 到分娩	14	3.0	65
Zhang 2002[18]	1 162	48	10cm 到分娩	53	18	138[a]
Zhang 2010[16]	21 524	100	10cm 到分娩	66	NR	216
Zhang 2002[16]	4 100	0.0	10cm 到分娩	36	NR	168
				中位持续时间（分钟）	SD（分钟）	+2SD（分钟）
Abdel-Aleem1991[144]	175	0.0	未定义	43	24	91*
Albers 1996[63]	347	NR	10cm 到分娩	53	47	147
Albers 1999[64]	806	0.0	10cm 到分娩	54	46	146
Chen 1986[145]	500	0.0	未定义	43	NR	NR
Diegmann 2000（African-American women）[146]	373	0.0	10cm 到分娩	32	23	78[a]

续表

				中位持续时间（分钟）	SD（分钟）	+2SD（分钟）
Diegmann 2000（Puerto-Rican women）[146]	157	0.0	10cm到分娩	44	33	110[a]
Dior 2013[147]	12 631	NR	未定义	78	NR	NR
Duignan 1975[148]	437	0.0	10cm或有排便感	42	NR	NR
Jones 2003[65]	120	0.0	未定义	54	43	140[a]
Juntunen 1994[58]	42	42.9	未定义	20	20	60[a]
Kilpatrick 1989[67]	2 032	0.0	10cm到分娩	54	39	132[a]
Lee 2007[68]	66	0.0	未定义	54	34	122[a]
Schiff 1998[66]	69	NR	10cm到分娩	66	36	138[a]
Schorn 1993[69]	18	NR	未定义	66	54	174
Shi 2016[149]	1 091	NR	未定义	446	50	216
Studd 1973[150]	176	0.0	未定义	46	NR	NR
Studd 1975[151]	194	4.1	未定义	40	NR	NR
Wusteman 2003[152]	66	0.0	未定义	36	5	46

经产妇

相关研究	N	硬膜外分娩镇痛（%）	参照时间点	中位持续时间（分钟）	第5百分位（分钟）	第95百分位（分钟）
Oladapo 2018（P=1）[62]	1 488	0.1	10cm到分娩	11	2	65
Oladapo 2018（P=2+）[62]	1 952	0.0	10cm到分娩	11	2	58
Zhang 2010（P=1）[16]	12 649	100	10cm到分娩	24	NR	120
Zhang 2010（P=1）[16]	4 106	0	10cm到分娩	12	NR	76
Zhang 2010（P=2+）[16]	12 218	100	10cm到分娩	18	NR	96
Zhang 2010（P=2+）[16]	4 001	0	10cm到分娩	6	NR	66
				中位持续时间（分钟）	SD（分钟）	+2SD（分钟）
Abdel-Aleem 1991[144]	372	0.0	未定义	29	16	61[a]
Albers 1996[63]	602	NR	10cm到分娩	17	20	57[a]
Albers 1999[64]	1 705	0.0	10cm到分娩	18	23	64[a]
Dior 2013（P=1~4）[147]	27 252	NR	未定义	21	NR	NR
Dior 2013（P=5+）[147]	4 112	NR	未定义	16	NR	NR
Duignan 1975[148]	869	0.0	10cm或有排便感	17	NR	NR

3. 证据和推荐意见

续表

				中位持续时间 （分钟）	SD （分钟）	+2SD （分钟）
Gibb 1982[153]	749	NR	未定义	17	NR	NR
Jones 2003[65]	120	0.0	未定义	22	28	78[a]
Juntunen 1994（P=2/3）[58]	42	2.4	未定义	8.7	5.5	NR
Juntunen 1994（GM）[58]	42	9.5	未定义	6	5	16[a]
Kilpatrick 1989[67]	3 767	0.0	10cm 到分娩	19	21	61[a]
Paterson 1992[143]	13 159	0.0	未定义	19	21	61
Schiff 1998[66]	94	NR	未定义	30	24	78[a]
Schorn 1993[69]	30	NR	未定义	24	24	72
Studd 1973[150]	264	0.0	未定义	22	NR	NR
Studd 1975[151]	322	4.3	未定义	19	NR	NR
Wusteman 2003[152]	71	0.0	未定义	16	21	58[a]

GM（grand multiparity）：多产；h（hour）：小时；NR（not reported）：未报道；P（parity）：胎次；SD（standard deviation）：标准差；

a：系统评价作者的估值

资料来源：Abalos et al., 2018[52]

表 3.46　使用第 95 百分位数作为第二产程时长上限后所需的资源配置

来源	描述
培训	■ 向卫生保健人员提供基于临床实践的培训
供给	■ 为卫生保健人员和岗前培训者提供更新的培训手册和临床协议 ■ 为所有进入第二产程或有分娩意愿的正常产妇提供健康教育材料 ■ 修订产程图,纳入第二产程
基础设施	■ 分娩室内有足够的分娩床提供给产妇,因为这些产妇第二产程可能比平均水平较慢
监督和管理	■ 给予持续的观察和监护,当胎心和母亲情况正常时,定时审查应用第二产程上限后的相关结局

表 3.47　判断总结:使用第 95 百分位数和平均时限作为第二产程时长上限的比较

预期效果	— 不详	— 多变		— 微小	— 小	√ 适中	— 大
不良效果	— 不详	— 多变		— 大	— 适中	√ 小	— 微小
证据的可信度	— 未纳入研究			— 极低	√ 低	— 适中	— 高
价值				— 严重的不确定性与多变性	— 可能存在严重的不确定性与多变性	√ 可能不存在严重的不确定性与多变性	— 不存在严重的不确定性与多变性

效果的平衡性	— 不详	— 多变	— 支持平均时限	— 可能支持平均时限	— 既不支持平均时限也不支持第95百分位数上限	✓ 可能支持第95百分位数上限	— 支持第95百分位数上限
资源配置	✓ 不详	— 多变	— 巨大的成本	— 适中的成本	— 收支可忽略不计	— 适中的节省	— 大量的节省
资源配置证据的可信度	✓ 未纳入研究			— 极低	低	适中	高
成本效益	✓ 不详	— 多变	— 支持平均时限	— 可能支持平均时限	— 既不支持平均时限也不支持第95百分位数上限	— 可能支持第95百分位数上限	— 支持第95百分位数上限
公平性	— 不详	— 多变	— 降低	— 可能降低	— 可能没有影响	✓ 可能增加	— 增加
可接受性	— 不详	— 多变		— 无	可能无	✓ 可能有	— 有
可行性	— 不详	✓ 多变		— 无	可能无	可能有	— 有

3.3.2　分娩体位（无硬膜外镇痛的产妇）

推荐意见 34

对于未采用硬膜外镇痛的产妇,鼓励其自由选择分娩体位,包括直立位。（推荐）

备注

- 证据表明第二产程直立分娩可能会降低会阴侧切和器械助产的风险,但也有会增加产后出血和会阴Ⅱ度裂伤的风险,然而,这些证据的可信度均为低。GDG认为直立分娩和仰卧位分娩的利弊在临床上并没有很明显的体现。
- 应该鼓励产妇采取任何她们觉得最舒服和喜欢的体位进行分娩,这是非常重要的,他们不应该被强迫采用专门的体位进行分娩。
- 在产妇选择自由体位分娩时,医护人员应充分监测胎儿的健康并确保胎儿的安全。当由于胎心监护的原因需要改变分娩体位时,应清楚地告知产妇原因。
- 第二产程采用直立位分娩的孕产妇,可以在胎儿娩出前采用半卧位或膝肘位,以促进会阴保护技术的运用,减少会阴裂伤和伤口出血。

证据总结及讨论

干预的效果（EB 表 3.3.2）

证据来源于一篇包含有32项随机对照研究的Cochrane系统评价,这些研究都来自于中、低和高收入水平国家[154]。其中30项涉及9 105名产妇的随机对照研究对直立位分娩和仰卧位分娩进行了比较,除2项研究包含的孕产妇孕周小于36周外,其余研究的研究参与者均为无并发症、单胎、妊娠36周以上的初产妇或者经产妇。

10 项研究对使用蹲式分娩和仰卧位分娩进行比较,9 项研究对使用分娩椅和仰卧位分娩进行比较,还有 3 项研究对坐位分娩和仰卧位分娩进行比较。

比较:第二产程中直立体位分娩和仰卧位分娩进行的比较
孕产妇结局

分娩时长:关于分娩时长的证据来源于 19 项研究,包含了 5 811 名产妇,因其研究设计的缺陷和高异质性,证据可信度极低。

然而,根据敏感性分析,在排除了有高偏移风险的研究后,低可信度证据表明直立位分娩和仰卧位分娩在第二产程持续时间上的差异没有统计学意义(10 项研究,n=2 499,中位数 4.34 分钟或更少,95%CI:0.32~9.00)。

分娩方式:低可信度证据表明直立位分娩体位可以减少器械阴道分娩[包含 21 项研究,n=6 481,RR=0.75,95%CI:0.66~0.86;绝对风险差异:平均每 1 000 人中减少 32 人(18~44)],剖宫产方面无明显差异(包含 16 项研究,n=5 439,RR=1.22,95%CI:0.81~1.81)。从敏感度分析结果看,在将高偏倚风险的研究排除后,减少器械分娩证据的可信度变高(包含 10 项研究,n=2 534,RR=0.71,95%CI:0.56~0.90),剖宫产没有差异的证据可信度由低可信度变成中等可信度(包含 9 项研究,n=2 544,RR=1.47,95%CI:0.88~2.46)。

会阴和阴道损伤:低可信度证据表明直立位分娩体位可以减少会阴侧切[包含 17 项研究,n=6 148,RR=0.75,95%CI:0.61~0.92;绝对风险差异:减少 101 人(32~158)],但可能会增加会阴Ⅱ度裂伤风险[包含 18 项研究,n=6 715,RR=1.20,95%CI:1.00~1.44,绝对风险差异:每 1 000 人中平均增加 25 人(0~56)]。从敏感度分析结果看,在将高偏倚风险的研究排除后,使得增加会阴Ⅱ度裂伤的证据可信度变高(包含 9 项研究,n=2 967,RR=1.35,95%CI:1.10~1.67)。

所有关于会阴Ⅲ度或Ⅳ度裂伤的证据[①]可信度极低。然而，从敏感度分析结果可知，低可信度证据表明，直立位分娩对会阴Ⅲ度或Ⅳ度裂伤几乎无影响（3项研究，n=872，RR=1.46，95%CI：0.44~4.79）。

孕产妇发病率：低可信度证据表明，直立位分娩会增加产后出血量超过500ml 的可能性［15项研究，n=5 615，RR=1.48，95%CI：1.10~1.98；绝对风险差异：每1 000人中平均增加21人（4~43）］。经过敏感度分析后，证据的可信度提高到中等水平。

疼痛程度：关于产妇疼痛程度的低可信度证据表明，通过视觉评分得到的数据显示，直立位分娩对第二产程分娩疼痛几乎没有影响（1项研究，n=155，MD=0.32，95%CI：0.16~0.8），对产后疼痛也是如此（1项研究，n=155，MD=0.48，95%CI：1.28~0.32）。另外一项研究（n=90）中有关疼痛强度测量证据的可信度是非常低的。另一项低可信度证据表明，两种体位使得产妇在第二产程中对镇痛的需求几乎无差异（7项研究，n=3 093，RR=0.97，95%CI：0.93~1.02）。

分娩体验：研究没有报道分娩体验相关的结局。

胎儿及新生儿结局

围产期缺氧缺血：研究未报道新生儿5分钟 Apgar 评分低于7分、脐血酸中毒或缺氧缺血性脑病相关的结果。

胎儿窘迫：中等可信度证据表明，直立位分娩较少发生胎心异常（2项研究，n=617，RR=0.46，95%CI：0.22~0.93）。

围产儿死亡率：低可信度证据表明，直立位或仰卧位分娩在围产儿死亡率上的差异无明显统计学意义（4项研究，n=982，RR=0.79，95%CI：0.51~1.21）[155]。

---

① Ⅲ度会阴裂伤包括肛门括约肌的复杂性损伤，Ⅳ度会阴裂伤包括肛门及肛门括约肌延伸到肛门上皮的损伤。

附加考量

一项来自瑞典基于 11 300 名产妇为对象的研究发现,无论是在初产妇还是在经产妇中,截石位分娩都会增加产科肛门括约肌损伤的风险,而侧卧位则会减少初产妇分娩时产科肛门括约肌损伤的风险,其他体位诸如仰卧位、跪位、站立位、四肢着床位在造成肛门括约肌损伤方面的差异无统计学意义[156]。蹲位分娩或使用分娩椅坐位分娩时,会增加经产妇肛门括约肌损伤的风险而在初产妇中无明显差异。总体而言,在此项研究中,57% 的初产妇和 26% 的经产妇使用了硬膜外分娩镇痛,但对于硬膜外分娩镇痛,研究没有单独报道其应用后的效果。

一项 2013 年的 Cochrane 系统评价发现,指导产妇直立位及自由活动的体位,比指导其在床上保持仰卧体位的产妇第一产程要缩短 1 小时 22 分钟(15 项研究,$n=2\,503$,平均差为 -1.36 小时,$95\%CI$:$-2.22\sim-0.51$)[155]。研究还发现第一产程保持直立位可以减少剖宫产的发生(14 项研究,$n=2\,682$,$RR=0.71$,$95\%CI$:$0.54\sim0.94$)和减少硬膜外分娩镇痛的使用(9 项研究,$n=2\,107$,$RR=0.81$,$95\%CI$:$0.66\sim0.99$)。在硬膜外镇痛产妇的比较中没有发现这些效果。

价值

一项关于在产时照护期间孕产妇关注点的定性研究结果表明[23],大多数产妇希望正常分娩,并且希望母亲和新生儿能够安全健康(证据可信度高)。研究结果还表明产妇意识到分娩的不可预测性,并担心可能发生的创伤事件(包括医疗干预以及产妇和新生儿疾病),因此她们重视任何能够降低此类结果的技术(证据可信度高)。

研究结果还表明,产妇尽管知道分娩是痛苦的,但她们也还是希望专业医护人员能及时给予关心,并在被关心和支持的情况下控制分娩过程。产妇还希望在安全、能提供支持的环境中分娩,并希望能自由走动(证据可信度高)。

资源

未发现有关资源的研究证据。

附加考量

证据表明直立位分娩可能会减少器械分娩和会阴侧切率,但是有可能会增加会阴Ⅱ度裂伤和产后出血的发生,因此,成本效益是不明确的。当医务人员习惯于接受仰卧位分娩方式时,如需改变为直立位分娩方式则建议需进行专业培训,直立位分娩时不一定需要额外的辅助工具(比如分娩垫)。

公平性

暂未发现不同分娩体位对公平性影响的直接证据,然而来自机构分娩障碍和促进因素的回顾性分析发现,许多产妇会"恐惧切开"(比如害怕会阴侧切或剖宫产),这可能是中低收入国家弱势产妇前往机构分娩的重要障碍[8]。因此,减少这些医疗干预措施的可能会提高公平性。

附加考量

在产妇分娩期间,应向她们提供可供选择的设施和措施,因为产妇通常会因为缺乏分娩选择权而避免院内分娩,通过给予选择权,可以增加院内分娩,会对公平产生积极影响。

此外,积极鼓励优势产妇在分娩中采取直立位分娩可减少不必要的医疗干预和资源使用,可能会提高公平性。

可接受性

从一篇产妇分娩体验的定性研究中[26]发现,产妇希望在第二产程中采取自由体位进行分娩(证据可信度低)。在大多数情况下,虽然仰卧位(在床上)仍然被视为更传统的分娩方法,但非仰卧位分娩更能让产妇用力,并减少痛苦,使得产妇更容易分娩(证据可信度低）。

该研究还表示，医务工作人员[26]愿意满足产妇的需求，但因为仰卧位分娩方式更易让工作人员观察和监测产程进展、实施医疗干预、管理产程（证据可信度中等），因此工作人员还是更倾向于仰卧位分娩。

附加考量

横断面调查显示，在非洲（马拉维和尼日利亚），超过90%的妇女对仰卧位或半卧位分娩有所了解，但仅有不到5%的妇女了解其他分娩体位（例如蹲位、跪位和膝肘位）。来自尼日利亚的研究数据还显示，尽管医疗保健人员建议，但只有18.9%的产妇愿意采用其他体位进行分娩[157, 158]。

可接受性

从一篇对产妇分娩体验定性研究的综述中[26]发现，产妇并不是很了解非仰卧位分娩方式，并强烈希望能在产前保健期间认识到自由体位分娩（证据可信度低）。

该研究还表示，卫生保健人员[26]通常不知道或缺乏非仰卧位分娩的经验。专业人员还提出了关于产妇"离开床"的安全性问题，并且在某些情况下（例如在中低收入国家中）认为，分娩室过度拥挤使产妇无法采取直立位分娩（证据可信度低）。

附加考量

由于许多专业医生和助产士可能不熟悉该方法，因此医疗机构需要对工作人员进行直立位分娩的培训和实践。但是，雇佣年轻一代医生和助产士的机构可能没有经验丰富的人使用这种方法，即使医疗机构制定了直立位分娩的制度和措施，也可能会减慢实施的速度。卫生保健机构还需要通过适当的培训和提供支持性的分娩设施来解决在分娩过程中婴儿坠落在地上等的安全问题。

表 3.48　直立位分娩的主要资源需求

来源	描述
人员	■ 医生/助产士/护士:需要像了解仰卧位分娩方式那样了解直立位分娩方式
培训	■ 组织卫生保健人员进行直立位分娩方式的培训
供给	■ 常规供给
设备	■ 分娩床:同仰卧位分娩床 ■ 分娩垫子、其他可供直立位分娩的设施(可选)
基础设施	■ 分娩室内足够大,可以放置分娩工具(可选)
监督和管理	■ 完善医疗监督制度:同仰卧位分娩

表 3.49　对未实施硬膜外分娩镇痛的产妇进行直立位分娩和仰卧位分娩的比较

预期效果	— 不详	— 多变		— 微小	— 小	✓ 适中	— 大
不良效果	— 不详	— 多变		— 大	✓ 适中	— 小	— 微小
证据的可信度	— 未纳入文献			极低	✓ 低	— 适中	— 高
价值				— 严重的不确定性与多变性	✓ 可能存在严重的不确定性与多变性	— 可能不存在严重的不确定性与多变性	— 不存在严重的不确定性与多变性

效果的平衡性	— 不详	— 多变	— 支持仰卧位	— 可能仰卧位支持	✓ 既不支持直立位也不支持仰卧位	— 可能支持直立位	支持直立位
资源配置	— 不详	— 多变	— 大量耗费	— 适中耗费	✓ 收支可忽略不计	— 适中节省	— 大量节省
资源配置证据的可信度	✓ 未纳入文献			极低	低	适中	高
成本效益	— 不详	— 多变	— 支持仰卧位	— 可能支持仰卧位	✓ 既不支持直立位也不支持仰卧位	— 可能支持直立位	支持直立位
公平性	— 不详	— 多变	— 降低	— 可能降低	— 可能无影响	✓ 可能增加	— 增加
可接受性	— 不详	✓ 多变		— 无	— 可能无	— 可能有	— 有
可行性	— 不详	✓ 多变		— 无	— 可能无	— 可能有	— 有

3.3.3 分娩体位（有硬膜外镇痛的产妇）

推荐意见 35

对于有硬膜外镇痛的产妇,鼓励其自由选择分娩体位,包括直立体位。（推荐）

备注

- 证据表明,有硬膜外镇痛的产妇在分娩时采取自由体位对分娩结果的影响不大。如果能在第二产程采用自由体位分娩,可能会改善产妇的分娩体验,并提高公平性。
- 传统硬膜外镇痛由于神经阻滞密集,可能无法活动;然而,目前提供的硬膜外镇痛大多是"低剂量""可移动"的硬膜外镇痛,应该能够允许产妇对分娩体位进行选择。
- 重要的是,不要强迫产妇采取任何特定的体位,而要鼓励和支持她们采取任何她们认为最舒服的体位。
- 卫生保健人员应确保产妇所选择的体位必须能充分监测胎儿的健康状况。应该和产妇进行有效的沟通,确保体位的改变能够充分监测胎儿宫内情况。

证据总结及讨论

干预效果（EB 表 3.3.3）

证据来自一项 Cochrane 系统评价,包括 5 项独立的随机对照研究,其中 4 项研究在英国进行,1 项在法国进行,共涉及 879 名产妇[159],参加者包括使用硬膜外镇痛的足月单胎妊娠的初产妇的和经产妇。其中有 3 项研究是使用可移动的硬膜外镇痛,1 项研究采用的是传统的硬膜外镇痛,另 1 项研究没有说明硬膜外镇痛的类型。两项研究包括有自然临产和引产的产妇,然而,尚不清楚其他研究是否包括引产产妇。

虽然研究组的体位各有不同,但为了研究目的,所有研究均可分为直立位或卧位两组。

直立体位包括坐位(坐在床上或倾斜床与水平面成45°以上),蹲位(独立无辅助、使用蹲杆或一个分娩垫),半卧位(从水平方向与身体主轴成45°或更多)和跪位(直立、斜靠在床头上,或由伙伴支撑)。卧位包括截石位、侧卧位(左侧或右侧)、头低仰卧位(头低于骨盆)、膝肘位(四肢着地法,身体躯干保持水平)和半卧位(与身体主轴水平方向小于45°)。

比较:在第二产程中硬膜外镇痛下的直立体位与卧位的比较

孕产妇结局

产程时长: 低可信度的证据表明,第二产程中直立位和卧位分娩在产程时长上几乎没有统计学差异(2项研究,$n=322$, $MD=22.98$, $95\%CI$: 53.13~99.09)。一项针对3 093名孕产妇的研究报告显示第二产程持续时间的中位数减少达7分钟(四分位数范围为0~13分钟)。

分娩方式: 来自6项研究($n=3$ 967)的低可信度证据表明,两种分娩体位在自然阴道分娩方面可能没有差异($RR=0.97$, $95\%CI$: 0.82~1.14),同一研究的中等可信度证据表明,两种体位在手术分娩(剖宫产和器械阴道分娩)($RR=1.04$, $95\%CI$: 0.89~1.20)或器械阴道分娩($RR=1.05$, $95\%CI$: 0.94~1.18)上没有差异。低可信度证据表明,两种体位在剖宫产方面的差异可能没有统计学意义(6项研究,$n=3$ 967, $RR=1.05$, $95\%CI$: 0.71~1.55)。

会阴/阴道创伤: 中等可信度的证据表明,两种体位在需要缝合的会阴/阴道损伤方面没有差异(3项研究,$n=3$ 266, $RR=1.01$, $95\%CI$: 0.89~1.14)。

孕产妇并发症: 只有一项研究($n=3$ 093)报告了需要输血的出血产妇人数,其他研究均未报告产后出血或其他并发症的结果;低可信度证据表明,这一结果在各组之间没有差异。($RR=1.20$, $95\%CI$: 0.83~1.72)。

分娩体验：一项研究（*n*=3 093）报告了对总体分娩经历表示满意的产妇人数；中等可信度的证据表明，各组（两种体位）之间可能很少或没有差异（*RR*=0.98，95%*CI*：0.93~1.03）。

胎儿及新生儿结局

围产期缺氧缺血

从两项研究中（*n*=3 200）得出的低可信度证据表明，在 5 分钟内 Apgar 评分低于 7 分方面，两种体位之间可能没有差异（*RR*=0.66，95%*CI*：0.11~3.94）。中等可信度的证据表明，直立体位可能会减少脐血酸中毒 ① 的发生率［2 项研究，*n*=3 159，*RR*=0.43，95%*CI*：0.20~0.90；绝对差异：每 1 000 人中减少 9 人（2~13）］。低可信度的证据表明，两种体位在新生儿复苏率方面没有差异（1 项研究，*n*=3 093，*RR*=1.00，95%*CI*：0.75~1.32）。

胎儿窘迫：异常胎心需要干预的证据可信度是极低的。

围产儿死亡率：一项研究的低可信度证据表明，两者在围产儿死亡方面的差异没有统计学意义（1 项单独报告，*n*=3 093，*RR*=2.96，95%*CI*：0.12~72.69）。

附加考量

在瑞典进行的一项对 113 000 名孕产妇关于产科肛门括约肌损伤（obstetric anal sphincter injury，OASI）和分娩体位的人群研究发现：初产妇和经产妇采用截石位发生 OASI 的风险增加，初产妇采用侧卧位发生 OASI 的风险降低；而仰卧位、跪位、站立位或膝肘位在其发生风险上没有明显差异[156]。蹲位和分娩座椅增加了经产妇发生 OASI 的风险，但在初产妇中没有。总体上，57% 的初产妇和 26% 的经产妇接受了硬膜外镇痛，但本研究和研究结果没有根据其使用情况进

---

① 一项研究（*n*=3 093）中，脐带血 pH 值低被定义为 <7.05，另一项研究（*n*=66）中，脐带血 pH 值低被定义为 <7.20。

行单独报告。

价值

一项关于产时照护期间孕产妇关注点的定性研究结果表明[23]，大多数产妇希望正常分娩，并且希望母亲和新生儿能够安全健康（证据可信度高）。研究结果还表明产妇意识到分娩的不可预测性，并担心可能发生的创伤事件（包括医疗干预以及产妇和胎儿疾病），因此她们重视任何能够降低此类结果的技术（证据可信度高）。

此外，调查结果表明，虽然产妇了解分娩是一个痛苦的过程，但她们希望能够得到医务人员贴心、人性化的关怀和照顾。此外，产妇还希望在安全、能提供支持的环境中分娩，其中包括能够自由活动（证据可信度高）。

附加考量

虽然分娩体位对硬膜外镇痛产妇分娩影响的证据有限，但仅有的证据表明，分娩体位对有硬膜外镇痛产妇的分娩结局影响不大。因此，基于以上的定性证据，使用硬膜外镇痛的产妇在保证自身和胎儿安全的情况下，更倾向于选择直立分娩体位。

资源

没有发现与分娩体位费用相关的研究证据。

附加考量

相关证据表明，两种体位在第二产程时长和其他分娩结局方面没有差异，硬膜外镇痛产妇的分娩体位对医务人员的工作时间和产床选择上几乎没有影响。

习惯于仰卧位分娩的医务人员需要进行额外的进修培训，以便更好的协助产妇实施直立体位分娩。

公平性

没有发现与公平性相关的研究证据。

附加考量

自由选择分娩体位能够减少对使用硬膜外镇痛产妇不必要的医疗干预,这可能会对公平性产生积极影响。

可接受性

一项探讨产妇分娩体验的定性研究[26]发现,产妇希望在第二产程中能够采取自由体位分娩(证据可信度低)。尽管目前更多采用的是传统的仰卧位分娩,但是在大多数情况下,非仰卧位更有助于分娩,它的力量更强,更能够减轻痛苦(证据可信度低)。

在同一研究中发现,医务人员试图满足产妇的需求,但实际上他们还是更倾向于仰卧位分娩,因为仰卧位会使监测、医疗干预和分娩管理更容易进行(证据可信度中等)[26]。

附加考量

在非洲(马拉维和尼日利亚)进行的横断面调查数据显示,90%以上的产妇知道仰卧或半卧位分娩体位,但只有不到5%的产妇知道其他可供选择的体位(如蹲位、跪位或膝肘位)。尼日利亚研究的数据还表明,只有18.9%的产妇愿意接受由专业人员建议的替代体位[157, 158]。

可行性

一项探讨产妇分娩体验的定性研究[26]发现,由于分娩机构缺乏空间,产妇往往无法在分娩过程中自由活动(证据可信度低)。调查结果还显示,一些产妇不知道非仰卧位分娩,并认为在产前保健期间应强调不同分娩体位的选择(证据可信度低)。

一项对专业人员分娩照护经历的调查结果[26]表明,医务人员缺乏非仰卧位分娩的经验。他们认为产妇"下床"存在安全隐患,且一些中低收入国家通常产房环境拥挤,不适合采取直立体位分娩(证据可信度低)。

附加考量

相对传统的硬膜外麻醉,现在可行走式的硬膜外麻醉更有助于实施直立体位分娩。低年资医生和助产士缺乏直立位分娩经验,需要加强培训。因此,尽管有的医疗机构推广直立位分娩政策,但由于缺乏经验丰富的专业人员,雇佣低年资医生和助产士会降低政策实施率。并且在第二产程中新生儿摔落的安全问题急需解决,应加强对医务人员进行培训,并提供更安全的分娩设施。

表3.50 判断总结:硬膜外镇痛产妇直立位分娩与卧位分娩的比较

预期效果	— 不详	— 多变		✓ 微小	— 小	— 适中	— 大
不良效果	— 不详	— 多变		— 大	— 适中	— 小	✓ 微小
证据的可信度	— 未纳入研究			— 极低	✓ 低	— 中	— 高
价值				— 严重的不确定性与多变性	— 可能存在严重的不确定性与多变性	✓ 可能不存在严重的不确定性与多变性	— 不存在严重的不确定性与多变性

效果的平衡性	— 不详	— 多变	— 支持对比	— 可能支持卧位分娩	✓ 不支持直立或卧位分娩	— 可能支持直立分娩	— 支持直立分娩
资源配置	— 不详	— 多变	— 大量耗费	— 适中耗费	✓ 收支可忽略不计	— 适中节省	— 大量节省
资源配置证据的可信度	✓ 未纳入研究			极低	低	适中	高
成本效益[a]	— 不详	— 多变	— 支持对比	— 可能支持卧位分娩	不支持直立或卧位分娩	— 可能支持直立分娩	— 支持直立分娩
公平性	✓ 不详	— 多变	— 降低	可能降低	可能无影响	可能增加	增加
可接受性	— 不详	✓ 多变		— 无	— 可能无	— 可能有	— 有
可行性	— 不详	✓ 多变		— 不可行	— 可能不可行	— 可能可行	— 可行

[a] 由于干预的预期效果不明显,因此没有对成本效益领域进行判断。

3. 证据和推荐意见

3.3.4 产妇向下用力的方法

推荐意见 36

在第二产程用力的阶段,应鼓励和支持产妇在自己有想向下用力的感觉时再用力。(推荐)

备注

- 关于分娩期间孕产妇关注点的定性研究证据表明,产妇希望在医务人员专业、全面、人性化的服务指导下,自我控制产程进程[23]。
- 医务人员应避免在第二产程直接对产妇指导用力,因为没有证据表明这种方式有益。

证据总结及讨论

干预效果(表 3.3.4)

这一证据来源于一项研究用力方式的 Cochrane 系统评价[160]。八项涉及 884 名孕产妇的随机对照研究对自主用力和指导用力进行了比较。这些研究大多是在中国香港特别行政区、伊朗、土耳其、英国(各 1 项研究)和美国(3 项研究)进行的,实验对象包括无并发症的单胎足月妊娠的初产妇。抽样人数在 32~320 人之间。其中一项研究($n=258$)也包括经产妇,另一项研究包括实施硬膜外镇痛的产妇。各研究参与者的分娩体位并不一致,有一项研究($n=72$)指导用力组是仰卧位指导产妇用力,而自主用力组则采用了直立位。还有自主用力的方法也有所不同,但一般而言自主用力小组没有被告知采用何种专门的技术进行用力,只是鼓励产妇,采取她们喜欢的方式用力。

比较：自主用力与指导用力的比较

孕产妇结局

产程持续时间：有关第二产程持续时间和自主用力持续时间的证据可信度极低。

分娩方式：高可信度证据表明，自主用力对自然阴道分娩几乎没有影响（5项研究，*n*=688，*RR*=1.01，95%*CI*：0.97~1.05）；低可信度证据表明，自主用力可能对器械助产也没有影响（2项研究，*n*=393，*RR*=0.56，95%*CI*：0.06~5.10）。关于剖宫产证据的可信度极低。

会阴/阴道创伤：中等可信度证据表明，自主用力和指导用力在会阴撕裂程度上几乎没有差异（1项研究，*n*=320，*RR*=0.87，95%*CI*：0.45~1.66）。关于会阴侧切证据的可信度极低。

远期并发症：低可信度证据表明，在产后尿失禁中，自主用力和指导用力之间几乎没有差异（1项研究，*n*=128，*RR*=0.77，95%*CI*：0.29~1.69）。没有关于会阴疼痛、排尿困难或盆底脱垂的研究报告。

分娩体验：两者在产妇满意度上几乎没有差异，但证据的可信度低［1项研究，*n*=31，*MD*=0.91（1.3~3.12）］。关于产后产妇疲劳的证据可信度极低，也没有关于第二产程疼痛的研究报告。

胎儿及新生儿结局

围产期缺氧缺血：低可信度证据表明，在5分钟Apgar评分低于7分（1项研究，*RR*=0.35，95%*CI*：0.01~8.43）、脐带血pH值小于7.2（1项研究，*n*=320，*RR*=0.74，95%*CI*：0.24~2.29）、产房内实施新生儿复苏（2项研究，*n*=352，*RR*=0.83，95%*CI*：0.40~1.75）方面，自主用力和指导用力之间几乎没有差别。

胎儿窘迫：研究没有报告这一结果。

围产儿死亡率：研究没有报告这一结果。

附加考量

来自其他研究的证据表明,相比医务人员而言,产妇并不能清晰的认知分娩定义及分娩时间[54],并且她们的应对能力更可能依赖于各种相关因素,包括经历的疼痛水平、分娩环境及其感知支持的程度[55]。

意义

一项关于产时照护期间孕产妇关注点的定性研究结果表明[23],大多数产妇希望正常分娩,并且希望母亲和新生儿能够安全健康(证据可信度高)。一些产妇还希望加快分娩,她们认为分娩时间越长,就越有可能需要医疗干预(证据可信度低)。调查结果还表明,产妇意识到分娩的不可预测性,并担心可能发生的创伤事件(包括医疗干预以及产妇和胎儿疾病),因此她们重视任何能够降低此类结果的技术(证据可信度高)。

调查结果还表明,产妇希望在分娩生理信号(包括自发用力感)发动后,在医务人员专业、全面、人性化的指导下,顺其自然的分娩(证据可信度高)。

附加考量

来自其他研究的证据表明,相比医务人员,产妇没有关于分娩的定义及分娩时间限制的认识[54],并且她们的应对能力更可能依赖于各种相关因素,包括经历的疼痛水平、分娩环境及其感知支持的程度[55]。

资源

目前还没有关于这两种用力方式成本耗费的研究证据。

附加考量

如果用力方式会导致第二产程延长和(或)产生更多干预措施,

就工作人员时间或者其他方面而言,这将涉及费用问题。然而研究发现,自主用力和指导用力在产程时长和分娩结局上两者几乎或根本没有影响。因此,尽管研究证据可信度低,但这些不同用力方式对成本的影响可能微乎其微。

公平性

暂未发现对公平性影响的研究证据。

附加考量

鼓励产妇在第二产程中自主用力,能够有助于产妇更好地控制自己的分娩过程,并享受这种人类自然分娩的权利。

可接受性

一项关于产妇分娩体验的定性研究审查结果[26]表明,并无直接证据显示产妇对用力方式的看法。这项研究的间接证据表明,在一些中低收入国家的医疗机构中,当医务人员对分娩采取指令性措施时,产妇更容易遭受到不尊重或粗鲁的对待(证据可信度低)。调查结果还表明,产妇喜欢自主"控制"产程,但也欢迎医务人员提供专业的支持和建议,前提是这些建议和支持是一致的、连贯的,并符合产妇当前的生理和心理状态(证据可信度低)。

在定性研究报告中,并无直接证据显示医护人员对用力方式的看法[26]。

附加考量

一项综述和一项案例分析的研究证据表明,产妇不喜欢信息上的内外冲突,比如她们在生理上是想要用力的,但是医务人员却告诉她们不要用力;或者产妇不想用力,但医务人员却让她们用力[161]。

可行性

一项关于产妇分娩体验的研究报告[26]表明,并无直接证据显示产妇对用力方式的看法[26]。这也间接表明了该研究对可行性的关注度很低。

在这项定性研究中,也没有发现直接证据显示医务人员对用力方式的看法[26]。间接证据表明,一些时间或床位紧张方面的压力可能会促使医务人员在某些情况下倾向于指导用力,因为他们认为这会缩短产程(证据可信度低)。

附加考量

医护人员在对产妇进行健康教育时,让产妇自主用力会比教产妇进行 Valsalva 用力更为可行(译者注: Valsalva 用力在产程中一般指教产妇屏住一口气,向下用力)。

表 3.51 判断总结: 自主用力和指导用力的比较

预期效果	—不详	—多变	✓微小	—小	—适中	—大
不良效果	—不详	—多变	大	适中	小	✓微小
证据的可信度	—未纳入研究		—极低	✓低	—适中	—高
价值			—重要的不确定性或多变性	可能存在重要的不确定性或多变性	✓可能不存在重要的不确定性或多变性	不存在重要的不确定性或多变性

效果的平衡性	— 不详	— 多变	— 支持对比	— 可能支持指导用力	✓ 不支持自主用力或指导用力	— 可能支持自主用力	— 支持自主用力
资源配置	— 不详	— 多变	— 大量耗费	— 适中耗费	✓ 成本或节省忽略不计	— 适中节省	— 大量节省
资源配置证据的可信度	✓ 未纳入研究			— 极低	— 低	— 中	— 高
成本效益[a]	— 不详	— 多变	— 支持对比	— 可能支持指导用力	— 不支持自主用力或指导用力	— 可能支持自主用力	— 支持自主用力
公平性	✓ 不详	— 多变	— 降低	— 可能降低	— 可能没有影响	— 可能增加	— 增加
可接受性	— 不详	— 多变		— 无	— 可能无	✓ 可能有	— 有
可行性	— 不详	— 多变		— 无	— 可能无	✓ 可能有	— 有

[a] 由于干预的预期效果不明显，因此没有对成本效益领域进行判断

3. 证据和推荐意见

3.3.5 产妇向下用力的方法（有硬膜外镇痛的产妇）

推荐意见 37

对于有硬膜外镇痛的产妇，在机构内有足够的资源支持延长第二产程观察时间，并且能够及时评估和处理产程中胎儿缺氧的前提下，推荐宫口开全后延迟 1~2 小时或产妇有向下用力的感觉时再开始用力。（特定条件下推荐）

备注

- 相关证据表明，延迟用力可能会延长自然分娩的产程时长；延迟用力也可能会增加脐带血低 pH 值风险，但该证据的可信度低，且 GDG 认为该证据的临床重要性暂不明确。
- 第二产程医务人员应避免立即指导产妇用力，因为没有证据表明立即用力有好处，并且这种做法可能会导致进一步的医疗干预。

证据总结及讨论

干预效果（表 3.3.5）

该证据来源于一项 Cochrane 系统评价[160]，该系统评价共纳入 12 项研究，涉及 2 879 例产妇，对使用硬膜外镇痛的产妇第二产程延迟用力与立即用力进行了比较。上述研究主要在高收入国家［加拿大、爱尔兰、瑞士、英国（2 个研究）、美国（8 个研究）］和一个中等收入国家（马来西亚）进行，样本量在 37~1 862 之间，大多数参与者为无妊娠并发症的单胎足月妊娠的初产妇，但有 2 项研究纳入了经产妇。所有参与者都有硬膜外镇痛，但每项研究中，给药方案和硬膜外镇痛的类型（例如传统的或可行走的/动的）都有所不同。仅有 5 项研究描述了研究对象的分娩体位。大多数研究没有描述是否鼓励产妇在用力时需闭声用力或自主用力。

总体上,立即用力组产妇一旦宫口开全就立即开始用力;而在另一组中,产妇无需即刻用力,可以等到产妇自觉想要用力时再用力,有的甚至延迟到宫口开全 1、2 或 3 小时以后再用力,延迟用力时间取决于研究的方案。一项纳入 1 862 名产妇的大样本研究中,干预组产妇可以延迟用力 2 小时,除非产妇有自主用力感,胎头已经拔露,或者有医嘱必须缩短分娩时间。

比较:硬膜外镇痛产妇延迟用力和立即用力的比较
孕产妇结局
分娩时长:低可信度证据表明,延迟用力可能导致产程延长至少一个小时以上(11 项研究,n=3 049,MD=56.4 分钟或更长,95%CI:42~71 分钟或更长),直接用力时产程持续时间可能更短(11 项研究,n=2 932,MD=19 分钟或更短,95%CI:6~32 分钟或更短)。

分娩方式:中等可信度证据表明,随着延迟用力的开展,可能会增加阴道分娩的量(12 项研究,n=3 114,RR=1.07,95%CI:1.02~1.11),绝对风险差为每 1 000 例中平均增加 50 例及以上自然分娩数(14~78)。

中等可信度证据表明,延迟用力对剖宫产(9 项研究,n=2 783,RR=0.83,95%CI:0.65~1.05)、器械助产(10 项研究,n=3 007,RR=0.89,95%CI:0.74~1.07)和产钳助产(5 项研究,n=2 151,RR=0.82,95%CI:0.61~1.14)几乎没有影响。

会阴/阴道创伤:中等可信度证据表明,延迟用力不会导致会阴撕裂(7 项研究,n=2 775,RR=0.94,95%CI:0.78~1.14)和会阴切开(5 项研究,n=2 320,RR=0.95,95%CI:0.87~1.04)。

远期并发症:低可信度证据表明,延迟用力基本不会导致产后性交困难(1 项研究,n=162,RR=1.15,95%CI:0.63~2.10)或排便失禁(1 项研究,n=178,RR=1.47,95%CI:0.94~2.29)。

分娩体验:低可信度证据表明,延迟用力和立即用力在使用视觉模拟表进行产妇满意度调查结果方面也几乎没有差异（1项研究，$n=73$，$MD=0.4$ 或更高，$95\%CI$：$7.34\sim8.14$）。

胎儿及新生儿结局

围产期缺氧缺血：低可信度证据表明，延迟用力可能会增加脐带血低 pH 值［动脉和（或）静脉 pH 值由研究者定义］的比率（4 项研究，$n=2\,145$，$RR=2.24$，$95\%CI$：$1.37\sim3.68$），绝对风险差可能是每 1 000 次中大约增加 25 人次（7~53 次）。5 分钟 Apgar 评分低于 7 分的证据可信度极低。暂无研究报告缺氧缺血性脑病的发生情况。

胎儿窘迫：研究中未报道这项结果。

围产儿死亡率：研究中未报道这项结果。

价值

一项关于产时照护期间孕产妇关注点的定性研究综述结果表明[23]，大多数产妇希望能正常分娩，并且希望母亲和新生儿能够安全健康（证据可信度高）。调查结果还表明，产妇意识到分娩的不可预测性，并担心可能发生的创伤事件（包括医疗干预以及产妇和新生儿疾病），因此她们重视任何能够降低此类不良事件的技术（证据可信度高）。

一些产妇还希望缩短分娩时间。因为她们认为分娩时间越长，就越有可能需要医疗干预（证据可信度低）。

调查结果还表明，产妇希望在分娩生理信号（包括自发用力感）发动后，在医务人员专业、全面、人性化的指导下顺其自然的分娩（证据可信度高）。

附加考量

上述定性证据表明，产妇非常重视延迟用力带来的自然分娩概率的增加，但是也会担心增加新生儿脐带血酸中毒的发生风险，因为脐血酸中毒有可能会转化为不良分娩结局。

资源

一项 Cochrane 系统评价[160]报告了成本效益相关的证据,该系统评价中的一项大型研究($n=1$ 862)汇报了相关数据[162]。在私立医疗机构中,延迟用力的总住院费用增加了约 80 加元(加拿大元)(约 60 美元),这主要由于延迟用力增加了产时照护费用($MD=68.22$ 加元, 95%CI : 55.37~81.07 加元)。

公平性

暂未检索到公平性相关的研究证据。

附加考量

硬膜外镇痛是一种缓解健康孕产妇产时疼痛的技术,在资源配置充足的医疗机构和高收入国家中被广泛应用。

如果接受硬膜外镇痛的产妇在第二产程中的延迟用力需要额外的资源,那么延迟用力技术所需的较高成本可能会进一步降低公平性。

可接受性

一项关于产妇分娩体验定性研究的系统评价[26]发现,现阶段并无直接证据显示产妇对用力方式的看法。这项研究结果间接表明,产妇喜欢自主 "控制" 产程,但也欢迎医务人员提供专业支持和建议,前提是这些建议和支持是一致、连贯的,并且符合产妇所需的生理和心理状态(证据可信度低)。

在这项研究报告中,并无直接证据显示医护人员对用力的看法[26]。

可行性

一项关于产妇分娩体验定性研究的系统评价[26]发现,并无直接证据显示产妇对用力的看法[26],这也间接表明了该研究对可行性的关注度很低。

这项定性研究系统评价也没有直接显示医务人员对用力的看法[26]。间接证据表明,在某些情况下,缺乏培训可能会对实施自主用力产生影响(证据可信度极低)。

附加考量

如果延迟用力导致产程延长,那么在资源受限的医疗机构中,延迟用力的可行性较差。

表 3.52 证据总结:硬膜外镇痛产妇延迟用力和即刻用力的比较

预期效果	— 不详	— 多变		— 微小	— 小	✓ 适中	— 大
不良效果	— 不详	— 多变		— 大	— 适中	✓ 小	— 微小
证据的可信度	— 未纳入研究			— 极低	— 低	✓ 适中	— 高
价值				— 重要的不确定性或多变性	— 可能存在重要的不确定性或多变性	✓ 可能不存在重要的不确定性或多变性	— 不存在重要的不确定性或多变性

效果的平衡性	— 不详	— 多变	— 支持即刻用力	— 可能支持即刻用力或延迟用力	— 不支持即刻用力或延迟用力	✓ 可能支持延迟用力	— 支持延迟用力
资源配置	— 不详	— 多变	— 大量耗费	✓ 适中耗费	成本或节省忽略不计	— 适中节省	— 大量节省
资源配置证据的可信度	— 未纳入研究			— 极低	— 低	✓ 适中	— 高
成本效益	— 不详	— 多变	— 支持即刻用力	— 可能支持即刻用力	— 不支持即刻用力或延迟用力	✓ 可能支持延迟用力	— 支持延迟用力
公平性	— 不详	— 多变	— 降低	✓ 可能降低	— 可能无影响	— 可能增加	— 增加
可接受性	— 不详	— 多变		— 无	— 可能无	✓ 可能有	— 有
可行性	— 不详	— 多变		— 无	— 可能无	✓ 可能有	— 有

3.3.6　避免会阴损伤的措施

推荐意见 38

推荐第二产程根据产妇意愿和实际条件,采取措施减少会阴损伤,促进自然分娩(包括会阴按摩、热敷和会阴保护)。(推荐)

备注

■ 证据显示,会阴按摩能提高会阴完整的可能性,同时降低严重会阴裂伤的风险;热敷可减少Ⅲ度和Ⅳ度会阴裂伤;会阴保护技术能降低Ⅰ度会阴裂伤的发生率。多数产妇愿意接受这些低成本的预防性会阴保护技术,同时对良好的分娩结局有着较高期望。

■ Ritgen's 手法的相关证据尚不明确,因此,暂不推荐应用此项技术。(Ritgen's 手法:一只手放在母体肛门和尾骨间协助胎儿下巴娩出,另一只手放在胎儿枕骨上控制娩出速度)。

证据总结及讨论

干预效果(EB 表 3.3.6)

证据源于一项纳入 22 项 RCT 的 Cochrane 系统评价[163],其中 20 项 RCT 中包含 15 181 名产妇的数据。上述研究在下列国家中实施:澳大利亚(2 项)、奥地利(1 项)、巴西(2 项)、丹麦(1 项)、伊朗(8 项)、以色列(1 项)、西班牙(1 项)、瑞典(2 项)、英国(1 项)和美国(1 项)。该框架所包含的第二产程会阴保护技术有:

- 进行会阴按摩与不进行会阴按摩或常规照护的比较;
- 无保护接生技术与保护会阴接生技术的比较;
- 会阴热敷与不进行热敷或常规照护的比较;
- Ritgen's 接生手法与常规接生手法的比较。

系统评价中关于其他干预的证据非常有限,包括冷敷、先娩前肩还是先娩后肩的比较、凡士林、浓缩油与液状石蜡油的应用比较以及会阴保护设备,此框架未对上述干预进行评估。

比较1:会阴按摩组与对照组("无会阴按摩"方法/常规照护)的比较

来自澳大利亚、伊朗和美国涉及2 684位参与者的7项研究提供了会阴按摩的研究证据。上述研究中在第二产程中使用了润滑剂进行会阴按摩。通常情况下,助产士将示指和中指伸入阴道内部,两指朝直肠方向温和的向下按压,并同时朝阴道两侧做环形按摩,动作轻柔、稳定。一些研究仅在第二产程宫缩期实施会阴按摩,而其他研究则在宫缩期与宫缩间歇期持续进行按摩。

孕产妇结局

会阴/阴道损伤: 低可信度证据显示,会阴按摩可提高产后会阴完整率(6项研究,$n=2\,618$,$RR=1.74$,$95\%CI$: 1.11~2.73),其绝对效应为每1 000位产妇中平均增加168人(25~393)可保持会阴完整。

高可信度证据指出,会阴按摩可减少Ⅲ度或Ⅳ度会阴裂伤(5项研究,$n=2\,477$,$RR=0.49$,$95\%CI$: 0.25~0.94),其绝对效应为每1 000位产妇中平均减少5人(2~22)发生Ⅲ度或Ⅳ度裂伤。有关Ⅰ度和Ⅱ度会阴裂伤与会阴切开缝合需求的证据可信度极低。

远期并发症: 研究中无远期预后相关的证据。

分娩体验: 研究中无产妇满意度或其他分娩体验相关的证据。

胎儿及新生儿结局

围产期缺氧缺血: 研究中无5分钟内Apgar评分小于7分的相关证据。

产伤: 研究中不包含产伤相关的分娩结局。

价值

一项关于产时照护期间孕产妇关注点的定性研究综述结果表明[23],大多数产妇希望能够正常分娩,并且在分娩过程中母婴平安(证据可信度高)。但产妇意识到产程的不可预测性,并担心可能发生的潜在创伤性事件(包括医疗干预以及母胎并发症),因此,产妇都很重视任何可以减少会阴损伤的保护技术,特别是希望这些技术可以由友好的、专业能力强、可以感知孕产妇需求的医护人员完成(证据可信度高)。

定性研究同样表明,当考虑实施医疗干预时,产妇希望被告知相关的干预方法,并希望能有选择权(证据可信度高)[23]。

附加考量

一项有关产妇会阴损伤经历的荟萃分析显示,当分娩中发生会阴损伤时,产妇可能感到失去自我价值、情绪低落和有挫败感[164]。

资源

未发现相关研究证据。

附加考量

会阴保护技术是一种低成本的干预措施,主要的成本是在职培训。如果会阴按摩能够提高产后会阴的完整率以及减少Ⅲ度和Ⅳ度裂伤,逻辑上来说,在降低有关缝合用品(例如:缝合材料、局麻药或纱布棉签)与医护人员所需缝合时间的成本方面,会阴按摩将比常规照护更有成本效益。

阿根廷2002年的一项研究显示,由于会阴切开相关政策的改变,会阴切开率下降后,会阴缝合的必要成本也随之下降,平均每例分娩可节约成本20.21美元[165],这也间接表明,增加会阴完整率,减少Ⅲ度和Ⅳ度裂伤,可能会节约相关成本。

公平性

未发现会阴保护技术与公平性相关的证据。

附加考量

在第二产程中,如果医护人员能够凭借简单的会阴保护技术帮助保护会阴的完整性,那么中低收入国家的产妇可能会更多倾向于选择接受医疗机构生育服务,这可能对公平性产生积极影响。

可接受性

在一项有关产妇分娩体验的定性系统评价中,尚未发现产妇对于会阴按摩技术认可度的直接相关证据[26]。此系统评价中的间接证据显示,在某些情况下,一些产妇希望具有专业技能的、富有爱心的医护人员能为其提供一些可减少会阴损伤的保护技术(证据可信度低)。但有些时候,产妇认为这些技术可能会让她们感到疼痛、不适或尴尬(证据可信度极低)。

此定性系统评价中未发现有关医护人员对使用会阴保护技术防止会阴损伤观点的直接证据[26]。

附加考量

一项有关加拿大产妇对产前会阴按摩(n=684)的意见调查中发现,产妇对产前会阴按摩持积极看法,并且再次妊娠时也愿意采用该措施[166]。

无论何种会阴保护技术,只要有证据表明其可以帮助或减少会阴损伤所产生的潜在长期影响(性交痛、性功能障碍和大小便失禁),那么产妇就很可能会认可这些技术。

可行性

在一项有关产妇分娩体验的定性系统评价中,没有发现产妇对会阴按摩看法的直接证据[26]。此系统评价中的间接证据显示,无需顾虑此项技术的可行性。

此定性系统评价同样未发现医护人员对会阴保护技术所持观点的直接证据[26]。间接证据显示,在某些情况下,医护人员可能缺乏对文中描述的一些有关会阴保护技术应用的相关培训或经验(证据可信度极低)。

附加考量

在一项由 54 位澳大利亚助产士参与的产程中实施会阴按摩的小型随机临床研究中[167],研究人员发现助产士由于多种原因并不常用此项干预措施,原因包括:(ⅰ)产妇自觉不适;(ⅱ)产程进展过快;(ⅲ)发生胎儿宫内窘迫;(ⅳ)助产士没有时间;(ⅴ)助产士认为会阴按摩属于侵入性操作。该研究结束后,认为此项保护技术"确实有益"的助产士人数由 8 人增加到了 15 人。

表 3.53　会阴按摩的主要资源需求

资源	说明
人员	■ 助产士 / 护士 / 医生
培训	■ 如何实施会阴按摩的相关岗前和在职培训
供给	■ 医用手套:同常规照护 ■ 润滑剂,例如:凡士林
设备和基础设施	■ 无
时间	■ 实施于第二产程,时间同常规照护
监督和管理	■ 同常规照护

表 3.54　判断总结：会阴按摩与常规照护（不进行会阴按摩）的比较（比较 1）

预期效果	— 不详	— 多变		— 微小	— 小	✓ 适中	— 大
不良效果	— 不详	— 多变		— 大	— 适中	— 小	✓ 微小
证据的可信度	— 未纳入研究			✓ 极低	— 低	— 适中	— 高
价值				— 存在重要的不确定性或多变性	— 可能存在重要的不确定性或多变性	— 可能不存在重要的不确定性或多变性	✓ 不存在重要的不确定性或多变性
效果的平衡性	— 不详	— 多变	— 支持常规照护	— 可能支持常规照护	— 不支持会阴按摩或常规照护	— 可能支持会阴按摩	✓ 支持会阴按摩
资源配置	— 不详	— 多变	— 大量耗费	— 适中耗费	✓ 成本或节省忽略不计	— 适中节省	— 大量节省
资源配置证据的可信度	— 未纳入研究			✓ 极低	— 低	— 适中	— 高

成本效益	— 不详	— 多变	— 支持常规 照护	— 可能支持 常规照护	— 不支持会 阴按摩或 常规照护	✓ 可能支持 会阴按摩	支持 会阴按摩
公平 性	— 不详	— 多变	— 降低	— 可能降低	— 可能无影 响	✓ 可能提高	— 提高
可接 受性	— 不详	— 多变		— 无	— 可能无	✓ 可能有	— 有
可行 性	— 不详	— 多变		— 无	— 可能无	✓ 可能有	— 有

比较2：会阴热敷与对照组（无干预方法/常规照护）的比较

来自澳大利亚、伊朗、西班牙和美国的4项研究（n=1 799）为这一比较提供了数据。其中一项（n=717）研究中，当宫缩期见胎头拨露时，使用无菌纱布进行会阴热敷（把纱布浸湿于45~59℃的灭菌用水中），在宫缩间隙期时将纱布浸湿以保持温度；而在另一项（n=808）研究中，在第二产程的宫缩期与间歇期均持续进行会阴热敷；另外两项研究并未对热敷进行详细介绍。

孕产妇结局

会阴/阴道损伤： 高可信度证据显示，热敷对产后会阴完整率几乎无影响（4项研究，n=1 799，RR=1.02，95%CI：0.85~1.21）。高可信度证据表明，热敷可降低Ⅲ度或Ⅳ度会阴裂伤的发生率（4项研究，n=1 799，RR=0.46，95%CI：0.27~0.79），绝对效应为每千人中平均减少24例（9~33）。中等可信度证据显示，热敷可能对会阴切开几乎无影响（4项研究，$n=1\,799$，$RR=0.86$，$95\%CI$：$0.60\sim1.23$）。Ⅰ度和Ⅱ度会阴裂伤以及裂伤后需缝合相关证据的可信度极低。

远期并发症：研究中未发现远期预后相关的证据。

分娩体验：研究中未发现产妇满意度或其他分娩体验相关的证据。

新生儿结局

围产期缺氧缺血：研究中未发现5分钟Apgar评分小于7分的相关证据。

产伤：研究中不包含产伤相关的结局指标。

附加考量

此外，该研究还包含了另一项有关冷敷与对照组比较的独立分析研究（1项研究，$n=64$），但该研究得出的证据在很大程度上是非常不可信的。

价值

一项关于产时照护期间孕产妇关注点的定性研究系统评价表明，大部分产妇期望在正常分娩中有良好的母婴分娩结局（证据可信度高）[23]，但由于分娩的不可预测性，孕产妇担心在产程中可能会发生潜在的创伤事件（包括医疗干预和母婴并发症）（证据可信度高）。因此，产妇都很重视任何可以减少会阴损伤的保护技术，特别是希望这些技术可以由友好的、专业能力强、可以感知孕产妇需求的医护人员完成（证据可信度高）。

定性研究同样表明，当考虑实施医疗干预时，产妇希望被告知相关的干预方法，并希望能有拥有选择权（证据可信度高）。

附加考量

一项有关产妇会阴损伤经历的荟萃分析显示，当分娩中发

3. 证据和推荐意见

生会阴损伤时,产妇可能感到失去自我价值、情绪低落和有挫败感[164]。

资源

未发现相关文献证据。

附加考量

热敷是一种低成本的干预措施,其主要成本源于纱布的供给和相关在职培训;有一项研究还使用了灭菌用水,这将产生额外的费用。在资源匮乏的医疗机构中,医护人员可能无法获取所需的清洁温水。但由于热敷能够减少Ⅲ度和Ⅳ度裂伤,故在有关缝合用品(例如:缝合材料、局麻药和纱布棉签)以及医护人员所需缝合时间的成本方面,热敷应比常规照护更具成本效益。

2002年一项来自阿根廷的研究报道中提到由于会阴切开相关政策的改变,会阴切开率下降后,会阴缝合的必要成本也随之下降,平均每例分娩可节约成本20.21美元[165],这也间接表明,减少Ⅲ度和Ⅳ度裂伤可能节省单次分娩的成本。

公平性

未发现相关会阴保护技术与公平性相关的证据。

附加考量

在第二产程中,如果医护人员能够凭借简单的会阴保护技术帮助保护会阴的完整性,那么中低收入国家的产妇可能会更多倾向于选择进入医疗机构接受生育服务,这可能对公平性产生积极影响。

可接受性

在一项有关产妇分娩体验的定性系统评价中,产妇对于会阴按摩技术的认可度尚无相关的直接证据[26]。该系统评价中的间接证据显示,在某些情况下,一些产妇希望接受一些可以减少会阴损伤的保护技术,前提是这些技术是由友好、灵敏的医护人员提供的(证据可信度低);但有些时候,产妇认为这些技术可能会让她们感到疼痛、不适或尴尬(证据可信度极低)。

该定性系统评价未发现有关医护人员对使用会阴保护技术防止会阴损伤所持观点的直接证据[26]。

附加考量

如果有证据表明会阴保护技术可以减少会阴损伤所产生的潜在长期影响(性交痛、性功能障碍和大小便失禁),那么产妇将很可能会认可这些技术。

产妇可能会觉得相对会阴按摩来说,会阴热敷的不适和尴尬感会相对较少,但尚未发现相关证据。

可行性

在一项有关产妇分娩体验的定性系统评价中,尚未发现产妇对会阴按摩技术认可度的直接相关证据[26]。此评价中的间接证据显示,无需顾虑此项技术的可行性。

此定性系统评价中同样未发现有关医护人员对会阴保护技术所持观点的直接证据[26]。

附加考量

尽管会阴热敷是一种低成本的干预措施,但在资源有限,特别是产房无法提供流动温水的医疗机构中,实施会阴热敷的可行性很低。

表 3.55　实施会阴热敷的主要资源需求

资源	说明
人员	■ 助产士 / 护士 / 医生
培训	■ 如何实施会阴热敷的相关岗前和在职培训
供给	■ 无菌纱布和温水
设备和基础设施	■ 备用清洁温水
时间	■ 实施于第二产程, 时间同常规照护
监督和管理	■ 同常规照护

表 3.56　证据总结 : 会阴热敷与无会阴热敷之间的比较 (比较 2)

预期效果	— 不详	— 多变		— 微小	— 小	✓ 适中	— 大
不良反应	— 不详	— 多变		— 大	— 适中	— 小	✓ 微小
证据可信度	— 未纳入研究			✓ 极低	— 低	— 适中	— 高
价值				— 存在重要的不确定性或多变性	— 可能存在重要的不确定性或多变性	— 可能不存在重要的不确定性或多变性	✓ 不存在重要的不确定性或多变性

效果的平衡性	— 不详	— 多变	— 支持常规照护	— 可能支持常规照护	— 不支持会阴热敷或常规照护	— 可能支持会阴热敷	✓ 支持会阴热敷
资源配置	— 不详	— 多变	高成本	成本适中	✓ 成本或节省忽略不计	适量节省	大量节省
资源配置证据的可信度	— 未纳入研究			✓ 极低	低	适中	高
成本效益	— 不详	— 多变	— 支持常规照护	— 可能支持常规照护	— 不支持会阴热敷或常规照护	✓ 可能支持会阴热敷	— 支持会阴热敷
公平性	— 不详	— 多变	— 降低	— 可能降低	— 可能无影响	✓ 可能提高	— 提高
可接受性	— 不详	— 多变		— 不	— 可能无	✓ 可能有	— 有
可行性	— 不详	— 多变		— 无	— 可能无	✓ 可能有	— 有

3. 证据和推荐意见

273

比较 3："无保护"会阴接生技术与"保护"会阴接生技术的比较

来自奥地利、巴西、伊朗和英国的 5 项研究（ n=7 317 ）为这一比较提供了数据。无保护会阴接生技术实施过程中通常不按压胎头或会阴，除非在胎头娩出速度过快时，会对胎头稍加施压控制，此外胎肩娩出时自行自发娩出。应用会阴保护接生技术时，助产士单手托住会阴，另一只手协助胎头俯屈和控制胎头的娩出速度。

孕产妇结局

会阴/阴道损伤：中等可信度证据显示，无保护会阴接生与保护性会阴接生生产妇分娩后会阴的完整率方面几乎无显著差异（2 项研究， n=6 547, RR=1.03, 95%CI：0.95~1.12 ）。可信度低的证据显示，与会阴保护技术相比，无保护会阴技术Ⅰ度裂伤率可能会增加（2 项研究， n=700, RR=1.32, 95%CI：0.99~1.77 ），其绝对效应为平均每 1 000 位产妇中增加 58 人（2~139 ）发生Ⅰ度裂伤，但该效果评价中包含了没有差异的可能性。有关Ⅱ、Ⅲ和Ⅳ度裂伤以及会阴切开证据的可信度极低。

远期并发症：综述中无相关远期预后的证据。

分娩体验：综述中无产妇满意度或其他分娩结局相关的证据。

胎儿及新生儿结局

围产期缺氧缺血：综述中无 5 分钟 Apgar 评分小于 7 分相关的证据。

产伤：综述未纳入产伤相关的结局。

价值

一项关于产时照护期间孕产妇关注点的定性研究综述结果表明[23]，大多数产妇希望能正常分娩，并且希望母亲和新生儿能够安全健康(证据可信度高)。调查结果还表明,产妇意识到分娩的不可预测性,并担心可能发生的创伤事件(包括医疗干预以及产妇和新生儿疾病)(证据可信度高),因此她们重视任何能够减少会阴损伤的保护技术,特别是希望这些技术可以由友好的、专业能力强、可以感知孕产妇需求的医护人员完成(证据可信度高)。

定性研究同样表明,当考虑实施医疗干预时,产妇希望被告知相关的干预方法,并希望能有拥有选择权(证据可信度高)。

附加考量

一项关于产妇会阴损伤经历的荟萃分析显示,当产后发生会阴损伤时,产妇可能感到失去自我价值、情绪低落和有挫败感[164]。

量性证据显示,这两种接生法之间可能存在较小的差异;然而,使用无保护接生法发生会阴I度裂伤的可能性较高,这可能使一些产妇在分娩中倾向于选择保护会阴接生法。

资源

未发现相关研究证据。

附加考量

会阴保护技术是一种低成本的干预措施,其主要成本源于相关在职培训。尽管证据显示,无保护接生法可能会增加I度会阴裂伤,但这些裂伤通常不需要缝合,且不会导致其他不良结局,因此,这可能不会涉及相关成本问题。

公平性

未发现会阴保护技术与公平性相关的证据。

附加考量

在第二产程中,如果医护人员能够凭借简单的会阴保护技术帮助保护会阴的完整性,那么低收入国家的产妇可能会更多倾向于选择医疗机构接受生育服务,这可能会对公平性产生积极影响。然而,从有价值的证据来看,这些会阴保护技术是否能够减少会阴损伤目前尚不明确。

可接受性

在一项有关产妇分娩体验的定性系统评价中,尚未发现产妇对于会阴按摩技术看法相关的直接证据[26]。此系统评价中的间接证据显示,在某些情况下,一些产妇希望接受一些可减少会阴损伤的保护技术,前提是这些技术是由友好、灵敏的医护人员提供的(证据可信度低),但有些时候,产妇认为这些技术可能会让她们感到疼痛、不适或尴尬(证据可信度极低)。

此定性系统评价未发现有关医护人员对使用会阴保护技术防止会阴损伤所持观点的直接证据[26]。

附加考量

如果有证据表明会阴保护技术可以帮助或减少会阴损伤所产生的潜在长期影响(性交痛、性功能障碍和大小便失禁),那么产妇将很可能会认可这些技术。

可行性

在一项有关产妇分娩体验的定性系统评价中,没有发现产妇对会阴保护技术认可度相关的直接证据[26]。此系统评价中的间接证据显示,无需顾虑此项技术的可行性。

此定性系统评价中同样未发现有关医护人员对会阴保护技术所持观点的直接证据[26]。间接证据显示,在某些情况下,医护人员可能缺乏对文中描述的一些有关会阴保护技术应用的相关培训或经验(证据可信度极低)。

表 3.57　"无保护"与"保护"会阴接生技术的主要资源需求

资源	说明
人员	■ 助产士／护士／医生
培训	■ 如何实施"无保护"与"保护"会阴接生技术的相关岗前和在职培训
供给	■ 同常规照护
设备	■ 无
时间	■ 实施于第二产程，时间同常规照护
监督和管理	■ 同常规照护

表 3.58　判断总结："无保护"接生技术与"保护"会阴接生技术的比较（比较 3）

预期效果	— 不详	— 多变		✓ 微小	— 小	— 适中	— 大
不良反应	— 不详	— 多变		— 大	— 适中	✓ 小	— 微小
证据的可信度	— 未纳入研究			✓ 极低	— 低	— 适中	— 高
价值				— 严重的不确定性或多变性	— 可能存在严重的不确定性或多变性	✓ 可能不存在严重的不确定性或多变性	— 不存在严重的不确定性或多变性

效果的平衡性	— 不详	— 多变	— 支持保护接生法	✓ 可能支持保护接生法	— 不支持无保护或保护接生法	— 可能支持无保护接生法	— 支持无保护接生法
资源配置	— 不详	— 多变	— 高成本	— 成本适中	✓ 收支可忽略不计	— 适量节省	— 大量节省
资源配置证据的可信度	✓ 未纳入研究			极低	低	适中	高
成本效益	— 不详	— 多变	— 支持保护接生法	— 可能支持保护接生法	✓ 不支持无保护或保护接生法	— 可能支持无保护接生法	— 支持无保护接生法
公平性	— 不详	— 多变	— 降低	— 可能降低	✓ 可能无影响	— 可能提高	— 提高
可接受性	— 不详	— 多变		— 无	— 可能无	✓ 可能有	— 有
可行性	— 不详	— 多变		— 无	— 可能无	✓ 可能有	— 有

比较 4：Ritgen's 接生手法与常规接生手法（保护会阴接生技术）的比较

来自伊朗和瑞典的 2 项研究（n=1 489）为这一比较提供了数据。其中，一项纳入了 1 423 位参与者的大型研究在第二产程中实施了改良的 Ritgen's 手法。此手法为"一只手放在母体肛门和尾骨间协助胎儿下巴娩出，另一只手放在胎儿枕骨上控制娩出速度"，在这项研究中，不同的地方在于此手法认为应在宫缩时使用，而非在宫缩间歇期。"常规手法"是指一只手保护会阴体，另一只手控制胎头娩出，常规手法同样适用于选择性会阴切开术，会阴切开指征未作详细描述。

孕产妇结局

会阴/阴道损伤：低可信度证据显示，Ritgen's 手法对Ⅲ度和Ⅳ度会阴裂伤（1 项研究，n=1 423，RR=1.24，95%CI：0.78~1.96）以及会阴切开（2 项研究，n=1 489，*RR*=0.81，95%*CI*：0.63~1.03）几乎无影响。有关保持会阴完整性和其他会阴结局证据的可信度极低。

远期并发症：研究结果中无关于远期预后的证据。

分娩体验：研究结果中无关于产妇满意度或其他分娩体验结果的证据。

胎儿及新生儿结局

Apgar 评分：研究中无关于 5 分钟 Apgar 评分小于 7 分的证据。

产伤：研究中不包含关于产伤的分娩结局。

附加考量

此研究中同样包含了另两种手法的比较：优先分娩胎儿后肩和优先分娩前肩的比较。然而，由于相关数据有限，由此得出的证据可信度极低。

价值

一项关于产时照护期间孕产妇关注点的定性研究综述结果表明[23],大多数产妇希望能正常分娩,并且希望母亲和新生儿能够安全健康(证据可信度高)。调查结果还表明,产妇意识到分娩的不可预测性,并担心可能发生的创伤事件(包括医疗干预以及产妇和新生儿疾病)。因此,产妇都很重视任何可以减少会阴损伤的保护技术,特别是希望这些技术可以由富有爱心的、专业能力强的医护人员完成(证据可信度高)。

定性研究同样表明,当可能会进行医疗干预时,产妇希望被告知相关的干预方法,并希望能拥有选择权(证据可信度高)。

资源

未发现相关文献证据。

附加考量

会阴保护技术是一种低成本的干预措施,其主要成本是相关的在职培训。

公平性

未发现会阴保护技术与公平性相关的证据。

附加考量

第二产程中,如果医护人员能够凭借简单的会阴保护技术帮助保护会阴的完整性,那么中低收入国家的产妇可能会更多倾向于选择前往医疗机构接受生育服务,这可能对公平性产生积极影响。然而,有关 Ritgen's 手法效果的证据目前尚不明确。

可接受性

在一项有关产妇分娩体验的定性系统评价中,尚未发现产妇对于会阴按摩技术的认可度相关的直接证据[26]。该系统评价中的间接证据显示，在某些情况下，一些产妇希望接受一些可以减少会阴损伤的保护技术，前提是这些技术是由友好、灵敏的医护人员提供（证据可信度低）。有时候，产妇又认为这些技术可能会让她们感到疼痛、不适或尴尬（证据可信度极低）。

此定性系统评价中同样未发现医护人员对使用会阴保护技术防止会阴损伤所持观点的直接证据[26]。

附加考量

如果有证据能够证明会阴保护技术可以帮助或减少会阴损伤所产生的潜在长期影响（性交痛、性功能障碍和大小便失禁），那么产妇将很可能会认可这些技术。

对产妇而言，相比其他的会阴保护技术（例如热敷），Ritgen's 手法可能会更加让她们感到不舒适。

可行性

在一项有关产妇分娩体验的定性系统评价中，没有发现产妇对于会阴保护技术看法相关的直接证据[26]。

此定性系统评价中同样未发现有关医护人员对会阴保护技术所持观点的直接证据[26]。间接证据显示，在某些情况下，医护人员可能缺乏对文中描述的一些有关会阴保护技术应用的相关培训或经验（证据可信度极低）。

附加考量

对助产或产科专业领域知识的了解达到较高的水平，正确掌握胎头的解剖结构，是正确实施会阴保护技术的前提。

表 3.59　Ritgen's 接生手法的主要资源需求

资源	说明
人员	■ 助产士 / 护士 / 医生
培训	■ 如何实施 Ritgen's 接生手法的相关岗前和在职培训
供给	■ 同常规接生手法
设备	■ 无
时间	■ 实施于第二产程,时间同常规照护
监督和管理	■ 可能多于常规接生手法,以确保手法规范及观察潜在不良后果

表 3.60　判断总结:Ritgen's 接生手法与常规接生手法("保护"会阴接生技术)的比较(比较 4)

预期效果	一 不详	一 多变		✓ 微小	一 小	适中	一 大
不良效果	✓ 不详	一 多变		一 大	一 适中	一 小	一 微小
证据的可信度	一 未纳入研究			✓ 极低	一 低	适中	一 高
价值				一 严重的不确定性或多变性	✓ 可能存在严重的不确定性或多变性	一 可能不存在严重的不确定性或多变性	一 不存在严重的不确定性或多变性

效果的平衡性	— 不详	— 多变	— 支持常规手法	— 可能支持常规手法	✓ 不支持Ritgen's手法或常规手法	— 可能支持Ritgen's手法	— 支持Ritgen's手法
资源配置	— 不详	— 多变	— 高成本	— 成本适中	✓ 收支可忽略不计	— 适量节省	— 大量节省
资源配置证据的可信度	✓ 未纳入研究			— 极低	— 低	— 适中	— 高
成本效益[a]	— 不详	— 多变	— 支持常规手法	— 可能支持常规手法	— 不支持Ritgen's手法或常规手法	— 可能支持Ritgen's手法	— 支持Ritgen's手法
公平性	— 不详	— 多变	— 降低	— 可能降低	✓ 可能无影响	— 可能提高	— 提高
可接受性	✓ 不详	— 多变		— 无	— 可能无	— 可能有	— 有
可行性	— 不详	— 多变		— 无	✓ 可能无	— 可能有	— 有

[a] 由于干预的预期效果不明显,因此没有对成本效益领域进行判断

3. 证据和推荐意见

3.3.7　会阴切开术

证据总结及讨论

干预效果(EB 表 3.3.7)

　　证据来自一项 Cochrane 系统评价,该系统评价一共包含了 12 项随机对照研究[168],其中 11 项的研究对象为预计行阴道分娩的孕产妇,在评价中还单独分析了另一项使用器械助产的研究数据,但并未纳入推荐。被推荐的 11 项研究在下列国家进行:阿根廷(2 项)、加拿大、哥伦比亚、德国、爱尔兰、马来西亚、巴基斯坦、沙特阿拉伯、西班牙和英国（各 1 项）。其中，7 项研究的对象仅为初产妇，其余 4 项包含初产妇和经产妇。各研究中，会阴切开率从 21%~91% 不等，有 3 项研究会阴切开率之间的差异小于 30%。选择性会阴切开组中的会阴切开率介于 8%~59% 之间（平均为 32%），在常规或非限制性会阴切开组中，其会阴侧切率介于 51%~100%（平均为 83%）。

比较：选择性 / 限制性与常规 / 非限制性会阴切开术的比较

孕产妇结局

近期并发症：低可信度证据显示，与常规 / 非限制会阴切开术相比，选择性 / 限制会阴切开术可减少严重的会阴 / 阴道损伤（主要指 Ⅲ 度和 Ⅳ 度裂伤）（11 项研究，$n=6\ 177$，$RR=0.70$，$95\%CI$：0.52~0.94）。当所纳入研究的研究小组间会阴切开率的差异大于 30% 时，此影响会更显著（8 项研究，$n=4\ 877$，$RR=0.55$，$95\%CI$：0.38~0.81；证据可信度中等）。将产次作为亚组分析显示，会阴切开术可能不会对经产妇产生会阴 / 阴道损伤的影响，但目前证据尚不明确。选择性会阴切开术可降低会阴缝合的必要性（会阴切开修补术除外）（6 项研究，$n=4\ 333$，$RR=0.68$，$95\%CI$：0.58~0.78）；然而，一些研究数据可能包含了会阴切开修补术，这使得证据不明确。

低可信度证据显示，选择性会阴切开术几乎不会导致会阴感染（3 项研究，$n=1\ 467$，$RR=0.90$，$95\%CI$：0.45~1.82）。目前有关产时失血的证据尚不明确。

远期并发症：对比选择性与常规会阴切开术在产后 6 个月或以上的结局时，低可信度证据显示，两者几乎均不会导致性交困难（性交痛）（3 项研究，$n=1\ 107$，$RR=1.14$，$95\%CI$：0.84~1.53）。有关其他远期并发症的证据非常稀少且尚不明确（如尿失禁和生殖器脱垂），或证据不足（如大便失禁和性功能障碍）。

第二产程时长：研究未报道此项结果。

镇痛措施的应用：研究未报道是否应用减轻会阴伤口疼痛的

措施,但低可信度证据显示,选择性与常规会阴切开术在产后 10 天会阴疼痛方面的差异无统计学意义(1 项研究, $n=2\,587$, $RR=1.00$, $95\%CI$: 0.78~1.27)。

分娩体验:研究中没有关于产妇分娩体验(例如产妇满意度)的报道。

胎儿及新生儿结局

围产期缺氧缺血:关于低 Apgar 评分(5 分钟评分小于 7 分)的证据可信度极低,主要由于样本量小(2 项研究, 511 名新生儿),且在任一对照组中均未发生此类情况。

产伤:研究中未提及有关产伤的情况。

附加考量

有关严重会阴 / 阴道损伤的证据主要源于采用会阴侧切的研究。研究中,采用会阴正中切开的 2 项研究($n=1\,143$)显示,正中切口研究组与侧切组在对会阴 / 阴道损伤的总体影响方面,两者的差异无统计学意义。然而,正中切口的个别研究产生了与上述不一致的结果。此外,研究中正中切口发生严重会阴 / 阴道损伤的频率高于侧切口[分别为正中切口:106/1 143(9%)对比侧切口:58/4 834(1%)],由此得出,侧切口的安全系数高于正中切口。

研究没有评价与切口类型相关的其他结局。

目前,没有证据证实在任何情况下有施行会阴切开术的必要性。一项小型临床研究($n=237$)对实施选择性会阴切开术与不实施会阴切开术在有关母体及围产儿的预后影响方面进行了比较,两者无组间差异[169]。目前正在进行一项比较选择性会阴切开术与无会阴切开术的研究,目标样本量为 6 006 位产妇。

价值

关于产时照护期间孕产妇关注点的定性研究[23]审查结果表明,

大多数产妇希望正常分娩,并且母儿健康,同时也承认干预措施有时可能是必要的(证据可信度高)[23]。

产妇会对类似会阴切开的干预措施感到恐惧(证据可信度高),所以当采取此类干预时,她们总是感到非常焦虑。然而,在某些常规施行会阴切开术的国家(如巴西),可能寄期望于采用此项措施将有助于顺产(证据可信度低)。

当有明确指征需要进行会阴切开术时,产妇希望知晓相关信息,并且由能够满足她们需求、技术精湛的医护人员实施此项干预措施(证据可信度高)。

附加考量

相比于常规实施会阴切开术的产妇,选择性会阴切开产妇并发症的发生率较低。产妇对会阴切开比较关注,因为大多数产妇不愿承受严重会阴或阴道损伤的结果。

资源

未发现有关这些技术的相对成本与成本效益的证据。然而,来自一项 2002 年阿根廷的研究发现,其两个省市平均每例低危的阴道分娩可节省医疗成本为 20.21 美元和 11.63 美元[170]。根据效果方面的证据,这似乎是合理的,因为越少实施干预,母体并发症的发生率可能就越低。

附加考量

干预越少意味着医疗投入会阴切开修补术的时间就越少,这是节省成本的重要举措。一项 Cochrane 系统评价显示,会阴切开修补方法不同,缝合时间也不同,连续或间断缝合平均所需用时分别为21 分钟和 25 分钟[171]。由于会阴切开修补术所需的医疗用品(缝合材料、麻醉药、镇痛药等)以及器械与伤口裂伤的复杂程度有关。逻辑上,选择性会阴切开术的其他成本费用将低于常规会阴切开术。

同样,在施行会阴切开术后所产生额外生育费用方面,相比常规会阴切开术,选择性会阴切开术产妇个人所承担的费用可能更少[172]。

采用常规会阴切开术也可能与过度医疗化有关,以保证医护人员的经济收益为基础。

公平性

未发现不同会阴切开策略对医疗公平性影响的直接证据。然而,一项来自机构分娩障碍/促进因素审查的间接证据表明,许多产妇"惧怕医疗性切割"(如剖宫术和会阴切开术),在中低收入国家中,这可能成为其弱势妇女群体接受机构分娩照护的一个重大障碍(证据可信度适中)[8]。

附加考量

2015年WHO不平等状况报告指出,低收入、低学历的农村地区妇女的健康干预覆盖率和健康结果更差[33]。因此,随着选择性会阴切开术的明确传达,通过减少"医疗性切割",以及在弱势妇女群体中增加机构分娩的覆盖范围,此项干预策略可能对医疗公平性产生正面的影响。

基于循证实践的调查研究发现,一些中等收入国家的会阴切开率呈现居高不下的趋势[173]。医疗干预措施的过度使用可能是产科转型的征兆[①],医疗化以及分娩干预伴随着产科转型而增加[174,175]。关于会阴切开术的适用范围,国家内部同样存在着显著的差异[176]。例如,与巴西的私立医疗机构相比,其公立医疗机构过度施行会阴切开术的行为更甚之[177]。因此,在这些机构中采用限制性会阴切开术可不同程度地改善弱势妇女群体的分娩体验,对公平性有积极的影响。

---

① 产科转型是一种长期趋势概念,指的是各国通过降低直接产科原因造成的产妇死亡率,从高产妇死亡率转变为低产妇死亡率模式。

中低收入国家地区的妇女通常没有相关干预风险及干预原因的告知,并且通常没有知情同意[173,178-181]。在中低收入国家以及全球弱势孕产妇群体的医疗机构中,普遍存在未经允许的、侵入性的操作。因此,有关会阴切开术的临床方案与其医护培训应侧重于相关知情同意的必要性,以确保尊重妇女的人权。

可接受性

在一项探索产妇和照护者产时照护体验的定性系统评价中,产妇认为她们对施行会阴切开术的原因知之甚少,且实施前很少征求她们的意愿(证据可信度高)[26]。研究调查显示,产妇希望尽可能减少会阴切开后缝合的疼痛感,同时降低会阴切开术后的不适感(证据可信度高)。此外,她们可能对干预措施及其潜在的近期和远期预后所引起的疼痛无充分心理准备(会阴部不适、日常活动困难、缺乏美观和影响性生活)(证据可信度低)。在某些情况下,产妇认为麻木和粗鲁的医护人员会忽视或不理会她们的顾虑(证据可信度低)。

审查结果同样显示,某些国家的产妇(如巴西)可能坚信会阴切开术能有助于顺产(缩短产程和减少疼痛)(证据可信度低),这可能基于大量医护人员对约定成俗干预措施的认可(证据可信度低)。

审查结果同样表明,虽然医护人员通常知晓应采用选择性会阴切开术,但一些常规施行会阴切开术的地区(南美洲、中东和东南亚),她们不愿改变已约定成俗的习惯,特别是对于初产妇,一般都常规施行会阴切开术(证据可信度高)。在此情况下,医护人员认为相比会阴裂伤,会阴切开术对初产妇而言操作更方便、安全系数更高,且有助于顺产(证据可信度高)。

附加考量

一些地区拒绝改变约定成俗的习惯,这可能与经济利润有关:一项柬埔寨医护人员的实践研究发现,施行会阴切开术后,医护人员可合法向产妇收取较高的费用[172]。从上述证据来看,相比常规会阴切开术,多数产妇将更愿意接受选择性会阴切开术。

在常规施行会阴切开术的中低收入国家医疗机构中,医护人员对选择性会阴切开术的接纳程度也不尽相同。

可行性

一项探索产妇和照护者产时照护体验的定性系统评价发现,选择性会阴切开术更容易实施,尤其在资源有限的医疗机构中(证据可信度高)[26]。然而,在某些情况下,这些机构的医护人员缺乏获取最新研究证据(由于资源限制)的途径,并且没有明确的政策或方案来指导这方面的实践(证据可信度高)。因此,他们在临床实践中完全是基于医疗机构原本的常规、经验传授,没有规范的操作流程(证据可信度高)。

附加考量

为了促进 WHO 生殖健康图书馆(Reproductive Health Library,RHL)在产科领域的使用,同时推广选择性会阴切开术的应用,在墨西哥和泰国进行了一项多层面教育策略的整群随机对照研究,研究表明在泰国实施选择性会阴切开术是可行的,可以降低会阴切开率[182]。

由常规会阴切开术转变为选择性会阴切开术,需要改变组织文化,并进行相关培训及监管。

表 3.61　会阴切开术的主要资源要求

资源	说明
培训	■ 有关如何施行限制性会阴切开术与会阴切开修补术的 1~2 周实践培训
用物供给	■ 缝合材料:每包缝线约计 2.25 美元(根据伤口裂伤程度与缝合技术,每例会阴切开术约需 1~3 包可吸收性缝线[171]) ■ 利多卡因约计 0.34 美元[31] ■ 注射器/针/纱布约计 0.08 美元[31]

WHO 产时保健指南

资源	说明
基础设施	■ 适宜的照明、消毒用具和器械（镊子、持针器和剪刀） ■ 设备维护保养
时间	■ 根据缝合方法，每例会阴切开缝合术平均所需时间约21~25分钟（方法分别为连续缝合或间断缝合），以及其他因素，如切口的范围、医护人员的技术及用物供给等
监督与管理	■ 由病区/临床管理部门进行监督与管理

表 3.62　判断总结：采用选择性/限制性与常规/非限制会阴切开术的比较

预期效果	— 不详	— 多变		— 微小	— 小	✓ 适中	— 大
不良效果	— 不详	— 多变		— 大	— 适中	— 小	✓ 微小
证据的可信度	— 未纳入研究			— 极低	✓ 低	— 适中	— 高
价值				— 严重的不确定性或多变性	— 可能存在严重的不确定性或多变性	✓ 可能不存在严重的不确定性或多变性	— 不存在严重的不确定性或多变性

效果的平衡性	— 不详	— 多变	— 支持常规会阴切开术	— 可能支持常规/非限制性策略	— 不支持选择性/限制性或常规/非限制性策略	✓ 可能支持选择性/限制性策略	— 支持选择性/限制性策略
资源配置	— 不详	— 多变	— 大量耗费	— 适中耗费	— 收支可忽略不计	✓ 适量节省	— 大量节省
资源配置证据的可信度	— 未纳入研究			— 极低	✓ 低	— 适中	— 高
成本效益	— 不详	— 多变	— 支持常规会阴切开术	— 可能支持常规/非限制性策略	— 不支持选择性/限制性或常规/非限制性策略	✓ 可能支持选择性/限制性策略	— 支持选择性/限制性策略
公平性	— 不详	— 多变	— 降低	— 可能降低	— 可能无影响	✓ 可能提高	— 提高
可接受性	— 不详	✓ 多变		— 无	— 可能无	— 可能有	— 接受
可行性	— 不详	✓ 多变		— 无	— 可能无	✓ 可能有	— 有

3.3.8 宫底加压

备注

- GDG 认为此项操作可能会对母胎造成损害,并深表担忧。
- 专家小组了解到有一项正在进行的研究——轻柔助推宫底 (Gentle Assisted Pushing trial, GAP trial)[183],能为宫底加压的效果提供重要的证据。

证据总结及讨论

干预效果(EB 表 3.3.8)

证据来源于一项 Cochrane 系统评价,共纳入 9 项研究涉及 3 948 位产妇[184]。其中,涉及 3 057 位产妇的 5 项研究在下列国家进行: 印度、伊朗、南非(各 1 项)和土耳其(2 项),主要针对低危孕产妇,评估用手进行宫底加压与不进行宫底加压的区别。其余涉及 891 位产妇的 4 项研究在意大利、英国(各 1 项)和韩国(2 项)进行,主要评估使用充气带进行宫底加压与不进行宫底加压的区别。就本指南而言,由于至今仍未检索到充气带使用方法的研究进展,所以本指南仅考虑用手进行宫底加压的证据。

根据 Kristeller 手法,4 项研究用手进行宫底加压,以及 1 项进行了"轻柔助推宫底"的小样本研究(n=120)(详见补充说明);其中 2 项研究的对象仅为初产妇。1 项研究限制宫底加压的次数为 3 次。纳入的研究多数存在设计上的局限性。

比较：进行宫底加压与不进行宫底加压的比较

孕产妇结局

分娩方式：对剖宫产率与器械助产率影响证据的可信度极低。

第二产程时长：有关第二产程时长证据的可信度极低。研究者认为在限定时间内产妇未能自然分娩方面，进行与不进行宫底加压之间的差异几乎无统计学意义（1项研究，$n=110$，$RR=0.96$，$95\%CI$：$0.71\sim1.28$）。

孕产妇死亡率：研究中不包含此项结局。

并发症：低可信度证据显示，进行与不进行宫底加压相比，两组在产后出血方面的差异无统计学意义（1项研究，$n=110$，$RR=1.87$，$95\%CI$：$0.58\sim6.06$）。目前由于研究数据有限，有关宫底加压对阴道、会阴或子宫等软组织损伤影响的证据尚不明确。低可信度证据显示，进行与不进行宫底加压对会阴侧切率的影响，两组间几乎无差异（1项研究，$n=317$，$RR=1.18$，$95\%CI$：$0.92\sim1.50$）。任一研究均未报道发生"严重的母体并发症或死亡"的结局。

分娩体验：研究未报道有关产妇满意度的情况，低可信度证据显示，相比未接受宫底加压的产妇，接受宫底加压的产妇产后疼痛感可能更显著（根据镇痛需求评估所得）（1项研究，$n=209$，$RR=4.54$，$95\%CI$：$2.21\sim9.34$）。

胎儿及新生儿结局

产伤：由于研究数据不足（样本量小、未发生相关情况），有关产伤（包括骨折、血肿等）证据的可信度极低。

围产期缺氧缺血：有关脐动脉低 pH 值和 5 分钟 Apgar 评分小于 7 分的证据可信度极低。

围产儿死亡率：对照组中未发生新生儿死亡的案例（2项研究，$n=2\,445$），因此，有关新生儿死亡证据的可信度极低。

由于施行宫底加压时用力过度可能会对母儿造成严重损伤（包括子宫和其他脏器破裂，以及孕产妇和围产儿死亡），所以目前尤为关注宫底加压的临床应用[185, 186]；然而，文献中通常可能不会报道类似事件。

所纳入研究中，助产人员使用双手实施宫底加压（既不是前臂，也不是肘部）；因此，此项证据不适用于用其他技术进行宫底加压的医疗机构。

此系统评价同样包含了有关充气带的使用研究，中等可信度证据显示，相比不进行宫底加压，对照组中使用充气带进行宫底加压可增加母体肛门括约肌损伤的可能性（Ⅲ度裂伤）（1 项研究，$n=500$，$RR=15.69$，$95\%CI$：2.10~117.02）。目前充气带的使用方法尚无研究进展。

目前，南非正在进行一项大型多中心临床研究，评估以直立位对产妇实施宫底加压的新型技术[183]，这项技术被称为"轻柔助推宫底"，医护人员用双手手掌朝产妇的骨盆方向施以"轻微的推压宫底"，切记仅利用前臂力量，而不是全身力量。要求医护人员在每次宫缩时全程加压或者宫缩时持续 30 秒加压（取较短时间为准）。研究人员希望用此项研究（$n=1\ 145$）证实此类轻柔推压宫底法是否能够改善分娩结局。

价值

一项产时照护期间产妇关注点的定性研究综述结果表明[23]，大多数产妇希望正常分娩，并且希望母儿能够安全健康，但也认可医疗干预有时是必不可少的。大多数产妇，尤其是初产妇，会对分娩感到担忧（证据可信度高），对一些医疗干预感到害怕，尽管在某些情况下，产妇会欣然接受某些干预措施以助缩短产程和减轻疼痛（证据可信度低）。当实施干预时，产妇希望从能够满足她们需求、技术精湛的医护人员那里获得相关信息（证据可信度高）。调查同样表明，产妇希望可以掌控自己的产程,并参与有关干预实施的决策过程(证据可信度高)。

资源

未检索到与此项操作有关的成本效益方面的证据。

公平性

未发现宫底加压对医疗公平性影响的直接证据。然而,来自机构分娩障碍/促进因素审查的间接证据表明,医护人员实施的孕产妇不熟悉及不希望的分娩实践(如孕产妇不熟悉的分娩体位),是中低收入国家弱势妇女接受机构分娩服务的一个重大障碍(证据可信度高)[8]。

附加考量

2015 年 WHO 不平等状况报告指出,低收入、低学历及偏远地区妇女的医疗干预覆盖率和健康状况都不如优势妇女群体[33]。基于上述研究证据,如果弱势妇女认为宫底加压是一项不熟悉且不可取的做法,那么此项干预措施可能会对医疗公平性产生负面影响,因为医疗机构会降低此项干预的使用率。然而,相反的,在缺乏宫底加压相关证据的情况下,宫底加压也可能被认为是正确的。一项来自印度农村人口的调查研究显示,宫底加压可能是一些传统分娩方式中令人满意的一部分[187]。

许多医疗机构实施宫底加压时,产妇可能并没有获得此项干预的知情同意权。如果未经产妇同意,或者不加选择地实施宫底加压,这可能会被视作侵犯了产妇的人权。

可接受性

在一项探索产妇和照护者产时照护体验的定性系统评价中,没有发现接受或应用宫底加压的具体证据[26]。然而,此研究的一般调查结果显示,除非胎儿处于危险之中,否则产妇希望避免这类干预(证据可信度高)。产妇希望由技术精湛、体察入微的医护人员来照护她们(证据可信度高),虽然产妇愿意尽快结束分娩(证据可信度低),但在可能的情况下,产妇希望可以自己控制产程进展和分娩过程(证据可信度高)。

附加考量

作为孕产妇产时照护全球倡议的一部分,一项来自几内亚的定性研究发现,医护人员通常会暴力按压宫底[41],产妇认为此类动作会使人不安,感到痛苦,无异于身体虐待。

在一项来自印度农村地区的研究中[187],作者发现,医护人员通常在产妇进入产程早期时就开始常规实施宫底加压,这会使医护人员感到精疲力竭。研究中,作者并未详述产妇的分娩体验,但指出有时实施此项操作后,会发生新生儿产伤。

可行性

在产妇和医务人员对产时照护看法的定性系统评价中,未发现产妇与医护人员对实施宫底加压所持观点的明确证据[26]。然而,系统评价的结果表明,在某些情况下,医护人员可能缺乏时间、培训、资源,导致无法以足够胜任力和敏感的方式来施行宫底加压操作(证据可信度中等)。

附加考量

在各种医疗场所中普遍存在滥用宫底加压的现象[118,173,184~190],且无法确保医护人员能够统一、规范、有效的实施此项操作。在进行宫底加压时,接生者需要另一位卫生保健人员的协助来执行这一操作。

表 3.63　施行宫底加压的主要资源要求

资源	说明
人员	■ 培训医护人员如何安全实施宫底加压
培训	■ 如何安全实施宫底加压的相关实践培训
所需用物	■ 无
设备	■ 无
时间	■ 操作所需时间应根据娴熟助产人员的具体操作时间而变化
监督和管理	■ 由病区 / 临床管理部门定期监督、审查以确保医疗安全及遵守宫底加压的规范

表 3.64　判断总结：进行与不进行宫底加压的比较

预期效果	✓ 不详	— 多变		— 微小	— 小	— 适中	— 大
不良效果	— 不详	— 多变		— 大	✓ 适中	— 小	— 微小
证据的可信度	— 未纳入研究			✓ 极低	— 低	— 适中	— 高
价值				— 严重的不确定性或多变性	✓ 可能存在严重的不确定性或多变性	— 可能不存在严重的不确定性或多变性	— 不存在严重的不确定性或多变性

效果的平衡性	— 不详	— 多变	— 支持不进行宫底加压	✓ 可能支持不进行宫底加压	— 不支持进行或不进行宫底加压	— 可能支持进行宫底加压	— 支持进行宫底加压
资源配置	— 不详	— 多变	— 大量耗费	— 适中耗费	✓ 收支可忽略不计	— 适量节省	— 大量节省
资源配置证据的可信度	✓ 未纳入研究			— 极低	— 低	— 适中	— 高
成本效益	— 不详	— 多变	— 支持不进行宫底加压	✓ 可能支持不进行宫底加压	— 不支持进行或不进行宫底加压	— 可能支持进行宫底加压	— 支持进行宫底加压
公平性	— 不详	— 多变	— 降低	✓ 可能降低	— 可能无影响	— 可能提高	— 提高
可接受性	— 不详	— 多变		— 无	✓ 可能无	— 可能有	— 有
可行性	— 不详	— 多变		— 无	— 可能无	✓ 可能有	— 有

3.证据和推荐意见

3.4 第三产程

3.4.1 预防性使用宫缩剂

推荐意见 41

推荐所有产妇在第三产程使用宫缩剂预防产后出血。（推荐）

推荐意见 42

催产素（10IU，肌肉或静脉注射）是预防产后出血的推荐用药。（推荐）

推荐意见 43

没有催产素的医疗机构，推荐使用其他注射用宫缩剂（麦角新碱/甲基麦角新碱，或固定剂型的催产素和麦角新碱合剂）或口服米索前列醇（600μg）。（推荐）

备注

- 这些推荐意见来源于《WHO 关于预防及治疗产后出血的推荐意见》[191]，该指南的 GDG 认为这是基于中等质量证据的强推荐。
- 虽然现有研究有限，但是未发现缩宫素和麦角新碱在使用效果上有显著的差异。这些推荐意见在假定缩宫素与麦角新碱对预防 PPH 有类似效果的同时，有效地避免了麦角新碱的副作用。
- 选用麦角衍生物预防产后出血时应注意，麦角衍生物对高血压患者有明显的禁忌。因此，出于安全考虑，对未经筛查过的人群应尽量避免使用麦角衍生物。
- 口服米索前列醇（600μg）被 GDG 认为是预防产后出血的有效药物。但是应仔细权衡米索前列醇相对于缩宫素对预防出血的效果及其所带来的副作用。GDG 承认没有证据证明 600μg 的米索前列醇比 400μg 的剂量效果更好。剂量更小副作用更少，但是减少剂量后米索前列醇的使用效果仍需要进一步评估和证实。

- 虽然给出了替代宫缩剂的推荐意见,但是不能偏离应尽可能广泛的使用缩宫素的目标。
- 鉴于米索前列醇在初级卫生机构的分布,以及考虑到分娩前使用米索前列醇可能产生潜在的严重后果。GDG强调应对米索前列醇的使用者进行培训,并且通过科学的方法和适当的指标对卫生机构的干预进行监测。
- 以上推荐意见的证据支持可在指南原文中找到:
  http://apps.who.int/iris/bitstream/10665/75411/1/9789241548502_eng.pdf

3.4.2 延迟断脐

推荐意见 44

为改善母婴健康和营养状态,推荐延迟断脐(不早于出生后1分钟)。(推荐)

备注

- 本推荐意见来源于《WHO 指南:延迟断脐改善母婴健康和营养状况》[192],该指南的 GDG 认为这是基于中等质量证据的强推荐。
- 在提供基本的新生儿照护时,应该包括延迟断脐。
- 一些在 HIV 高发地区工作的医疗保健人员十分关注第三产程延迟断脐的做法。这些专业人员担心,在胎盘剥离期间,部分剥离的胎盘可能暴露于母体血液,这可能导致母体血液微量输注给婴儿。目前已证实 HIV 母婴传播有三种方式:妊娠期间微量母婴输血(宫内传播);病毒暴露于母亲的血液和阴道分泌物中,当胎儿娩出通过产道时感染(产时传播);母乳喂养传播(产后传播)。因此,为了减少母婴传播,主要的干预措施就是在孕期、分娩期以及产后使用抗逆转录病毒药物以减少母亲的病毒载量。没有证据证明延迟断脐增加了 HIV 母婴传播的可能性。

妊娠期间透过胎盘绒毛的母亲血液,在分娩前导致 HIV 母婴传播的风险很低。胎盘剥离不太可能增加母亲血液的暴露,也不太可能破坏胎儿的胎盘循环(即,在胎盘剥离的过程中,新生儿血液循环不太会暴露在母亲的血液中)。延迟 1~3 分钟钳夹脐带所带来的已知优点超过了理论上未经证实的危害。因此,在 HIV 感染或 HIV 感染状态不明的妇女分娩时,依然建议实施延迟断脐。

- 以上推荐意见的证据支持可在指南原文中找到:
  http://apps.who.int/iris/bitstream/10665/148793/1/9789241508209_eng.pdf

3.4.3 控制性脐带牵引

推荐意见 45

在有熟练助产人员的机构,如果医护人员和产妇一致认为有必要在一定程度上减少阴道出血量和缩短第三产程,则推荐进行控制性脐带牵引(controlled cord traction, CCT)。(推荐)

备注

- 本推荐意见来源于《WHO 关于预防和治疗产后出血的推荐意见》[191],该指南的 GDG 认为这是基于中等质量证据的强推荐。
- 本推荐意见来自于一个大规模的 RCT,其中所有的参与者均使用了 10IU 的缩宫素来预防产后出血。此证据认为,在熟练掌握此项技术的助产人员操作下,CCT 是安全的,因为它对减少产后出血(平均减少 11ml)和缩短第三产程(平均缩短 6 分钟)有一定的作用。医护人员应该与产妇讨论在预防性使用宫缩剂的基础上实施 CCT 的决定。
- 如果使用了麦角生物碱来预防产后出血,那 CCT 是必不可少的,因为它能将胎盘滞留的可能性降到最低。

- 在使用米索前列醇时联合使用 CCT 的利弊仍缺乏有效的证据支持。
- CCT 是处理胎盘滞留的第一措施,因此,在医学及助产学课程中加入 CCT 的教学必不可少。
- 基于现有证据,积极处理第三产程的一套方案已经逐渐形成。GDG 认为这一方案包括了一项首要的干预:宫缩剂的使用。在使用缩宫素的情况下,CCT 可能会带来一些益处,但是常规子宫按摩对预防产后出血可能并没有帮助。早期脐带结扎在一般情况下是不推荐的。
- 以上推荐意见的证据支持可在指南原文中找到:

http://apps.who.int/iris/bitstream/10665/75411/1/9789241548502_eng.pdf

3.4.4　子宫按摩

推荐意见 46

　　对已预防性使用了催产素的产妇,不推荐为预防产后出血而采取持续子宫按摩。(不推荐)

备注

- 本推荐意见来源于《WHO 关于预防和治疗产后出血的推荐意见》[191],该指南的 GDG 认为这是基于低质量证据的条件性推荐。
- 目前尚缺乏对单纯行子宫按摩、或使用催产素以外的子宫收缩剂后再行子宫按摩对预防产后出血的作用的研究。
- 尽管 GDG 发现有一项小型研究报道持续子宫按摩和去除凝血块能够减少额外的子宫收缩剂的使用,但仍缺乏有力证据来支持是否有其他的好处。但是,GDG 认为常规、频繁的评估宫缩强度在产后即刻照护中仍然非常重要,特别是有助于产后出血的早期诊断。

- 基于现有证据,积极处理第三产程的一套方案已经逐渐形成。GDG 认为这一方案包括了一项首要的干预:宫缩剂的使用。在使用缩宫素的情况下,CCT 可能会带来一些益处,但是常规子宫按摩对预防产后出血并没有帮助。早期脐带结扎在一般情况下是不推荐的。
- 以上推荐意见的证据支持可在指南原文中找到:
  http://apps.who.int/iris/bitstream/10665/75411/1/9789241548502_eng.pdf

3.5 新生儿照护

3.5.1 常规口鼻吸引

推荐意见 47

对于出生时羊水清亮且生后已建立自主呼吸的新生儿,不推荐常规口鼻吸引。(不推荐)

备注

- 本推荐意见来源于《WHO 基础新生儿复苏指南》[193],该指南的 GDG 认为这是基于高质量证据的强推荐。
- 无其他附注。
- 以上推荐意见的证据支持可在指南原文中找到:
  http://apps.who.int/iris/bitstream/10665/75157/1/9789241503693_eng.pdf

3.5.2 母婴肌肤接触

推荐意见 48

无并发症的新生儿应在生后 1 小时内与母亲进行肌肤接触(skin-to-skin contact,SSC),以预防低体温和促进母乳喂养。(推荐)

1. 本推荐意见来源于《WHO 推荐：常见儿童疾病管理：口袋书的证据更新》[194]，该指南的 GDG 认为这是基于低质量证据的强推荐。
2. 无其他附注。
3. 以上推荐意见的证据支持可在指南原文中找到：
   http://apps.who.int/iris/bitstream/10665/44774/1/9789241502825_eng.pdf

3.5.3 母乳喂养

在母婴临床状况稳定且做好准备的情况下，所有新生儿，包括能够母乳喂养的低出生体重儿（low-birth-weight，LBW），出生后均应尽早放到母亲胸前启动早吸吮。（推荐）

- 本推荐意见整合自《WHO 关于新生儿健康的推荐意见》[195]；其支持证据来自于：WHO 中低收入国家低出生体重儿最佳喂养指导[196]。本推荐是基于低质量证据的强推荐。
- 无其他附注。
- 以上推荐意见的证据支持可在指南原文中找到：
  http://apps.who.int/iris/bitstream/10665/259269/1/WHO-MCA-17.07-eng.pdf
  http://www.who.int/maternal_child_adolescent/documents/9789241548366.pdf

3. 证据和推荐意见

3.5.4 使用维生素 K 预防出血性疾病

推荐意见 50

所有新生儿出生后应肌肉注射 1mg 维生素 K（即在新生儿完成肌肤接触和早吸吮的产后第一小时后）。（推荐）

备注

1. 本推荐意见来源于《WHO 关于常见儿童疾病管理的推荐意见》口袋书的证据更新[194]，该指南的 GDG 认为这是基于中等质量证据的强推荐。
2. 无其他附注。
3. 以上推荐意见的证据支持可在指南原文中找到：
   http://apps.who.int/iris/bitstream/10665/44774/1/9789241502825_eng.pdf

3.5.5 新生儿沐浴及其他产后早期照护

推荐意见 51

沐浴应推迟至出生 24 小时后进行。如果由于文化习俗不能推迟至 24 小时后，至少也应推迟至 6 小时后。推荐根据环境温度给新生儿穿着适宜的衣物，即应比成年人多 1~2 层衣服，并戴上帽子。应 24 小时母婴同室，不能母婴分离。（推荐）

备注

- 本推荐意见整合自《WHO 关于产后母婴保健的推荐意见》[197]，该指南的 GDG 认为这是基于 GDG 专家共识的强有力的情境性推荐。
- 无其他附注。
- 以上推荐意见的证据支持可在指南原文中找到：
  http://apps.who.int/iris/bitstream/10665/97603/1/9789241506649_eng.pdf

3.6 产妇的产后照护

3.6.1 评估子宫收缩情况

推荐意见 52

推荐对所有产妇进行产后子宫收缩情况的评估,以便尽早发现宫缩乏力。(推荐)

备注

1. 该推荐意见整合自《WHO 关于预防和治疗产后出血的推荐意见》[191],该指南的 GDG 认为这是基于极低质量证据的强推荐。

2. GDG 认为常规、频繁的宫缩评估在产后即刻照护中是非常重要的,特别是有助于产后出血的早期诊断。

3. 以上推荐意见的证据支持可在指南原文中找到:
http://apps.who.int/iris/bitstream/10665/75411/1/9789241548502_eng.pdf

3.6.2 正常阴道分娩抗生素的使用

推荐意见 53

对于正常阴道分娩的产妇,不推荐常规预防性使用抗生素。(不推荐)

备注

1. 该推荐意见整合自《WHO 关于预防和治疗孕产妇围产期感染的推荐意见》[114],该指南的 GDG 认为这是基于极低质量证据的强推荐。

2. GDG 认为一些医疗机构对没有特殊危险因素的女性,在分娩后常规使用抗生素的比率很高,可能对公共健康产生潜在的影响。他们认为这种抗生素的常规使用会对全球控制抗生素耐药性所做出的努力产生负面影响,因此,强烈反对常规预防性使用抗生素。

3. "正常阴道分娩"是指在没有任何特定危险因素或围产期感染临床症状下进行的阴道分娩。

4. 应对所有产妇进行严密监护,对迅速识别子宫内膜炎的症状并进行适当的抗生素治疗是十分必要的。

5. 在最初的WHO指导方针中,可使用抗生素来治疗常见的产时症状,但这些建议通常会引起对感染风险增加的担忧。

6. 以上推荐意见的证据支持可在指南原文中找到:
http://apps.who.int/iris/bitstream/10665/186171/1/9789241549363_eng.pdf

3.6.3 会阴切开术后常规预防性使用抗生素

推荐意见 54

对于行会阴切开术的产妇,不推荐常规预防性使用抗生素。
(不推荐)

备注

1. 该推荐意见整合自《WHO关于预防和治疗孕产妇围产期感染的推荐意见》[114],该指南的GDG认为这是基于GDG专家共识的强推荐。

2. 这条推荐意见基于GDG的专家共识,由于较高的会阴切开率以及抗生素的潜在影响,会阴切开常规应用抗生素会对公共健康产生危害。GDG强调为避免全球范围内出现新的细菌耐药性,因此强烈推荐此条推荐意见。

3. 这条推荐意见适用于在阴道分娩会阴切开缝合前或缝合后立即使用抗生素的情况。只有在会阴切开伤口有明确感染的临床症状时,才可以使用抗生素。

4. GDG强调卫生系统需要采取限制性而非常规会阴切开的政策,来预防潜在的并发症,并减少并发症治疗的额外资源。

5. 会阴Ⅱ度裂伤在组织结构上类似于会阴切开,亦无需预防性使用抗生素。

6. 该指南指出当会阴切开伤口延伸至会阴Ⅲ度或Ⅳ度裂伤时,推荐按照指南文件[114]预防性使用抗生素。

7. 以上推荐意见的证据支持可在指南原文中找到:

   http://apps.who.int/iris/bitstream/10665/186171/1/9789241549363_eng.pdf

3.6.4 常规产后评估

推荐意见 55

自产后 1~24 小时期间,应常规对所有产妇定时进行产后评估,包括阴道出血、子宫收缩情况、宫底高度、体温和心率(脉搏)。胎儿娩出后应立即测量血压,如果血压正常,应在 6 小时内再次测量。分娩后 6 小时内还应记录尿量。(推荐)

备注

1. 本推荐意见来源于《WHO 关于产后母婴保健的推荐意见》[197],该指南的 GDG 在现有 WHO 指南的基础上达成了共识。

2. 无其他附注。

3. 以上推荐意见的证据支持可在指南原文中找到:

   http://apps.who.int/iris/bitstream/10665/97603/1/9789241506649_eng.pdf

3.6.5 正常阴道分娩后的出院时间

推荐意见 56

在医疗保健机构的正常阴道分娩,如果母婴健康,应观察至少 24 小时后再出院。(推荐)

备注

1. 本推荐意见来源于《WHO 关于产后母婴保健的推荐意见》[197]，该指南的 GDG 认为这是基于低质量证据的条件性推荐。

2. 卫生保健机构应当依照 WHO 其他现有指南，为母亲和新生儿制定恰当的照护准则。对新生儿的评估包括出生时的即时评估，以及出生后 1 小时和出院前的全面临床检查。

3. "健康的母亲和新生儿"的定义来自于安全分娩检查表，该检查表用于评估出生时母亲和新生儿的健康状况[198]。在出院前，母亲的出血情况应该得到控制，母亲与新生儿应没有感染症状，且新生儿应该能够较好的进行母乳喂养。

4. 以上推荐意见的证据支持可在指南原文中找到：
   http://apps.who.int/iris/bitstream/10665/97603/1/9789241506649_eng.pdf

4. 指南的实施：导入 WHO 产时保健模式

本指南旨在通过提高基础产时照护的质量，以最终改善产妇和新生儿的分娩结局。所推荐的实践可以适应不同国家、不同环境和不同孕产妇的个体需求。在 GDG 成员的贡献下，WHO 透过人权视角，在充分考虑指南（第 3 节）推荐的实践范围下，回顾了现有的产时照护模式。

首先，GDG 强调了提高产时照护质量的迫切性，同时也承认当代实践中组织和提供分娩期照护的指导思想存在巨大差异，以及母婴的临床结局很大程度上取决于当前的照护模式的事实。但是 GDG 认为无论是在何种背景下，所有产妇都应该接受融合的临床和非临床产时照护。为了实现对分娩期照护质量的紧急改进，GDG 认识到，在产时保健方面，需要在全球范围内实施一个关键的转变，因为不管在卫生系统或国家内部是否存在一般性政策的影响，让母婴达到最佳的身体、情感和心理结局都是非常重要的。GDG 一致同意，实现这些结局需要一种新的照护模式，这种照护模式里照护提供者应优先实施已被证明可以有效改善产妇临床结局、提升产妇及其家人分娩体验的关键内容。

为此，WHO 提出了一个全球产时保健模式，它赞同 WHO 孕产妇和新生儿健康照护框架的所有领域[12]，并以产妇和婴儿为中心提供照护（图 4.1）。这一产时保健模式的前提是产时照护支持产妇自身的生育能力，而不提供不必要的干预。由照护提供者提供的循证实践是相互协作的整体方案而非碎片化的环节时，可以让产妇自由地体验胎儿的降临，同时确保如果出现并发症的话，能及时识别并进行适当的管理。该模式认可现有的产时保健模式在不同机构间有差异,并有足够的灵活性,可以在不干扰当前照护组织形式的情况下使用。

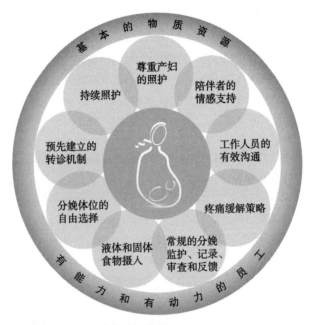

图 4.1 WHO 产时保健模式示意图

　　WHO 产时保健模式是根据本指南所包含的 56 项循证推荐意见而建立的。为了优化新模式的潜力,并确保所有产妇在卫生保健机构中接受循证、公平和优质的产时照护,这些推荐意见应在所有机构中作为一揽子服务来实施,并且由友好、有能力、有动力、可以获得基本物质资源的医护人员执行。卫生系统应致力于实施这种照护模式,以赋予所有产妇获得她们期望和所需要的个性化护理,并以人权为基础,为此类照护提供良好的基础。WHO 模型的实施注意事项可在框 4.1 中找到。

WHO 产时保健模式有可能积极地改变全世界妇女、家庭和社区的生活。它设定的目标不仅仅是生存，而且是所有国家的孕产妇接受最好的产时照护。WHO 产时保健模式的实施应该通过减少不必要的医疗干预来节省成本，并能改善弱势群体的不公平待遇。因此，增加熟练产科照护提供者的数量、改善基础设施，是成功实施这一模式的重中之重，应该成为利益相关人员考虑的重点。

框 4.1 实施 WHO 产时保健模式应考虑的因素

卫生政策层面

- 无论在社会、经济、人种、民族或其他因素上，都需要政府给出坚定的承诺，即增加所有卫生保健机构的产科照护覆盖率，且必须确保整套推荐意见得到国家的支持，而不仅仅是针对特定的推荐意见。

- 为了制定政策议程、确保广泛的覆盖率，并确保政策制定和决策的如期进展，培训机构和专业团体代表应参与指南实施过程中的所有阶段。

- 为了便于谈判和规划，新产时保健模式对服务使用者、提供者和成本预期影响的具体信息应该被编撰和传播。

- 为了确保所有产妇均能获得优质的产科照护，在卫生保健服务全面覆盖的背景下，需要提高公共卫生保健经费。在低收入国家，捐助者可以在扩大指南实施范围中发挥重要作用。

组织或卫生系统层面

- 需要通过长期规划来解决资源短缺和预算分配的问题，如解决熟练助产士短缺的问题，改善基础设施和转诊途径，加强并维护优质的产科服务。

■ 该模式应引入至培训机构和专业团体，以便尽早和顺利地更新职前和在职培训课程。

■ 需要制定标准化的分娩监测工具，包括修订产程图，以确保所有卫生保健提供者：(i) 理解围绕正常和异常分娩及分娩进展的关键概念；(ii) 使用标准化工具。

■ 需要更新国家基本药物目录（例如，包括在分娩期间可用于缓解疼痛的药物）。

■ 需要制定或修订基于 WHO 产时保健模式的国家指南和（或）医院方案。对于没有剖宫产能力的卫生保健机构，需要制定特定背景或条件下的指南（如考虑去上级医院的路程和时间），以确保如果产时发生了并发症，能够及时和适当地转诊和转移到上级医院。

■ 需要在初级医疗机构和更高层次的医疗机构间建立良好的指导、交流和转运关系，以确保高效的转诊路径。

■ 根据当地的需求，制定相应的策略来管理供应链，例如制定协议来获取和维持供应库存。

■ 应考虑替代性产科照护机构（如助产士领导的当地分娩单位）来提供产科照护，以促进 WHO 产时保健模式的实施，减少健康孕妇在高层次医疗机构中不必要的干预。

■ 在非循证的产时照护实践中，可能需要采用针对卫生保健提供者和其他利益相关者的行为改变策略。

■ 指南成功实施的策略应作为最佳实践范例来记录，并且与其他实施者共享。

使用者层面

■ 应开展社区层面的宣传活动来传播下列相关信息：

■ 尊重孕产妇的照护（RMC）是孕妇和婴儿在医疗机构中的基本人权；

- 在医疗机构中,可以改善产妇分娩体验的实践有:以尊重产妇为基础的照护、分娩陪伴、有效沟通、分娩体位选择、疼痛缓解方法选择等;
- 不再应用不推荐给健康孕妇的不必要的分娩实践,例如,非限制性会阴切开术,宫底加压、常规破膜。

4. 指南的实施:导入 WHO 产时保健模式

5. 研究意义

在指南制定过程中,GDG 首先确定了需要通过原始研究解决的知识空白。当可用证据的可信度被评为"低"或"极低"时,GDG 考虑是否应优先进行进一步研究,是基于这样的研究是否有助于改善产妇的分娩体验、是否可以促进公平性,并是否能够实施。下列为 GDG 列出的需优先解决的研究空白:

产时照护

以尊重孕产妇为基础的照护 (respectful maternity care , RMC)

- RMC 政策对孕产妇和围产期结局的影响有哪些? 以及对远期健康和福祉的影响有哪些?
- 在何种背景下,哪些干预措施是最有效的?
- 在临床有效性和反应性方面,什么是 RMC 最好的评价指标?
- 在不同高、中、低收入国家的医疗机构中,实施 RMC 的有效策略是什么?
- 将 RMC 整合进质量改进计划的方法有哪些?

有效沟通

- 沟通技能培训对产妇和照护提供者的分娩体验有什么影响?
- 何种沟通水平、类型、特征对缓解焦虑和赋予产妇分娩自控感是有效的?
- 何种沟通水平、类型、特征能有效保证分娩陪伴者的知情同意?
- 为保证有效沟通,技术胜任的接生者和产妇的最佳比率是多少?

分娩期间的陪伴

- 要保证孕产妇在不同医疗机构和文化背景下均能接受分娩陪伴,最好的卫生模式是什么? 是否有其他有效的分娩陪伴模式(例如,一个导乐一次支持一个以上的孕产妇)?
- 可以改善分娩结局的最佳导乐/分娩陪伴培训的模式是什么?
- 在医疗保健机构中,需要什么样的分娩空间和设备,以便在分娩期间能够最佳地容纳分娩陪伴者,且不影响工作人员为产妇提供照护?
- 不同分娩陪伴模式相关培训和基础设施的成本是多少?

第一产程

分娩进展

- 什么是理想的纸质或数字化的产程监测工具,可以指导决策制定、减少不必要的干预和改善分娩结局?
- 参考线(如"警戒线")作为一种工具,对于将产妇从周边转诊到上级医疗机构、在改善分娩结局方面,有什么效用?
- 分娩时间的延长对健康结局和卫生服务使用的影响是什么?

产房准入政策

- 对于进入产程早期的健康孕妇,延迟进入产房与直接进入产房相比能否改善分娩结局?

入产房时骨盆测量

- 在没有剖宫产条件的偏远或农村地区医疗机构中,入产房时常规的临床骨盆测量是否是一种评估头盆不称风险的有效方法?

入产房时常规胎心监护(cardiotocography, CTG)

- 对于中低收入国家的低危孕产妇和产前保健不充分医疗机构的孕产妇来说,入产房时常规 CTG 可以改善分娩结局吗?

分娩期间持续电子胎心监护

- 可移动的持续 CTG 对低危产妇的分娩结局有什么影响?
- 这种干预是否具有成本效益、公平性、可接受性和可行性?
- 接受高质量产科照护的产妇能否从改良 CTG 技术中获益?

分娩期间歇胎心听诊

- 对于中低收入国家的健康产妇,用 CTG(有纸和无纸记录)进行 IA 的效果与用多普勒超声进行的 IA 相比,对分娩结局有什么影响?
- 间歇性 CTG 在中低收入国家中是否具有可行性和成本效益?
- 在分娩结局方面,不同间歇胎心听诊的方式(持续、间隔和定时),其利弊各是什么?

阿片类镇痛药

- 孕产妇在分娩过程中使用阿片类药物减轻疼痛的价值观和体验是什么?
- 在分娩期使用阿片类药物,是否与后代的阿片类药物依赖有关?

第二产程

会阴切开术

- 对于第二产程的产妇,有指征的选择性会阴切开与无会阴切开相比,能改善分娩结局吗?

宫底加压

- 什么样的策略能够有效阻止宫底加压的行为?

6. 指南的传播

本指南可在线下载,也可作为印刷出版物使用。在线版本可通过 WHO 生殖健康研究部(RHR),WHO 孕产妇、新生儿、儿童和青少年健康部(MCA),WHO 生殖健康图书馆(RHL)① 的网站下载,印刷版本将分发给 WHO 各地区和国家办事处、卫生部、WHO 合作中心、非政府组织和专业协会,使用的是与产前保健指南相同的分配清单《WHO 关于产前保健促进正向妊娠体验的推荐意见》[35]。该指南将应用 AGREE 工具(研究和评价指南的工具)进行独立性评价[199],技术会议将在 WHO 的 RHR 和 MCA 部门内进行,与负责政策和方案执行的小组一起,分享推荐意见和指南衍生产品,其中包括实施新WHO 产时保健模式的实践手册。

将开发两套证据概要:一套为政策制定者和项目管理者使用,另一套为医护专业人员使用。这些证据概要将由 USAID、FIGO 和 ICM合作制定和传播,将突出相关推荐意见和推荐意见实施相关的环境问题。

本指南的执行摘要和推荐意见将被翻译成六种语言,通过 WHO各地区和国家办事处及由 RHR 和 MCA 部门工作人员组织和参与的会议传播。

本指南除了在线和印刷版本之外,还制定了一个基于 Web 的交互式版本,该版本将由专门从事信息图表的通信设计公司制定。该版本以便于使用的形式在线提供,这将有助于指南传播,吸收关于指南的建议,还建立了一个可以交叉引用的平台,使指南在持续应用的基础上更新或添加新信息,以确保这些推荐意见是最新的和全面的。此外,还将允许开发焦点活动和产品。英语、法语、葡萄牙语和西班牙语[后者与世界卫生组织美洲办事处 / 泛美地区办事处卫生组织

---

① RHL 网址:http://apps.who.int/rhl/en/

（PAHO）] 基于 Web 的版本已列入计划和预算。

作为 HRP 每月新闻的一部分，该指南也将在 WHO RHR 部门网站上发布。该网站目前拥有 4 500 多名用户，包括来自世界各地的临床医生、项目管理者、政策制定者和医疗服务接受者。此外，根据 WHO 的开放渠道和版权政策，一些建议和重要的实施注意事项将被发表。一些相关的 WHO 群组、部门和合作组，如孕产妇、新生儿和儿童健康合作组（PMNCH），也将是传播过程的一部分。

为了增加 WHO 性和生殖健康指南的传播，RHR 部门已经创建了一个具有搜索功能的指南和推荐意见数据库①，并已于最近推出。产时保健指南的推荐意见也将可以通过此搜索功能获得。

RHR 部门的围产期保健小组（Maternal and Perinatal Health, MPH）和预防不安全流产（Preventing Unsafe Abortion, PUA）小组与 MCA 部门和其他部门合作，将支持各国家和地区工作组适应和执行该指南。这一过程将包括制定或修订符合 WHO 指南的现有国家指导方针或协议。GREAT（Guideline-driven, Research priorities, Evidence synthesis, Application of evidence, and Transfer of knowledge, 准则驱动、形成首优问题、证据合成、证据应用、知识转化）网络将被用来召集利益相关者来识别和评估首优问题、指南实施的障碍和促进因素，并支持利益相关者制定适应当地环境的指南实施策略[200]。这包括制定培训手册、流程图和质量指标，以及参加利益相关者会议，为当地指南实施提供技术支持。

WHO 产时保健指南

---

① 可以通过以下网址访问：search.optimizmnh.org

7. 适用性问题

7.1 指南对产时保健机构的预期影响

若想有效实施本指南,可能需要重组或重新分配卫生资源。实施本指南的潜在障碍包括:

- 缺乏拥有必要专业知识和技能的人力资源来实施、监督和支持所推荐的临床实践;
- 卫生保健人员和卫生系统管理者缺乏对新推荐意见价值的理解;
- 卫生保健人员从非循证实践到循证实践的转变存在阻力;
- 缺乏基础设施来支持相关干预(例如:为进入产程早期的产妇准备舒适的产妇候诊室、为会阴热敷准备温水,为分娩陪伴者准备可用的卫生间等);
- 缺乏某些应用非药物性镇痛方式的物理空间(例如:容纳分娩陪伴者的空间);
- 缺乏必要的设备、用品和药品(如多普勒超声设备和 Pinard 胎心听诊设备);
- 对于需要额外照护的孕产妇,缺乏有效的转诊机制和照护路径;
- 缺乏用于记录和监管所推荐实践的卫生信息管理系统(例如:患者记录、登记系统)。

解决这些障碍和促进指南实施的各种策略,详见第 4 部分和附录 4。

7.2 监测和评价指南的影响

这些推荐意见的实施和影响将在卫生服务系统、地方和国家层面受到监测。WHO 发布的《提高医疗机构中产妇和新生儿照护质量的标准》[201] 提供了需优先投入、产出和测量结局的推荐意见清单,这些清单可用于指导制定与当地目标相关的照护质量的标准和指标。MCA 将与 RHR 监测和评估小组合作，在短到中期内收集各国家和地区推荐意见的执行情况，评估其对各 WHO 成员国政策的影响，临床审查或基于标准的审查可用于获取实施该指南推荐实践所产生的相关数据。

8. 指南的更新

　　按照 WHO 围产期保健指南的更新过程,将采用一种系统和连续的过程来识别和弥合指南实施后的证据缺口。GSG 将每年召开一次会议,用于审查 WHO 目前的围产期保健指南,并对新的和现有的问题进行推荐意见的开发和更新。因此,本指南所包含的推荐意见将按照 GSG 的要求定期审查,在出现新证据(可能会影响目前的推荐意见)的情况下,推荐意见将会被更新;如果没有出现新的研究报告或信息,则推荐意见将会被再次认证。

　　WHO 指导小组将继续监测产时照护领域的研究进展,特别是针对那些没有发现证据的问题和由低质量证据支持的问题,在这些问题中,新的推荐意见或已发表的推荐意见的改变可能是有必要的。对任何推荐意见有效性的担忧都会通过网站及时传达给指南制定者 ①,并根据需要制定更新计划。WHO 欢迎本指南今后的更新纳入更多问题的推荐意见;建议可以通过电子邮件向 WHO 生殖健康研究部提出建议(reproductivehealth@who.int)。

---

　　① 详见 www.who.int/reproductivehealth/publications/intrapartum‐care‐guidelines/en/index. html

9. 参考文献 [①]

1. The state of the world's children 2016: a fair chance for every child. New York (NY): United Nations Children's Fund; 2016 (https://www.unicef.org/publications/files/UNICEF_SOWC_2016.pdf, accessed 20 October 2017).

2. Danilack VA, Nunes AP, Phipps MG. Unexpected complications of low−risk pregnancies in the United States. Am J Obstet Gynecol. 2015;212(6):809.e1−6.

3. Intrapartum care for healthy women and babies. NICE clinical guideline 190. London: National Institute for Health and Care Excellence; 2014 (http://www.geburtshaus.ch/documents/upload/NICE_clinical_guideline_190_dec2014.pdf, accessed 20 October 2017).

4. Kassebaum NJ, Bertozzi−Villa A, Coggeshall MS, Shackelford KA, Steiner C, Heuton KR, et al. Global, regional, and national levels and causes of maternal mortality during 1990−2013: a systematic analysis for the Global Burden of Disease Study 2013. Lancet. 2014;384(9947):980−1004.

5. Say L, Chou D, Gemmill A, Tunçalp Ö, Moller AB, Daniels J, et al. Global causes of maternal death: a WHO systematic analysis. Lancet Glob Health. 2014;2(6):e323−33.

6. Lawn JE, Blencowe H, Waiswa P, Amouzou A, Mathers C, Hogan D, et al. Stillbirths: rates, risk factors, and acceleration towards 2030. Lancet. 2016;387(10018):587−603.

---

① 根据本指南的目的，已更新或完成了注释为"†"开头的引文的 Cochrane 审查

7. Bhutta ZA, Das JK, Bahl R, Lawn JE, Salam RA, Paul VK, et al. Can available interventions end preventable deaths in mothers, newborn babies, and stillbirths, and at what cost? Lancet. 2014;384(9940):347–70.

8. Bohren MA, Hunter EC, Munthe-Kaas HM, Souza JP, Vogel JP, Gülmezoglu AM. Facilitators and barriers to facility-based delivery in low-and middle-income countries: a qualitative evidence synthesis. Reprod Health. 2014;11(1):71.

9. Coulm B, Le Ray C, Lelong N, Drewniak N, Zeitlin J, Blondel B. Obstetric interventions for low-risk pregnant women in France: do maternity unit characteristics make a difference? Birth. 2012;39(3):183–91.

10. The health and care of pregnant women and babies in Europe in 2010. European Perinatal Health Report. Euro-Peristat Project; 2013 (http://www. europeristat.com/images/doc/Peristat%20 2013%20V2.pdf, accessed 12 December 2017).

11. Renfrew MJ, McFadden A, Bastos MH, Campbell J, Channon AA, Cheung NF, et al. Midwifery and quality care: findings from a new evidence-informed framework for maternal and newborn care. Lancet. 2014;384(9948):1129–45.

12. Tunçalp Ö, Were WM, MacLennan C, Oladapo OT, Gülmezoglu AM, Bahl R, et al. Quality of care for pregnant women and newborns-the WHO vision. BJOG. 2015;122(8):1045–9.

13. Hofmeyr GJ. Evidence-based intrapartum care. Best Pract Res Clin Obstet Gynaecol. 2005;19(1):103–15.

14. Hanley GE, Munro S, Greyson D, Gross MM, Hundley V, Spiby H, et al. Diagnosing onset of labor: a systematic review of definitions in the research literature. BMC Pregnancy Childbirth. 2016;16:71.

参考文献

15. Neal JL, Lowe NK, Patrick TE, Cabbage LA, Corwin EJ. What is the slowest-yet-normal cervical dilation rate among nulliparous women with spontaneous labor onset? J Obstet Gynecol Neonatal Nurs. 2010;39(4):361-9.

16. Zhang J, Landy HJ, Branch DW, Burkman R, Haberman S, Gregory KD, et al. Contemporary patterns of spontaneous labor with normal neonatal outcomes. Obstet Gynecol. 2010;116(6):1281-7.

17. Zhang J, Troendle J, Mikolajczyk R, Sundaram R, Beaver J, Fraser W. The natural history of the normal first stage of labor. Obstet Gynecol. 2010;115(4):705-10.

18. Zhang J, Troendle JF, Yancey MK. Reassessing the labor curve in nulliparous women. Am J Obstet Gynecol. 2002;187(4):824-8.

19. Managing complications in pregnancy and childbirth: a guide for midwives and doctors, second edition. Geneva: World Health Organization; 2017 (http://www.who.int/maternal_child_adolescent/ documents/managing-complications-pregnancy-childbirth/en/, accessed 7 December 2017).

20. WHO handbook for guideline development. Geneva: World Health Organization; 2014 (http://www.who. int/publications/guidelines/ handbook_2nd_ed.pdf, accessed 10 October 2017).

21. The GRADE working group; 2017 (http://gradeworkinggroup.org/, accessed 12 December 2017).

22. Bohren MA, Hofmeyr GJ, Sakala C, Fukuzawa RK, Cuthbert A. Continuous support for women during childbirth. Cochrane Database Syst Rev. 2017;(7):CD003766.

23. Downe S, Finlayson K, Lawrie TA, Oladapo OT, Bonet M, Gülmezoglu AM. What matters to women during childbirth: a systematic qualitative review. PLoS One. 2018 (in press).

24. DECIDE (2011–2015). In: DECIDE [website]. DECIDE; 2017 (http://www.decide–collaboration. eu, accessed 12 December 2017).

25. The GRADE–CERQual Project Group. In: GRADE–CERQual [website]; 2016 (http://www.cerqual.org/, accessed 26 January 2018).

26. Downe S, Finlayson K, Thomson G, Hall–Moran V, Feeley C, Oladapo OT. WHO recommendations for interventions during labour and birth: qualitative evidence synthesis of the views and experiences of service users and providers. 2018 (unpublished).

27. †Bohren MA, Munthe–Kaas H, Berger BO, Allanson EE, Tunçalp Ö. Perceptions and experiences of labour companionship: a qualitative evidence synthesis (Protocol). Cochrane Database Syst Rev. 2016;(12):CD012449.

28. Shakibazadeh E, Namadian M, Bohren MA, Vogel JP, Rashidian A, Pileggi VN, et al. Respectful care during childbirth in health facilities globally: a qualitative evidence synthesis. BJOG. 2017. doi:10.1111/1471–0528.15015.

29. Higgins JPT, Green S, editors. Cochrane handbook for systematic reviews of interventions, version 5.1.0. The Cochrane Collaboration; 2011 (http://handbook–5–1.cochrane.org/, accessed 12 December 2017).

30. Walsh D, Downe S. Appraising the quality of qualitative research. Midwifery. 2006;22(2):108–19.

31. OneHealth Model: intervention treatment assumptions. Geneva and Glastonbury (CT): United Nations InterAgency Working Group on Costing and the Futures Institute; 2013 (http://avenirhealth.org/Download/Spectrum/Manuals/Intervention%20 Assumptions%20 2013%209%2028.pdf, accessed 18 December 2017).

32. WHO compendium of innovative health technologies for low-

resource settings. Geneva: World Health Organization; 2015 (http://www.who. int/medical_devices/innovation/compendium/en/, accessed 18 December 2017).

33. State of inequality: reproductive, maternal, newborn and child health. Geneva: World Health Organization; 2015 (http://www.who.int/gender−equity−rights/knowledge/state−of−inequality/en/, accessed 18 December 2017).

34. WHO recommendations: optimizing health worker roles to improve access to key maternal and newborn health interventions through task shifting. Geneva: World Health Organization; 2012 (http://apps.who.int/iris/bitstream/10665/77764/1/9789241504843_eng. pdf, accessed 17 January 2018).

35. WHO recommendations on antenatal care for a positive pregnancy experience. Geneva: World Health Organization; 2016 (http://www.who. int/reproductivehealth/publications/maternal_ perinatal_health/anc−positive−pregnancy−experience/en/, accessed 10 October 2017).

36. Health worker roles in providing safe abortion care and post abortion contraception. Geneva: WHO; 2015 (http://www.who.int/reproductivehealth/publications/unsafe_abortion/abortion−task−shifting/en/, accessed 19 October 2017).

37. EPOC resources for review authors. In: Cochrane Effective Practice and Organisation of Care (EPOC) [website]. The Cochrane Collaboration; 2018 (http://epoc.cochrane.org/epoc−specific−resources−review−authors, accessed 22 January 2018).

38. Downe S, Lawrie TA, Finlayson K, Oladapo OT. Effectiveness of respectful care policies for women using intrapartum care services. Reprod Health. 2018 (in press).

39. United Nations Human Rights Council. Technical guidance on the

application of a human rights–based approach to the implementation of policies and programmes to reduce preventable maternal morbidity and mortality. United Nations; 2012 (A/HRC/21/22; http://www2. ohchr.org/english/issues/women/docs/A.HRC.21.22_en.pdf, accessed 17 January 2018).

40. Bohren MA, Vogel JP, Tunçalp Ö, Fawole B, Titiloye MA, Olutayo AO, et al. "By slapping their laps, the patient will know that you truly care for her" : a qualitative study on social norms and acceptability of the mistreatment of women during childbirth in Abuja, Nigeria. SSM Popul Health. 2016;2:640–55.

41. Balde MD, Diallo BA, Bangoura A, Sall O, Soumah AM, Vogel JP, et al. Perceptions and experiences of the mistreatment of women during childbirth in health facilities in Guinea: a qualitative study with women and service providers. Reprod Health. 2017;14:3.

42. Balde MD, Bangoura A, Diallo BA, Sall O, Balde H, Niakate AS, et al. A qualitative study of women's and health providers' attitudes and acceptability of mistreatment during childbirth in health facilities in Guinea. Reprod Health. 2017;14(1):4.

43. Chang YS, Coxon K, Portela AG, Furuta M, Bick D. Interventions to support effective communication between maternity care staff and women in labour: a mixed methods systematic review. Midwifery. 2017;59:4–16.

44. Bashour H, Kanaan M, Kharouf M, Abdulsalam A, Tabbaa M, Cheika S. The effect of training doctors in communications skills on women's satisfaction with doctor–woman relationship during labour and delivery: a stepped wedge cluster randomized controlled trial in Damascus. BMJ Open. 2013;3(8):1–11.

45. Crofts J, Barlett C, Ellis D, Winter C, Donald F, Hunt L, et al.

Patient–actor perception of care: a comparison of obstetric emergency training using manikins and patient–actors. Qual Saf Health Care. 2008;17:20–4.

46. WHO recommendations for augmentation of labour. Geneva: World Health Organization; 2014 (http://apps.who.int/iris/bitstream/ 10665/112825/1/9789241507363_eng. pdf, accessed 17 January 2018).

47. WHO recommendations on health promotion interventions for maternal and newborn health. Geneva: World Health Organization; 2015 (http://apps.who.int/iris/bitstream/10665/172427/1/ 9789241508742_ report_eng.pdf, accessed 17 January 2018).

48. Spiby H, Green JM, Darwin Z, Willmot H, Knox D, McLeish J, et al. Multisite implementation of trained volunteer doula support for disadvantaged childbearing women: a mixed–methods evaluation. Health Services and Delivery Research. 2015;3.8.

49. Munoz EG, Collins M. Establishing a volunteer doula program within a nurse–midwifery education program: a winning situation for both clients and students. J Midwifery Womens Health. 2015;60: 274–7.

50. Campbell DA, Lake MF, Falk M, Backstrand JR. A randomized control trial of continuous support in labor by a lay doula. J Obstet Gynecol Neonatal Nurs. 2006;35:456–64.

51. Darwin Z, Green J, McLeish J, Willmot H, Spiby H. Evaluation of trained volunteer doula services for disadvantaged women in five areas in England: women's experiences. Health Soc Care Community. 2017;25(2):466–77.

52. Abalos E, Oladapo OT, Chamillard M, Díaz V, Pasquale J, Bonet M, et al. Duration of spontaneous labour in "low–risk" women with

"normal" perinatal outcomes: a systematic review. Eur J Obstet Gynecol Reprod Biol. 2018 (in press).

53. Oladapo OT, Diaz V, Bonet M, Abalos E, Thwin SS, Souza H, et al. Cervical dilatation patterns of "low–risk" women with spontaneous labour and normal perinatal outcomes: a systematic review. BJOG. 2017. doi:10.1111/1471–0528.14930.

54. Dixon L, Skinner J, Foureur M. Women's perspectives of the stages and phases of labour. Midwifery. 2013;29:10–7.

55. Eri T, Bondas T, Mechtild M, Janssen P, Green J. A balancing act in an unknown territory: a meta–synthesis of mothers' first time experiences in early labour. Midwifery. 2015;31(3):e58–e67.

56. Peisner DB, Rosen MG. Latent phase of labor in normal patients: a reassessment. Obstet Gynecol. 1985;66(5):644–8.

57. Ijaiya MA, Aboyeji AP, Fakeye OO, Balogun OR, Nwachukwu DC, Abiodun MO. Pattern of cervical dilatation among parturients in Ilorin, Nigeria. Ann Afr Med. 2009;8(3):181–4.

58. Juntunen K, Kirkinen P. Partogram of a grand mul–tipara: different descent slope compared with an ordinary parturient. J Perinat Med. 1994;22(3):213–8.

59. Velasco A, Franco A, Reyes F. Nomograma de la dilatación del cervix en el parto [Nomogram of the dilatation of the cervix in childbirth]. Rev Colomb Obstet Ginecol. 1985;36(5):323–7.

60. Friedman E. Primigravid labor; a graphicostatistical analysis. Obstet Gynecol. 1955;6(6):567–89.

61. Friedman E. Labor in multiparas; a graphicostatistical analysis. Obstet Gynecol. 1956;8(6):691–703.

62. Oladapo OT, Souza JP, Fawole B, Mugerwa K, Perdoná G, Alves D, et al. Progression of the first stage of spontaneous labour: a prospective

6. 参考文献

cohort study in two sub-Saharan African countries. PLoS Med. 2018. doi: 10.1371/journal.pmed.1002492.

63. Albers LL, Schiff M, Gorwoda JG. The length of active labor in normal pregnancies. Obstet Gynecol. 1996;87(3):355-9.

64. Albers LL. The duration of labor in healthy women. J Perinatol. 1999;19(2):114-9.

65. Jones M, Larson E. Length of normal labor in women of Hispanic origin. J Midwifery Womens Health. 2003;48(1):2-9.

66. Schiff E, Cohen SB, Dulitzky M, Novikov I, Friedman SA, Mashiach S, et al. Progression of labor in twin versus singleton gestations. Am J Obstet Gynecol. 1998;179(5):1181-5.

67. Kilpatrick SJ, Laros RK, Jr. Characteristics of normal labor. Obstet Gynecol. 1989;74(1):85-7.

68. Lee SW, Yang JH, Cho HJ, Hong DS, Kim MY, Ryu HM, et al. The effects of epidural analgesia on labor progress and perinatal outcomes. Korean J Obstet Gynecol. 2007;50(10):1330-5.

69. Schorn MN, McAllister JL, Blanco JD. Water immersion and the effect on labor. J Nurse Midwifery. 1993;38(6):336-42.

70. WHO-CHOICE unit cost estimates for service delivery-estimation file. World Health Organization; 2011 (http://www.who.int/choice/cost-effectiveness/inputs/health_service/en/, accessed 29 March 2017).

71. Lowe NK. A review of factors associated with dystocia and cesarean section in nulliparous women. J Midwifery Womens Health. 2007;52(3):216-28.

72. Nystedt A, Högberg U, Lundman B. The negative birth experience of prolonged labour: a case-referent study. J Clin Nurs. 2005;14(5):579-86.

73. Nystedt A, Högberg U, Lundman B. Some Swedish women's experiences of prolonged labour. Midwifery. 2006;22:56–65.

74. Souza JP, Oladapo OT, Bonet M, Gülmezoglu AM. Diagnostic accuracy of the partograph alert line: a systematic review. 2018 (unpublished).

75. Wei S, Wo BL, Qi H–P, Xu H, Luo Z–C, Roy C, et al. Early amniotomy and early oxytocin for prevention of, or therapy for, delay in first stage spontaneous labour compared with routine care. Cochrane Database Syst Rev. 2013;(8):CD006794.

76. Bedwell C, Levin K, Pett C, Lavender DT. A realist review of the partograph: when and how does it work for labour monitoring? BMC Pregnancy Childbirth. 2017;17(1):31.

77. Ollerhead E, Osrin D. Barriers to and incentives for achieving partograph use in obstetric practice in low–and middle–income countries: a systematic review. BMC Pregnancy Childbirth. 2014;14:281.

78. Dujardin B, De Schampheleire I, Sene H, Ndiaye F. Value of the alert and action lines on the partogram. Lancet. 1992;339(8805): 1336–8.

79. World Health Organization (WHO), Maternal Health and Safe Motherhood Programme. The partograph: the application of the WHO partograph in the management of labour. Report of a WHO multicentre study 1990–1991. Geneva: WHO; 1994 (http://apps. who.int/iris/bitstream/10665/58589/1/WHO_FHE_ MSM_94.4.pdf, accessed 17 January 2018).

80. Van Bogaert L. The partogram's result and neonatal outcome. J Obstet Gynaecol. 2006;26(4):321–4.

81. López C AF. Estudio comparativo entre el partograma del clap y el

partograma de la oms en embarazadas del hospital Vicente Corral Moscoso de Cuenca, Ecuador [Comparative study between the CLAP partogram and the WHO partogram in pregnant women of the Vicente Corral Moscoso hospital in Cuenca, Ecuador][thesis]. University of Cuenca; 2008.

82. Orji E. Evaluating progress of labor in nulliparas and multiparas using the modified WHO partograph. Int J Gynecol Obstet. 2008; 102(3):249–52.

83. Rocha IM, de Oliveira SM, Schneck CA, Riesco ML, da Costa AS. The partogram as an instrument to analyze care during labor and delivery. Rev Esc Enferm USP. 2009;43(4):880–8.

84. Diarra I, Camara S, Maiga M. Evaluation de l'utilisation du partogramme à la maternité du centre de santé de référence de la commune V du district de Bamako [Assessment of the use of partogram at the district maternity hospital of commune V in Bamako area]. Mali Med. 2009;24(2):10–3.

85. Sanyal U, Goswami S, Mukhopadhyay P. The role of partograph in the outcome of spontaneous labor. NJOG. 2014;17(1):52–7.

86. Bolbol–Haghighi N, Ebrahimi N, Delvarian Zade M, Hasani MR. Evaluation of WHO's partogram alert line for prediction of the APGAR score at the first minute after birth. J Shahrekord Univ Med Sci. 2006;8(1):50–7.

87. Rani U, Laxmi B. Effect of partographic monitoring on outcomes for women in spontaneous labour at term. IAIM. 2016;3(7):314–20.

88. Souza J, Oladapo OT, Fawole B, Mugerwa K, Reis R, Barbosa–Junior F, et al. Cervical dilatation over time is a poor predictor of severe adverse birth outcomes: a diagnostic accuracy study. BJOG. 2018 (in press).

89. Fahy M, Doyle O, Denny K, McAuliffe FM, Robson M.Economics of childbirth. Acta ObstetGynecol Scand. 2013;92(5):508–16.

90. Khan A, Zaman S. Costs of vaginal delivery and caesarean section at a tertiary level public hospital in Islamabad, Pakistan. BMC Pregnancy Childbirth. 2010;10:2.

91. Armstrong N, Kenyon S. When choice becomes limited: women's experiences of delay in labour. Health (London). 2017;21(2):223–38.

92. Kobayashi S, Hanada N, Matsuzaki M, Takehara K, Ota E, Sasaki H, et al. Assessment and support during early labour for improving birth outcomes. Cochrane Database Syst Rev. 2017;(4):CD011516.

93. McNiven PS, Williams JI, Hodnett E, Kaufman K, Hannah ME. An early labor assessment program: a randomized, controlled trial. Birth. 1998;25(1):5–10.

94. Hofmeyr GJ, Mancotywa T, Silwana–Kwadjo N, Mgudlwa B, Lawrie TA, Gülmezoglu AM. Audit of a new model of birth care for women with low risk pregnancies in South Africa: the primary care onsite midwife–led birth unit (OMBU). BMC Pregnancy Childbirth. 2014;14:417.

95. Neal JL, Lamp JM, Buck JS, Lowe NK, Gillespie SL, Ryan SL. Outcomes of nulliparous women with spontaneous labor onset admitted to hospitals in preactive versus active labor. J Midwifery Womens Health. 2014;59(1):28–34.

96. Bailit JL, Dierker L, Blanchard MH, Mercer BM. Outcomes of women presenting in active versus latent phase of spontaneous labor. Obstet Gynecol. 2005;105(1):77–9.

97. Mikolajczyk RT, Zhang J, Grewal J, Chan LC, Petersen A, Gross MM. Early versus late admission to labor affects labor progression and risk of cesarean section in nulliparous women. Front Med.

2016;3:26.

98. Chuma C, Kihunrwa A, Matovelo D, Mahendeka M. Labour management and obstetric outcomes among pregnant women admitted in latent phase compared to active phase of labour at Bugando Medical Centre in Tanzania. BMC Pregnancy Childbirth. 2014;14:68.

99. Holmes P, Oppenheimer LW, Wen SW. The relationship between cervical dilatation at initial presentation in labour and subsequent intervention. BJOG. 2001;108(11):1120–4.

100. Tilden EL, Lee VR, Allen AJ, Griffin EE, Caughey AB. Cost-effectiveness analysis of latent versus active labor hospital admission for medically low–risk, term women. Birth. 2015;42(3):219–26.

101. Mekonnen MG, Yalew KN, Umer JY, Melese M. Determinants of delivery practices among Afar pastoralists of Ethiopia. Pan Afr Med J. 2012;13(suppl 1):17.

102. Dhakal S, van Teijlingen E, Raja EA, Dhakal KB. Skilled care at birth among rural women in Nepal: practice and challenges. J Health, Popul Nutr. 2011;29(4):371–8.

103. Kumbani L, Bjune G, Chirwa E, Malata A, Odland JO. Why some women fail to give birth at health facilities: a qualitative study of women's perceptions of perinatal care from rural southern Malawi. Reprod Health. 2013;10:9.

104. Atuoye KN, Dixon J, Rishworth A, Galaa SZ, Boamah SA, Luginaah I. Can she make it? Transportation barriers to accessing maternal and child health care services in rural Ghana. BMC Health Serv Res. 2015;15:333.

105. Kowalewski M, Mujinja P, Jahn A. Can mothers afford maternal health care costs? User costs of maternity services in rural Tanzania.

Afr J Reprod Health. 2002;6(1):65–73.

106. Choulagai B, Onta S, Subedi N, Mehata S, Bhandari GP, Poudyal A, et al. Barriers to using skilled birth attendants' services in mid– and far–western Nepal: a cross–sectional study. BMC Int Health Hum Rights. 2013;13:49.

107. Chandhiok N, Shrotri A, Joglekar N, Chaudhury N, Chaudhury P, Singh S. Feasibility of using partograph by practitioners of Indian system of medicine (AYUSH): an exploratory observation. Midwifery. 2015;31:702–7.

108. Pattinson R, Cuthbert A, Vanneval V. Pelvimetry for fetal cephalic presentations at term. Cochrane Database Syst Rev. 2017;(3):CD000161.

109. Rozenholc AT, Ako SN, Leke RJ, Boulvain M. The diagnostic accuracy of external pelvimetry and maternal height to predict dystocia in nulliparous women: a study in Cameroon. BJOG. 2007;114:630–5.

110. Liselele HB, Boulvain M, Tshibangu KC, Meuris S. Maternal height and external pelvimetry to predict cephalopelvic disproportion in nulliparous African women: a cohort study. BJOG. 2000;107:947–52.

111. Devane D, Lalor JG, Daly S, McGuire W, Cuthbert A, Smith V. Cardiotocography versus intermittent auscultation of fetal heart on admission to labour ward for assessment of fetal wellbeing. Cochrane Database Syst Rev. 2017;(1):CD005122.

112. Supply catalogue [website]. United Nations Children's Fund (UNICEF); 2017 (https://supply. unicef.org/, accessed 10 October 2017).

113. Lewis D, Downe S, FIGO Intrapartum Fetal Monitoring Expert

Consensus Panel. FIGO consensus guidelines on intrapartum fetal monitoring: Intermittent auscultation. Int J Gynecol Obstet. 2015;131(1):9–12.

114. WHO recommendations for prevention and treatment of maternal peripartum infections. Geneva: World Health Organization; 2015 (http://apps.who.int/iris/bitstream/10665/186171/1/9789241549363_eng.pdf, accessed 17 January 2018).

115. Alfirevic Z, Devane D, Gyte GM, Cuthbert A. Continuous cardiotocography (CTG) as a form of electronic fetal monitoring (EFM) for fetal assessment during labour. Cochrane Database Syst Rev. 2017;(2):CD006066.

116. Herbst A, Ingemarsson I. Intermittent versus continuous electronic monitoring in labour: a randomised study. BJOG. 1994;101(8):663–8.

117. Vijgen SM, Westerhuis ME, Opmeer C, Visser GH, Moons KG, Porath MM, et al. Cost–effectiveness of cardiotocography plus ST analysis of the fetal electrocardiogram compared with cardiotocography only. Acta Obstet Gynecol Scand. 2011;90:772–8.

118. Chaturvedi S, De Costa A, Raven J. Does the Janani Suraksha Yojana cash transfer programme to promote facility births in India ensure skilled birth attendance? A qualitative study of intrapartum care in Madhya Pradesh. Glob Health Action. 2015;8:27427.

119. Maimbolwa MC, Ransjo–Arvidson AB, Ng'andu N, Sikazwe N, Diwan VK. Routine care of women experiencing normal deliveries in Zambian maternity wards: a pilot study. Midwifery. 1997;13(3):125–31.

120. Delvaux T, Ake–Tano O, Gohou–Kouassi V, Bosso P, Collin S, Ronsmans C. Quality of normal delivery care in Côte d'Ivoire. Afr J

Reprod Health. 2007;11(1):22–32.

121. Walker DS, Shunkwiler S, Supanich J, Willamsen J, Yensch A. Labour and delivery nurses attitudes towards intermittent fetal monitoring. J Midwifery Womens Health. 2001;46(6):374–80.

122. Martis R, Emilia O, Nurdiati DS, Brown J. Intermittent auscultation (IA) of fetal heart rate in labour for fetal well–being. Cochrane Database Syst Rev. 2017;(2):CD008680.

123. Mugyenyi GR, Atukunda EC, Ngonzi J, Boatin A, Wylie BJ, Haberer JE. Functionality and acceptability of a wireless fetal heart rate monitoring device in term pregnant women in rural southwestern Uganda. BMC Pregnancy Childbirth. 2017;17:178.

124. Best practice in the management of epidural analgesia in the hospital setting. London: Faculty of Pain Medicine of the Royal College of Anaesthetists; 2010 (https://www.aagbi.org/sites/default/files/epidural_analgesia_2011.pdf, accessed 17 January 2018).

125. [†]Anim–Somuah M, Smyth RM, Jones L. Epidural versus non–epidural or no analgesia in labour. Cochrane Database Syst Rev. 2011;(12):CD000331.

126. Thomson G, Feeley C, Hall Moran V, Oladapo OT. Women's experiences of pharmacological and non–pharmacological pain relief methods for childbirth: a review and qualitative comparative analysis. 2018 (unpublished).

127. Huang C, Macario A. Economic considerations related to providing adequate pain relief for women in labour: comparison of epidural and intravenous analgesia. Pharmaeconomics. 2002;20(5):305–18.

128. Bernitz S, Aas E, Øian P. Economic evaluation of birth care in low–risk women. A comparison between a midwife–led birth unit and a standard obstetric unit within the same hospital in

Norway. A randomised controlled trial. Midwifery. 2012;28(5): 591–9.

129. Tracy SK, Tracy MB. Costing the cascade: estimating the cost of increased obstetric intervention in childbirth using population data. BJOG. 2003;110(8):717–24.

130. Bonouvrie K, van den Bosch A, Roumen FJ, van Kuijk SM, Nijhuis JG, Evers SM, et al. Epidural analgesia during labour, routinely or on request: a cost–effectiveness analysis. Eur J Obstet Gynecol Reprod Biol. 2016;207:23–31.

131. Dillaway H, Brubaker SJ. Intersectionality and childbirth: how women from different social locations discuss epidural use. Race Gender Class. 2006;13(3–4):16–41.

132. Sanders R. Functional discomfort and a shift in midwifery paradigm. Women Birth. 2015;28:e87–e91.

133. †Ullman R, Smith LA, Burns E, Mori R, Dowswell T. Parenteral opioids for maternal pain management in labour. Cochrane Database Syst Rev. 2010;(9):CD007396.

134. Lamvu G, Feranec J, Blanton E. Perioperative pain management: an update for obstetrician–gynecologists. Am J Obstet Gynecol. 2017. pii: S0002–9378(17)30790–1.

135. Dyer O. Ontario plans to stop funding high dose opioids. BMJ. 2016;354:i4300.

136. Linge–Dahl L, Vranken M, Juenger S, North K, Scholten W, Payne S, et al. Identification of challenges to the availability and accessibility of opioids in twelve European countries: conclusions from two ATOME six–country workshops. J Palliat Med. 2015;18(12):1033–9.

137. De Lima L, Pastrana T, Radbruch L, Wenk R. Cross–sectional pilot study to monitor the availability, dispensed prices, and

affordability of opioids around the globe. J Pain Symptom Manage. 2014;48(4):649–59e1.

138. Lally JE, Murtagh MJ, Macphail S, Thomson R. More in hope than expectation: a systematic review of women's expectations and experience of pain relief in labour. BMC Med. 2008;6:7.

139. Gibson E. Women's expectations and experiences with labour pain in medical and midwifery models of birth in the United States. Women Birth. 2014;27(3):185–9.

140. †Smith CA, Levett KM, Collins CT, Crowther CA. Relaxation techniques for pain management in labour. Cochrane Database Syst Rev. 2011;(12):CD009514.

141. Smith CA, Levett KM, Collins CT, Dahlen HG, Ee CC, Suganuma M. Massage, reflexology and other manual methods for pain management in labour. Cochrane Database Syst Rev. 2018: CD009290 (in press).

142. Herman P, Poindexter B, Witt C, Eisenberg D. Are complementary therapies and integrative care cost–effective? A systematic review of economic evaluations. BMJ Open. 2012;2:e001046.

143. Paterson CM, Saunders NS, Wadsworth J. The characteristics of the second stage of labour in 25,069 singleton deliveries in the North West Thames Health Region, 1988. Br J Obstet Gynaecol. 1992;99(5):377–80.

144. Abdel Aleem H. Nomograms of cervical dilatation and characteristics of normal labor in Upper Egypt. Assiut Med J. 1991;15(4):19–30.

145. Chen HF, Chu KK. Double–lined nomogram of cervical dilatation in Chinese primigravidas. Acta Obstet Gynecol Scand. 1986;65(6): 573–5.

146. Diegmann EK, Andrews CM, Niemczura CA. The length of the second stage of labor in uncomplicated, nulliparous African

American and Puerto Rican women. J Midwifery Womens Health. 2000;45(1):67–71.

147. Dior U, Kogan L, Ezra Y, Calderon–Margalit R. Population based labor curves. Am J Obstet Gynecol. 2013;208(1):S150.

148. Duignan NM, Studd JW, Hughes AO. Characteristics of normal labour in different racial groups. Br J Obstet Gynaecol. 1975;82(8):593–601.

149. Shi Q, Tan XQ, Liu XR, Tian XB, Qi HB. Labour patterns in Chinese women in Chongqing. BJOG. 2016;123(suppl 3):57–63.

150. Studd J. Partograms and nomograms of cervical dilatation in management of primigravid labour. Br Med J. 1973;4(5890):451–5.

151. Studd J, Clegg DR, Sanders RR, Hughes AO. Identification of high risk labours by labour nomogram. Br Med J. 1975;2(5970):545–7.

152. Wüstemann M, Gremm B, Scharf A, Sohn C. Influence of the "walking epidural" on duration of labour in primi– and multiparae with vaginal delivery and comparison of vaginal operative delivery rates. Gynakologische Praxis. 2003;27(3):433–9.

153. Gibb DM, Cardozo LD, Studd JW, Magos AL, Cooper DJ. Outcome of spontaneous labour in multigravidae. Br J Obstet Gynaecol. 1982;89(9):708–11.

154. Gupta J, Sood A, Hofmeyr G, Vogel J. Position in the second stage of labour for women without epidural anaesthesia. Cochrane Database Syst Rev. 2017;(5):CD002006.

155. Lawrence A, Lewis L, Hofmeyr GJ, Styles C. Maternal positions and mobility during first stage labour. Cochrane Database Syst Rev. 2013;(10):CD003934.

156. Elvander C, Ahlberg M, Thies–Lagergren L, Cnattingius S,

Stephansson O. Birth position and obstetric anal sphincter injury: a population-based study of 113 000 spontaneous births. BMC Pregnancy Childbirth. 2015;15:252.

157. Zileni BD, Glover P, Jones M, Teoh KK, Zileni CW, Muller A. Malawi women's knowledge and use of labour and birthing positions: a cross-sectional descriptive survey. Women Birth. 2017;30(1): e1-e8.

158. Okonta P. Birthing positions: awareness and preferences of pregnant women in a developing country. Internet J Gynecol Obstet. 2012;16(1).

159. Kibuka M, Thornton JG. Position in the second stage of labour for women with epidural anaesthesia. Cochrane Database Syst Rev. 2017;(2):CD008070.

160. Lemos A, Amorim MM, Dornelas de Andrade A, de Souza AI, Cabral Filho JE, Correia JB. Pushing/bearing down methods for the second stage of labour. Cochrane Database Syst Rev. 2017;(3):CD009124.

161. Bergstrom L, Seidel L, Skillman-Hull L, Roberts J. "I gotta push. Please let me push!" Social interactions during the change from first to second stage labor. Birth. 1997;24(3):173-80.

162. Fraser W, Marcoux S, Krauss I, Douglas J, Goulet C, Boulvain M, et al. Multicenter randomized, controlled trial of delayed pushing for nulliparous women in the second stage of labor with continuous epidural analgesia. Am J Gynecol Obstet. 2000;182(5):1165-72.

163. Aasheim V, Nilsen ABV, Reinar LM, Lukasse M. Perineal techniques during the second stage of labour for reducing perineal trauma. Cochrane Database Syst Rev. 2017;(6):CD006672.

164. Priddis H, Schmied V, Dahlen H. Women's experiences following

severe perineal trauma: a qualitative study. BMC Womens Health. 2014;14(1):32.

165. Borghi J, Bastus S, Belizan M, Carroli G, Hutton G, Fox−Rushby J. Costs of publicly provided maternity services in Rosario, Argentina. Salud Publica Mex. 2003;45(1):27−34.

166. Labrecque M, Eason E, Marcoux S. Women's views on the practice of prenatal perineal massage. Brit J Obstet Gynaecol. 2001;108: 499−504.

167. Stamp G, Kruzins GS. A survey of midwives who participated in a randomised trial of perineal massage in labour. Austral J Midwifery. 2001;14(1):15−21.

168. Jiang H, Qian X, Carroli G, Garner P. Selective versus routine use of episiotomy for vaginal birth. Cochrane Database Syst Rev. 2017;(2):CD000081.

169. Amorim MM, Coutinho IC, Melo I, Katz L. Selective episiotomy vs. implementation of a non−episiotomy protocol: a randomized clinical trial. Reprod Health. 2017;14:55.

170. Borghi J, Fox−Rushby J, Bergel E, Abalos E, Hutton G, Carroli G. The cost−effectiveness of routine versus restrictive episiotomy in Argentina. Am J Obstet Gynecol. 2002;186(2):221−8.

171. Kettle C, Dowswell T, Ismail KM. Continuous and interrupted suturing techniques for repair of episiotomy or second−degree tears. Cochrane Database Syst Rev. 2017;(11):CD000947.

172. Ith P, Dawson A, Homer CS, Klinken Whelan A. Practices of skilled birth attendants during labour, birth and the immediate postpartum period in Cambodia. Midwifery. 2013;29(4):300−7.

173. Miller S, Abalos E, Chamillard M, Ciapponi A, Colaci D, Comande

D, et al. Beyond too little, too late and too much, too soon: a pathway towards evidence-based, respectful maternity care worldwide. Lancet. 2016;388(10056):2176–92.

174. Chaves Sda C, Cecatti JG, Carroli G, Lumbiganon P, Hogue CJ, Mori R, et al. Obstetric transition in the World Health Organization Multicountry Survey on Maternal and Newborn Health: exploring pathways for maternal mortality reduction. Rev Panam Salud Publica. 2015;37(4–5):203–10.

175. Souza JP, Tunçalp Ö, Vogel JP, Bohren M, Widmer M, Oladapo OT, et al. Obstetric transition: the pathway towards ending preventable maternal deaths. BJOG. 2014;121(suppl 1):1–4.

176. Graham ID, Carroli G, Davies C, Medves JM. Episiotomy rates around the world: an update. Birth. 2005;32(3):219–23.

177. Diniz SG, d'Oliveira AF, Lansky S. Equity and women's health services for contraception, abortion and childbirth in Brazil. Reprod Health Matters. 2012;20(40):94–101.

178. Okafor I, Ugwu EO, Obi SN. Disrespect and abuse during facility-based childbirth in a low-income country. Int J Gynaecol Obstet. 2015;128(2):110–3.

179. Bohren MA, Vogel JP, Tunçalp Ö, Fawole B, Titiloye MA, Olutayo AO, et al. Mistreatment of women during childbirth in Abuja, Nigeria: a qualitative study on perceptions and experiences of women and healthcare providers. Reprod Health. 2017;14:9.

180. Bohren MA, Vogel JP, Hunter EC, Lutsiv O, Makh SK, Souza JP, et al. The mistreatment of women during childbirth in health facilities globally: a mixed-methods systematic review. PLoS Med. 2015;12(6):e1001847.

181. Sando D, Ratcliffe H, McDonald K, Spiegelman D, Lyatuu G, Mwanyika–Sando M, et al. The prevalence of disrespect and abuse during facility–based childbirth in urban Tanzania. BMC Pregnancy Childbirth. 2016;16:236.

182. Gülmezoglu AM, Langer A, Piaggio G, Lumbiganon P, Villar J, Grimshaw J. Cluster randomised trial of an active, multifaceted educational intervention based on the WHO Reproductive Health Library to improve obstetric practices. BJOG. 2007;114(1):16–23.

183. Hofmeyr GJ, Singata M, Lawrie TA, Vogel JP, Landoulsi S, Seuc AH, et al. A multicentre randomized controlled trial of gentle assisted pushing in the upright posture (GAP) or upright posture alone compared with routine practice to reduce prolonged second stage of labour (the Gentle Assisted Pushing study): study protocol. Reprod Health. 2015;12:114.

184. Hofmeyr G, Vogel J, Cuthbert A. Fundal pressure during the second stage of labour. Cochrane Database Syst Rev. 2017;(3):CD006067.

185. Habek D, Vuković Bobić M, Hrgović Z. Possible feto–maternal clinical risk of the Kristeller's expression. Cent Eur J Med. 2008;3(2):183–6.

186. Zanconato G, Cavaliere E, Cherubini G, Bortolami O, Mantovani E, Iacovella C, et al. Fundal pressure (Kristeller maneuver) during labor in current obstetric practice: assessment of prevalence and feto–maternal effects. Minerva Ginecol. 2014;66(2):239–41.

187. Iyengar SD, Iyengar K, Martines JC, Dashora K, Deora KK. Childbirth practices in rural Rajasthan, India: implications for neonatal health and survival. J Perinatol. 2008;28(suppl 2):S23–30.

188. De Leeuw JW, Vierhout ME, Struijk PC, Hop WC, Wallenburg HC.

Anal sphincter damage after vaginal delivery: functional outcome and risk factors for fecal incontinence. Acta Obstet Gynecol Scand. 2001;80(9):830–4.

189. Declercq ER, Sakala C, Corry MP, Applebaum S. Listening to mothers II: Report of the Second National U.S. Survey of Women's Childbearing Experiences: conducted January–February 2006 for Childbirth Connection by Harris Interactive® in partnership with Lamaze International. J Perinat Educ. 2007;16(4):15–7.

190. Goldman N, Glei DA. Evaluation of midwifery care: results from a survey in rural Guatemala. Soc Sci Med. 2003;56(4):685–700.

191. WHO recommendations for the prevention and treatment of postpartum haemorrhage. Geneva: World Health Organization; 2012 (http://apps.who.int/iris/bitstream/10665/75411/1/9789241548502_eng. pdf, accessed 12 December 2017).

192. Guideline: delayed umbilical cord clamping for improved maternal and infant health and nutrition outcomes. Geneva: World Health Organization; 2014 (http://apps.who.int/iris/bitstream/10665/148793/1/9789241508209_eng. pdf, accessed 12 December 2017).

193. Guidelines on basic newborn resuscitation. Geneva: World Health Organization; 2012 (http://apps.who.int/iris/bitstream/10665/75157/1/9789241503693_eng. pdf, accessed 12 December 2017).

194. Recommendations for management of common childhood conditions: evidence for technical update of pocketbook recommendations: newborn conditions, dysentery, pneumonia, oxygen use and delivery, common causes of fever, severe acute malnutrition and supportive

9. 参考文献

care. Geneva: World Health Organization; 2012 (http://apps.who.int/iris/bitstream/10665/44774/1/9789241502825_ eng.pdf, accessed 12 December 2017).

195. WHO recommendations on newborn health: guidelines approved by the WHO Guidelines Review Committee. Geneva: World Health Organization; 2017 (http://apps.who.int/iris/bitstream/10665/259269/1/WHO–MCA–17.07–eng.pdf, accessed 17 January 2018).

196. Guidelines on optimal feeding of low birth–weight infants in low–and middle–income countries. Geneva: World Health Organization; 2011 (http://wwwwhoint/maternal_child_adolescent/documents/9789241548366pdf, accessed 17 January 2018).

197. WHO recommendations on postnatal care of the mother and newborn 2013. Geneva: World Health Organization; 2014 (http://apps.who.int/iris/bitstream/10665/97603/1/9789241506649_eng. pdf, accessed 12 December 2017).

198. Spector JM, Agrawal P, Kodkany B, Lipsitz S, Lashoher A, Dziekan G, et al. Improving quality of care for maternal and newborn health: prospective pilot study of the WHO Safe Childbirth Checklist program. PLoS One. 2012;7(5):e35151.

199. Brouwers M, Kho M, Browman G, Burgers J, Cluzeau F, Feder G, et al. AGREE II: advancing guideline development, reporting and evaluation in healthcare. CMAJ. 2010;182(18):E839–42.

200. GREAT Network [website]. The Guideline–driven Research Priorities Evidence Synthesis Application of Evidence Transfer of Knowledge (GREAT) Network; 2016 (http://greatnetworkglobal.org/, accessed 19 October 2017).

201. Standards for improving quality of maternal and newborn care in health facilities. Geneva: World Health Organization; 2016 (http://apps.who.int/iris/bitstream/10665/249155/1/9789241511216-eng.pdf, accessed 12 December 2017).

附录 1　指南优先问题与结局指标

指南优先问题 P= 目标人群；I= 干预； C= 对照；O= 结局	目标结局
对产妇（P）来说，是否有一种能促进尊重、尊严、以产妇为中心的产科实践（I），与常规实践（C）相比，是否能改善分娩结局（O）?	产妇分娩体验 分娩方式 产程持续时间 镇痛方法的使用 会阴 / 阴道损伤 围产期缺氧缺血
对产妇（P）来说，医护人员的有效沟通（I），与常规实践（C）相比，是否能改善分娩结局（O）?	产妇分娩体验 分娩方式 产程持续时间 镇痛方法的使用 会阴 / 阴道损伤 围产期缺氧缺血
对产妇（P）来说，持续分娩支持和陪伴（I），与常规实践（C）相比，能改善分娩结局（O）吗? 使用特定类型支持者提供的持续支持（如导乐、家庭成员或医院工作人员）是否更有效和更安全，可以改善分娩结局（O）吗?	分娩方式 会阴 / 阴道损伤 产程持续时间 催产 镇痛方法的使用 产妇分娩体验 围产期缺氧缺血 新生儿远期结局

指南优先问题 P= 目标人群；I= 干预； C= 对照；O= 结局	目标结局
与良好分娩结局相关的自然分娩第一产程（潜伏期和活跃期）和第二产程的恰当定义是什么？	潜伏期持续时间 活跃期持续时间 第一产程持续时间 潜伏期开始的定义 活跃期开始的定义 第二产程持续时间
是否应该使用宫颈扩张速度阈值1cm/h（按产程图警界线所示），来识别在自然分娩中有可能出现不良分娩结局风险的产妇？	真阳性（TP） 真阴性（TN） 假阳性（FP） 假阴性（FN） 敏感性 特异性
对没有危险因素的产妇来说，自然分娩开始时，宫颈扩张模式与正常分娩结局有什么关系？	宫颈扩张到下一个 1cm 的时间 宫颈扩张到下一个水平的变化率
对于自然分娩的健康产妇（P），延迟入产房直到活跃期的政策（I），与直接入产房（C）的政策相比，是否能改善分娩结局（O）？	分娩方式 产程持续时间 催产 镇痛方法的使用 孕产妇发病率 产妇分娩体验 围产期缺氧缺血 围产儿 / 新生儿死亡 院前分娩

附录一 指南优先问题与结局指标

指南优先问题 P= 目标人群；I= 干预； C= 对照；O= 结局	目标结局
对于健康产妇（P），在入产房时进行临床骨盆测量（I），与未进行临床骨盆测量（C）相比，是否能够改善分娩结局（O）？	分娩方式 孕产妇发病率 会阴/阴道损伤 产妇分娩体验 产伤 围产期缺氧缺血 围产儿/新生儿死亡
对于自然分娩的健康产妇（P），常规的电子胎心监护评估分娩入产房时的胎儿状况（I），与间歇性听诊（C）相比，是否能够改善分娩结局（O）？	分娩方式 产妇分娩体验 胎儿窘迫 围产期缺氧缺血 围产儿/新生儿死亡 新生儿远期结局
对于分娩中的健康产妇（P），连续电子胎心监护评估胎儿状态（I），与间歇性听诊（C）相比，能改善分娩结局（O）吗？	分娩方式 镇痛方法的使用 产妇分娩体验 胎儿窘迫 围产期缺氧缺血 围产儿/新生儿死亡 新生儿远期结局
对于分娩中的健康产妇（P），使用一种特殊的间歇性听诊方法来监测胎心率（I），与其他间歇性听诊的方法相比（C），能更有效和安全地改善分娩结局（O）吗？	分娩方式 产妇分娩体验 胎儿窘迫 围产期缺氧缺血 围产儿/新生儿死亡 新生儿远期结局

指南优先问题 P= 目标人群；I= 干预； C= 对照；O= 结局	目标结局
对于分娩期间要求减轻疼痛的健康产妇（P），硬膜外镇痛（I）与无镇痛或其他形式的镇痛方式（C）相比，能否缓解分娩疼痛和改善分娩结局（O）？	分娩方式 疼痛缓解 产妇分娩体验 催产 产程持续时间 不良影响 围产期缺氧缺血 新生儿远期结局
对于在分娩期间要求减轻疼痛的健康产妇（P），提供放松技巧缓解疼痛（I），与无止痛或其他形式的镇痛方式（C）相比，能否缓解分娩疼痛和改善分娩结局（O）？	分娩方式 疼痛缓解 产妇分娩体验 催产 产程持续时间 不良影响 围产期缺氧缺血 新生儿远期结局
对于分娩期间要求减轻疼痛的健康产妇（P），是否应给予肠外阿片类药物（I），与无止痛或其他形式的镇痛方式（C）相比，能否减轻分娩疼痛和改善分娩结局（O）？如果可以，应该给有资格使用的产妇提供哪种肠外阿片类药物？	分娩方式 疼痛缓解 产妇分娩体验 催产 产程持续时间 不良影响 围产期缺氧缺血 新生儿远期结局

指南优先问题 P= 目标人群；I= 干预； C= 对照；O= 结局	目标结局
对于分娩期间要求减轻疼痛的健康产妇（P），提供按摩和其他手法疼痛缓解技术（I），与没有镇痛或其他形式的镇痛方式（C）相比，能否缓解分娩疼痛和改善分娩结局（O）？	分娩方式 疼痛缓解 产妇分娩体验 催产 产程持续时间 不良影响 围产期缺氧缺血 新生儿远期结局
对于在第二产程中没有使用硬膜外镇痛的产妇（P），采用直立分娩姿势（例如坐位、站位或蹲位）（I），与卧位（C）相比，能否改善分娩结局（O）？	产程持续时间 分娩方式 疼痛缓解 / 增强 会阴 / 阴道损伤 产妇分娩体验 胎儿窘迫 围产期缺氧缺血 围产期 / 新生儿死亡
对于在第二产程中使用硬膜外镇痛的产妇（P），采用直立分娩姿势（例如坐位、站位或蹲位）（I），与卧位（C）相比，能否改善分娩结局（O）？	产程持续时间 分娩方式 疼痛缓解 / 增强 会阴 / 阴道损伤 产妇分娩体验 胎儿窘迫 围产期缺氧缺血 围产期 / 新生儿死亡

指南优先问题 P= 目标人群；I= 干预； C= 对照；O= 结局	目标结局
第二产程的产妇（P）自主用力（I），与指导用力（例如，Valsalva/关闭声门屏气用力）（C）相比，能否改善分娩结局（O）？	产程持续时间 分娩方式 会阴 / 阴道损伤 远期母体发病率 产妇分娩体验 胎儿窘迫 围产期缺氧缺血 围产期 / 新生儿死亡
对于第二产程使用硬膜外镇痛的产妇（P），延迟用力（I）与宫口开全后立即用力（C）相比，能否改善分娩结局（O）？	产程持续时间 分娩方式 会阴 / 阴道损伤 远期母体发病率 产妇分娩体验 胎儿窘迫 围产期缺氧缺血 围产期 / 新生儿死亡
对于第二产程的产妇（P），使用会阴保护技术（如按摩、热敷等）用于预防会阴外伤（I），与无会阴保护技术或常规实践（C）相比，能否改善分娩结局（O）？	会阴 / 阴道损伤 远期母体发病率 产妇分娩体验 产伤 围产期缺氧缺血

附录一 指南优先问题与结局指标

指南优先问题 P= 目标人群；I= 干预； C= 对照；O= 结局	目标结局
对于第二产程的产妇（P），选择性或限制性会阴切开术（I），与常规或自由使用会阴切开术（C）相比，能否改善分娩结局（O）？	产程持续时间 孕产妇发病率 远期母体发病率 会阴 / 阴道损伤 镇痛方法的使用 产妇分娩体验 产伤 围产期缺氧缺血
对于第二产程的产妇（P），应用宫底加压（I），与不使用宫底加压（C）相比，能改善分娩结局（O）吗？	分娩方式 产程持续时间 孕产妇死亡率 严重孕产妇发病率 会阴 / 阴道损伤 产妇分娩体验 产伤 围产期缺氧缺血 围产儿 / 新生儿死亡

附录2 参与制定本指南的外来专家和 WHO 工作人员

WHO 指导小组 (日内瓦 , 瑞士)

A. Metin Gülmezoglu

Coordinator

Department of Reproductive Health and Research

Ana Pilar Betrán

Medical Officer

Department of Reproductive Health and Research

Mercedes Bonet

Medical Officer

Department of Reproductive Health and Research

Maurice Bucagu

Medical Officer

Department of Maternal, Newborn, Child and Adolescent Health

Olufemi Oladapo

Medical Officer

Department of Reproductive Health and Research

Anayda Portela

Technical Officer

Department of Maternal, Newborn, Child and Adolescent Health

João Paulo Souza

Medical Officer

Department of Reproductive Health and Research

Joshua Vogel

Technical Officer

Department of Maternal, Newborn, Child and Adolescent Health

指南制定小组（GDG）

Hany Abdel-Aleem

Professor

Department of Obstetrics and Gynecology Women's Health Hospital

Assiut University Hospital

Assiut

Egypt

Fernando Althabe

Director

Department of Mother and Child Health Research

Institute for Clinical Effectiveness and Health Policy

（IECS）

Buenos Aires

Argentina

Melania Maria Ramos de Amorim

Senior Researcher

Instituto Paraibano de Pesquisa Professor Joaquim

Amorim Neto

Campina Grande

Brazil

and

Professor

Instituto de Medicina Integral Professor Fernando

Figueira

Recife

Brazil

Michael Boulvain

Professor

Department of Obstetrics and Gynaecology

Geneva University Hospital

Geneva

Switzerland

Aparajita Gogoi

Executive Director

Centre for Catalyzing Change (formerly CEDPA

India)

New Delhi

India

Tina Lavender

Professor

University of Manchester

School of Nursing, Midwifery & Social Work

Manchester

United Kingdom of Great Britain and Northern Ireland (United
Kingdom)

Pisake Lumbiganon（Chair，September 2017 consultation）

Dean and Professor of Obstetrics and Gynecology

Convenor，Thai Cochrane Network

Faculty of Medicine

Khon Kaen University

Khon Kaen

Thailand

Silke Mader

Chairwoman of the Executive Board

European Foundation for the Care of Newborn

Infants（EFCNI）

Munich

Germany

Suellen Miller

Director，Safe Motherhood Program

Department of Obstetrics，Gynecology and Reproductive Sciences

Bixby Center for Global Reproductive Health and Policy

University of California，San Francisco

San Francisco，California

Rintaro Mori

Director

Department of Health Policy

National Research Institute for Child Health and Development

Tokyo

Japan

James Neilson (Chair, May 2017 consultation)

Coordinating Editor

Cochrane Pregnancy and Childbirth Group

and

Professor

University of Liverpool

Liverpool

United Kingdom

Hiromi Obara

Health Policy Advisor

Japan International Cooperation Agency (JICA)

Vientiane

Lao People's Democratic Republic

Oladapo Olayemi

Professor and Head of Department

Department of Obstetrics and Gynecology

College of Medicine

University of Ibadan

Ibadan

Nigeria

Robert Pattinson

Professor and Director

South African Medical Research Council/University

of Pretoria (SAMRC/UP) Maternal and Infant Health

Care Strategies Unit

Kalafong Hospital

Pretoria, Gauteng
South Africa

Harshad Sanghvi
Chief Medical Officer
Jhpiego, an afliate of Johns Hopkins University
Baltimore, Maryland
USA

Mandisa Singata–Madliki
Deputy Director
Effective Care Research Unit
East London Hospital Complex
University of Fort Hare
East London
South Africa

Jorge E. Tolosa
Professor of Obstetrics and Gynecology
Coordinator Global Network for Perinatal &
Reproductive Health (GNPRH) (FUNDAREDMATERNA–Colombia)
Division of Maternal Fetal Medicine
Oregon Health & Science University
Portland, Oregon
USA
and
Departamento de Ginecología y Obstetricia
Centro Nacer, Salud Sexual y Reproductiva
Facultad de Medicina, Universidad de Antioquia

Medellín

Colombia

Hayfaa Wahabi

Professor and Chair

Evidence-based Healthcare and Knowledge

Translation

College of Medicine, King Saud University

Riyadh

Saudi Arabia

外部评审小组

Blami Dao

Technical Director, Western and Central Africa

Jhpiego, an afliate of Johns Hopkins University

Baltimore, Maryland

USA

G. Justus Hofmeyr

Professor

Effective Care Research Unit

Universities of Witwatersrand and Fort Hare

and

Eastern Cape Department of Health

East London

South Africa

Caroline Homer

Professor and Director

Centre for Midwifery, Child and Family Health
Faculty of Health
University of Technology Sydney
Sydney
Australia

Ashraf Nabhan
Professor
Department of Obstetrics and Gynecology
Ain Shams University
Heliopolis, Cairo
Egypt

Vanora Hundley
Professor
Centre for Midwifery, Maternal and Perinatal Health
Bournemouth University
Bournemouth
United Kingdom

技术工作小组

Edgardo Abalos
Vice Director
Centro Rosarino de Estudios Perinatales
Moreno, Rosario
Argentina

Debra Bick
Professor of Evidence Based Midwifery Practice

Florence Nightingale Faculty of Nursing and Midwifery

Division of Women's Health

King's College London

London

United Kingdom

Meghan Bohren

Consultant

Department of Reproductive Health and Research

World Health Organization

Geneva

Switzerland

Monica Chamillard

Medical Doctor

Centro Rosarino de Estudios Perinatales

Moreno, Rosario

Argentina

Virginia Diaz

Medical Doctor

Centro Rosarino de Estudios Perinatales

Moreno, Rosario

Argentina

Soo Downe

Professor

Midwifery Studies

University of Central Lancashire

Preston, Lancashire

United Kingdom

Therese Dowswell

Research Associate

Cochrane Pregnancy and Childbirth

Department of Women's and Children's Health

University of Liverpool

Liverpool Women's NHS Foundation Trust

Liverpool

United Kingdom

Kenneth Finlayson

Senior Research Assistant

Midwifery Studies

University of Central Lancashire

Preston, Lancashire

United Kingdom

Frances Kellie

Managing Editor

Cochrane Pregnancy and Childbirth

Department of Women's and Children's Health

University of Liverpool

Liverpool Women's NHS Foundation Trust

Liverpool

United Kingdom

Theresa Lawrie

Consultant

Evidence–Based Medicine Consultancy Ltd Bath

United Kingdom

Julia Pasquale

Medical Doctor

Centro Rosarino de Estudios Perinatales

Moreno, Rosario

Argentina

Elham Shakibazadeh

Associate Professor

Department of Health Education and Promotion

School of Public Health

Tehran University of Medical Sciences

Tehran

Iran

Gill Thomson

Associate Professor

Maternal and Infant Nutrition & Nurture Unit

School of Community Health & Midwifery

University of Central Lancashire

Preston, Lancashire

United Kingdom

外部合作者和观察员

Diogo Ayres–de–Campos

Member, FIGO Committee for Safe Motherhood and

Newborn Health（2015–2018）

International Federation of Gynecology and
Obstetrics (FIGO)
London
United Kingdom

Petra ten Hoope–Bender
Technical Advisor, Sexual and Reproductive Health
United Nations Population Fund (UNFPA)
Geneva
Switzerland

Mechthild M. Gross
Head of Midwifery Research and Education Unit
Hannover Medical School
Hannover
Germany
and
Representative
International Confederation of Midwives (ICM)
The Hague
The Netherlands

Mary Ellen Stanton
Senior Reproductive Health Advisor
Center for Population, Health and Nutrition
United States Agency for International Development
Washington, DC
USA

Alison Wright

Vice President for UK and Global Membership

Royal College of Obstetricians and Gynaecologists

London

United Kingdom

WHO 各区域办事处代表

非洲办事处

Léopold Ouedraogo

Regional Advisor

Research and Program Development

Reproductive Health

Health Promotion Cluster

美洲办事处 / 泛美地区办事处卫生组织（PAHO）

Bremen De Mucio

Regional Advisor

Sexual and Reproductive Health

Latin American Center for Perinatology

东地中海办事处

Karima Gholbzouri

Medical Officer

Reproductive and Maternal Health

欧洲办事处

Mavjuda Babamuradova

Medical Officer

Sexual and Reproductive Health

Noncommunicable Diseases and Life-Course

西太平洋区办事处

Mari Nagai

Technical Officer

Reproductive, Maternal, Newborn, Child and Adolescent Health

Division of Noncommunicable Diseases and Health

through the Life-Course

附录 3　指南制定小组和技术工作组成员的利益冲突声明及管理办法

为指南制定做出贡献的 专家姓名和专业领域	利益声明	利益冲突管理
指南构建小组（GDG）		
Professor Hany Abdel-Aleem 领域：产科、指南内容评审和使用者	未申报	无
Dr Fernando Althabe 领域：产科、指南内容评审和使用者	未申报	无
Dr Melania Maria Ramos de Amorim 领域：产科、指南内容评审和使用者	未申报	无
Professor Michel Boulvain 领域：产科、指南内容评审和使用者	未申报	无
Dr Aparajita Gogoi 领域：妇女代表	未申报	无
Professor Tina Lavender 领域：助产、指南内容评审和使用者	未申报	无
Professor Pisake Lumbiganon 领域：产科、指南内容评审和使用者	未申报	无

为指南制定做出贡献的专家姓名和专业领域	利益声明	利益冲突管理
Ms Silke Mader 领域:妇女代表	未申报	无
Professor Suellen Miller 领域:助产、指南内容评审和使用者	BlueFuzion 公司的顾问,该公司主要生产非充气防震救生衣。该教授获得了 2 600 美元资助,用于覆盖研讨会和培训的费用	这一公布的利益声明不会对指南制定过程造成任何风险或降低其可信度。指南的制定过程不包括与非充气防震救生衣有关的任何新问题
Dr Rintaro Mori 领域:新生儿学、指南内容评审和使用者	未申报	无
Professor James Neilson 领域:产科、指南内容评审和使用者	未申报	无
Dr Hiromi Obara 领域:妇幼保健、指南内容评审和实施者	未申报	无
Professor Oladapo Olayemi 领域产科、指南内容评审和使用者	未申报	无
Professor Robert Pattinson 领域:产科、指南内容评审和使用者	未申报	无

为指南制定做出贡献的专家姓名和专业领域	利益声明	利益冲突管理
Dr Harshad Sanghvi 领域：妇幼保健、指南内容评审和实施者	未申报	无
Dr Mandisa Singata-Madliki 领域：妇幼保健、指南内容评审和使用者	未申报	无
Dr Jorge E. Tolosa 领域：产科、指南内容评审和使用者	未申报	无
Professor Hayfaa Wahabi 领域：产科、指南内容评审和使用者	未申报	无
技术工作小组（TWG）		
Dr Edgardo Abalos 领域：产科、指南内容评审、系统评价和指南方法学	未申报	无
Professor Debra Bick 领域：循证助产、指南内容评审与系统评价	未申报	无
Dr Meghan Bohren 领域：系统评价和指南方法学	未申报	无
Dr Monica Chamillard 领域：系统评价和指南方法学	未申报	无
Dr Virginia Diaz 领域：产科、系统评价和指南方法学	未申报	无

为指南制定做出贡献的专家姓名和专业领域	利益声明	利益冲突管理
Professor Soo Downe 领域：助产、指南内容评审、系统评价和指南方法学	该专家接受了来自美国国立卫生研究院（NIHR）和英国皇家助产士学院的研究补助金，用于研究自我催眠对正常分娩分娩疼痛的干预效果（分别在2013和2014完成）；以及欧盟（EU）通过BIRTH对COST行动（2014—2018）的拨款	这一公布的学术利益冲突不足以对Downe教授作为TWG成员参与指南构建造成实质性的风险，也不降低她领导的系统评价的可信度
Ms Therese Dowswell 领域：系统评价和指南方法学	该专家是利物浦大学Cochrane妊娠与分娩组（PCG）的副研究员。Cochrane PCG从NIHR（通过利物浦大学）接收基础设施和方案拨款。NIHR不影响Cochrane审查的资金或结论	宣布的利益冲突不影响专家参与技术小组，Cochrane PCG是WHO制定孕产妇和围产期健康指南证据基础的关键合作伙伴
Mr Kenneth Finlayson 领域：助产、指南内容评审、系统评价和指南方法学	未申报	无

为指南制定做出贡献的专家姓名和专业领域	利益声明	利益冲突管理
Ms Frances Kellie 领域：系统评价和指南方法学	该专家是利物浦大学员工，Cochrane PCG 的主编。Cochrane PCG 从 NIHR（通过利物浦大学）接收基础设施和方案拨款。NIHR 不影响 Cochrane 审查的资金或结论	宣布的利益冲突不影响专家参与技术工作小组，Cochrane PCG 是 WHO 制定孕产妇和围产期健康指南证据基础的关键合作伙伴
Dr Theresa Lawrie 领域：产科、指南内容评审、系统评价和指南方法学	未申报	无
Dr Julia Pasquale 领域：系统评价和指南方法学	未申报	无
Dr Elham Shakibazadeh 领域：健康教育和系统评价	未申报	无
Dr Gill Thomson 领域：围产期保健、指南内容评审与系统评价	未申报	无

附录4 个别推荐意见实施的注意事项 [①]

3.1 贯穿分娩期间的照护	
3.1.1 以尊重孕产妇为基础的照护（RMC）	■ 多方面的 RMC 干预可能是最有效的，决策者应确保主要的利益相关者参与 RMC 方案，包括机构管理者、培训机构、专业协会、照护提供者和社区；这将确保能共同承担责任。 ■ 由于在不同医疗机构中苛待行为和孕产妇受苛待的类型各不相同，利益相关者应确保能通过沟通识别出不同环境中孕产妇受苛待的因素。RMC 干预应根据这些因素进行调整，以优化其实施和效果。 ■ 实施者应确保制定和整合 RMC 最新、书面化的标准，即明确目标、操作计划和监控机制。 ■ 应持续审查 RMC 操作方案、苛待或违规事件的问责机制以及知情同意程序。 ■ 应建立适当的机制，以确保所有产妇，特别是来自弱势群体的产妇都意识到：(ⅰ) 她们享有 RMC 的权利，以及 (ⅱ) 存在投诉和解决问题的渠道（例如，有能整合产妇投诉并确保能提供回复和反馈机制的渠道）。 ■ RMC 政策应根据每种不同环境的具体情况进行调整，以确保有特殊苛待风险的产妇和有特殊需要的产妇群体（例如，对捍卫自主权利的意识差、语言困难者）都能得到 RMC 照护，尤其在 RMC 相关产科照护经验非常差的地方 ■ 实施者应该意识到，卫生系统基础设施的改变（例如人员重组、工作量增加）可能会干扰 RMC 实施；因此，任何基础设施的变化都需要密切监测，以确保和评估 RMC 实践的可行性和可持续性。

----

　　① 本附录仅提供新推荐意见的实施注意事项，与整合推荐意见有关的实施注意事项可在原指南文件中找到，并可通过相应"备注"部分提供的链接进行访问。

	■ 实施者应意识到,承诺提供必要的物质和人力资源,并鼓舞员工的幸福感/士气,对RMC的成功实施和可持续发展是非常必要的。此外,确保一个可见的、持续的和参与性的干预过程,并具有坚定的领导能力、对管理过程提供支持、员工参与,是非常重要的 [①]。 ■ 实施者应了解人权理事会的政策方案和指导原则,它们以人权为基础,减少可预防的孕产妇发病率和死亡率 [②]。 ■ 应记录成功的RMC方案,以促进指南和方案的制定,以便在不同的医疗机构中更好地实施孕产妇优质照护。 ■ 决策者应确保遵守2017WHO/联合国关于终止医疗机构歧视的声明 [③]。
3.1.2 有效沟通	■ 在所有的在职和职前专业培训中进行沟通训练,可能是实施有效沟通干预的最可行的方式。 ■ 卫生保健机构应确保有一个最新的书面政策,能够概述明确的目标、操作计划和监测机制,以促进医护人员的人际沟通和咨询技巧。 ■ 若想在个人、医疗保健机构和卫生系统水平上实施有效沟通的话,需要识别和解决实施过程中的潜在障碍。一些障碍(例如,高工作负荷)可能在不同的环境中是常见的,而其他障碍(例如,对弱势孕产妇的文化态度)可能是在特定文化环境中才能见到的。

[①] Ratcliffe HL, Sando D, Mwanyika-Sando M, Chalamilla G, Langer A, McDonald KP. Applying a participatory approach to the promotion of a culture of respect during childbirth. 2016;13:80.

[②] United Nations Human Rights Council. Technical guidance on the application of a human rights-based approach to the implementation of policies and programmes to reduce preventable maternal morbidity and mortality. New York (NY): United Nations; 2012.

[③] 联合国关于终止医疗机构歧视的声明,WHO/联合国联合声明, 2017-6-27(http://www.who.int/mediacentre/news/statements/2017/discrimination-in-health-care/en/)

	■ 对医疗系统基础设施的改变(例如增加员工、人员重组、技能组合、促进多学科团队工作、临床领导等)可以促进有效沟通干预的实施,并使其更可持续。 ■ 卫生服务机构应向产妇提供易于理解的健康教育材料,以通俗易懂的书面或图片格式呈现。 ■ 应建立适当的文化机制,以确保所有产妇,特别是来自弱势群体的产妇都意识到:(i)她们有有效沟通的权利;(ii)医院存在和产科照护有关的投诉和解决渠道。
3.1.3 分娩期间的陪伴	■ 决策者应该考虑如何为在分娩过程中的产妇提供陪伴服务,以满足她们的需要。一种方法是鼓励孕产妇尽可能地带上自己的陪伴者,但是如果一个产妇没有带上或没有陪伴者,医疗服务机构应提供一些人来支持她。 ■ 在产妇不熟悉分娩和分娩期间陪伴的概念或好处的情况下,组织以社区为基础的志愿陪伴小组、产前保健教育和咨询小组、妇女团体、医院开放日和其他活动,有助于促进分娩陪伴的需求和应用。 ■ 决策者应该为陪伴者制定文化敏感性培训方案,并考虑提供注册、保留和激励机制。 ■ 在实施分娩陪伴政策之前,为了减少来自卫生保健提供者的变革阻力,政策实施者可能会考虑对他们进行培训,培训分娩期间陪伴的好处,以及如何将陪伴者整合到产妇的支持团队中。 ■ 分娩陪伴者应该有明确的角色和责任,以确保他们的存在对产妇和她的医疗保健者都有利,并减少"妨碍"的风险。 ■ 应考虑对陪伴者实施感染控制措施,如提供卫生设备、卫生措施和防护服等。 ■ 将分娩陪伴者(包括男性伴侣/丈夫和女性亲属)整合到产前保健访视、分娩教育课堂里,可以使陪伴者了解分娩过程、熟悉医疗保健机构、了解相关技能,能够有助于更好地支持产妇,同时还能让产妇知道陪伴者怎样在孕期和分娩期支持她。

3.2 第一产程	
3.2.1 第一产程潜伏期和活跃期的定义 3.2.2 第一产程持续时间 3.2.3 第一产程进展	■ 在不具备剖宫产条件的医疗机构中,需要制定针对具体情况的指导和规范。 ■ 这些新定义和概念应引入职前培训机构和专业机构,以便尽可能快速和顺利地更新产时照护培训课程。 ■ 需要更新和(或)发展分娩监测工具,以促进新定义的应用。 ■ 需要更新及传播实践手册和产房章程。
3.2.4 进入产房的时间	■ 该推荐意见需要一个运转良好的卫生系统,且配备了足够数量经过培训的卫生保健人员。 ■ 卫生保健人员应清楚地向潜伏期产妇说明延迟进入产房的原因,并为她们如何应对不舒适的宫缩、如何识别分娩的活跃期提供鼓励、支持和建议。另外,如果产妇选择回家,卫生保健人员应告诉她们何时需要返回医院。
3.2.5 入产房时骨盆测量	■ 在常规进行入产房骨盆测量的医疗机构中,卫生保健人员应意识到没有足够的证据支持这种做法。
3.2.6 入产房时常规胎儿状态评估	■ 对常规进行入院CTG,即使是低危孕妇也如此的医疗机构,卫生保健人员和利益相关者应意识到这种做法没有足够的证据支持,且会增加不必要医疗干预的风险。 ■ 决策者和利益相关者需要考虑如何记录胎心听诊结果,以用于潜在的诉讼索赔的辩护,而不是依赖于入院的CTG。
3.2.10 产程中持续胎心监护	■ GDG小组意识到,在一些国家和机构中,连续CTG被用来防止诉讼。在这样的情况下,应告知卫生保健人员和产妇,这种做法是没有证据支持的,并且不会导致更好的结果。临床医生可以通过保存良好的医疗记录和胎心听诊记录以便更好地被保护免受诉讼,这清楚地表明IA比持续CTG更值得依赖。

3.2.11 产程中间歇胎心听诊	■ 决策者应该考虑在他们的医疗机构中什么样的胎心听诊方法是最可行的。在低配置医疗机构中,Pinard 胎心听诊是间歇性听诊最可行的方法,因为它不需要持续的供应和设备维护,而且也没有基础设施的要求(如电源)。 ■ 在低配置医疗机构中,应首先确保卫生保健人员能广泛应用 Pinard 胎心听筒来进行间歇性胎心听诊。然后,随着资源的可用,多普勒超声可以在适当的职前和在职培训中引入。 ■ 在诉讼高发的医疗机构中,决策者和利益相关方需要考虑非电子胎儿监护的记录(如一般的间歇性胎心听诊)是否有效,以防止潜在的诉讼请求。
3.2.12 硬膜外麻醉分娩镇痛	■ 决策者需要确定哪些镇痛措施在他们的医疗机构中是最可行和可接受的。 ■ 提供硬膜外麻醉的医疗机构需要有合适的专业人员(麻醉师、产科医师)以及设备和系统,以监测和管理分娩过程中和分娩后的任何不良影响,以确保母婴平安。在一些资源无法持续供应的医疗机构中,不建议使用硬膜外镇痛技术。 ■ 应确保医疗系统中有硬膜外镇痛的标准化方案,包括正确的药物、剂量、技术、人员配备和其他资源需求。 ■ 接受硬膜外镇痛的产妇,在其产房和产后病房中,氧气、复苏设备和适当的复苏药物都应随时可用,以防止需要紧急复苏。 ■ 卫生保健人员和孕产妇都应该意识到硬膜外镇痛可能会导致严重的并发症。如果孕产妇考虑使用这种方法缓解疼痛,应向她解释与硬膜外镇痛相关的益处和风险。 ■ 所有接受硬膜外镇痛的产妇均需签署知情同意书。

	■ 医疗机构需制定具体的方案,以评估产妇的疼痛缓解需求,并提供一系列药物和非药物分娩镇痛方式,以指导分娩疼痛管理、支持产妇决策、确保安全合理地提供疼痛缓解技术。 ■ 作为产前教育和咨询的一部分,卫生保健人员应该和产妇交流其分娩机构内分娩疼痛的缓解方案,并讨论这些方案的优缺点。在分娩期间,如果产妇需要缓解疼痛,应予以确认。此外,如果她觉得有必要的话,她可以自由地改变她想要的镇痛措施的类型。 ■ 提供药物性镇痛措施的卫生保健机构,如硬膜外镇痛等,应该确保他们有充足的经过培训的员工、清晰的执行方案、和管理并发症的必要的设备。 ■ 提供药物性镇痛措施的卫生保健机构,应确保有应急机制,以保证在需要时必要的药物有库存,能及时应用。 ■ 提供硬膜外镇痛的卫生保健机构,应该执行常规的审计和反馈机制,以确保遵守临床方案,监测并发症。
3.2.13 阿片类药物镇痛	■ 决策者应与卫生保健人员和产妇协商,确定哪些疼痛缓解措施在他们的医疗机构中是最合适的(可行和可接受的)。 ■ 阿片药物镇痛不适用于以下场所:如由于人员短缺,产妇和婴儿无法得到充分监测的场所;缺乏复苏技能、设备和用品(氧气、适当药物)的场所。 ■ 应当制定针对特定机构的临床方案,以评估孕产妇的镇痛需求,提供一系列药物和非药物镇痛选择,指导临床管理,支持产妇的决策,并确保安全、合理地提供镇痛方式。 ■ 提供阿片类药物的卫生保健机构,应确保任何时候均有能进行复苏抢救的卫生保健人员。

	■ 卫生保健机构应监测阿片类药物使用是否遵守临床流程,监测是否出现并发症(特别是孕产妇和新生儿呼吸系统抑制),以减少医源性不良结局。 ■ 作为产前教育和咨询的一部分,卫生保健人员应该与产妇交流其分娩机构内分娩的疼痛缓解方案,并应讨论这些方案的优点和缺点。 ■ 提供药物性镇痛的医疗机构,包括阿片类镇痛药,应确保有足够的训练有素的工作人员、明确的方案和必要的设备来管理并发症。 ■ 提供药物性镇痛措施的卫生保健机构,应确保有应急机制,以保证在需要时必要的药物有库存,能及时应用。 ■ 阿片类药物需要安全储存和登记使用情况,以减少滥用药物的风险。
3.2.14 疼痛管理的放松技巧 3.2.15 疼痛管理手法	■ 卫生保健人员应和产妇交流其分娩机构内分娩的疼痛缓解方案,并在分娩时尽早讨论这些方案的优缺点,并最好作为产前教育和咨询的一部分。 ■ 培训机构可以在卫生保健人员的岗前和在职培训中涵盖这些技术培训。对于分娩期陪伴者,这些技术的基本训练可以在产前得到加强。
3.3 第二产程	
3.3.1 第二产程定义和持续时间	■ 与3.2.1~3.2.3 的注意事项相同。
3.3.2 分娩体位(无硬膜外镇痛的产妇)	■ 在产妇通常卧位分娩的医疗机构中,决策者应该确保:①卫生保健人员接受了在职培训,知晓如何支持产妇采取直立位置分娩;②必要的医疗设施,可以用来为直立分娩的产妇提供支持。 ■ 作为产前教育和咨询的一部分,卫生保健人员应建议产妇对分娩体位进行选择。

3.3.3 分娩体位(有硬膜外镇痛的产妇)	■ 与3.3.2的注意事项相同。
3.3.4 产妇向下用力的方法	■ 在卫生保健人员习惯于指导用力的背景下,临床方案、职前和在职培训的内容应该更新,支持产妇自主用力。
3.3.5 产妇向下用力的方法(有硬膜外镇痛的产妇)	■ 临床方案、职前培训、在职培训的内容应该更新,支持硬膜外镇痛的产妇第二产程自主用力。
3.3.6 避免会阴损伤的措施	■ 决策者应与专业机构、社会培训机构建立联系,以确保卫生保健人员的职前培训包括有预防会阴创伤的技术。 ■ 专业机构、医疗保健机构应更新第二产程产妇的支持方案,包括纳入不同的预防会阴创伤的方法:如会阴按摩、热敷和"有保护"会阴接生法。 ■ 利益相关者可以考虑哪些技术在它们的医疗机构中是最可行的。 ■ 卫生保健人员应该向孕产妇传达可用于预防会阴创伤的不同选择;这应该在产前保健中作为产前咨询的一部分来完成,并且应该注意在分娩第二产程中产妇的偏好。
3.3.7 会阴切开术	■ 为了获得广泛的支持,并确保卫生工作者接受适当的培训和支持,决策者应将培训机构和专业机构的代表纳入指南的构建过程中来。 ■ 应更新专业协会的方案和医疗机构的指南,以做出不应常规行会阴切开的建议,并且仅允许选择性地应用会阴切开术。

	■ 在常规或自由使用会阴切开术的医疗机构,或在医疗设施使用率低的机构内分娩,应告知产妇和卫生保健人员使用会阴切开术现在是受到限制的。 ■ 所有的利益相关者都应该意识到有必要让孕产妇知情同意会阴切开术。 ■ 在产科机构中应清楚地显示会阴切开指征和方案。 ■ 政策制定者、公共 / 私人卫生保健机构的管理者应确保取消任何实施会阴切开术的财政和其他激励措施。
3.3.8 宫底加压	■ 卫生保健提供者应该意识到这种做法是不推荐的,并可能导致不良的分娩结局。 ■ 利益相关者可以考虑进行研究,以确定如何最好地减少机构内不必要的分娩实践。

12检